超声引导疼痛介入治疗图谱

Atlas of Ultrasound-Guided Procedures in Interventional Pain Management

（第2版）

超声引导疼痛介入治疗图谱

Atlas of Ultrasound-Guided Procedures in Interventional Pain Management

（第 2 版）

原　著　Samer N. Narouze

主　译　崔立刚　李志强

北京大学医学出版社

CHAOSHENG YINDAO TENGTONG JIERU ZHILIAO TUPU（DI ER BAN）

图书在版编目（CIP）数据

超声引导疼痛介入治疗图谱：第 2 版 /（美）萨默·N. 纳鲁兹（Samer N. Narouze）原著；崔立刚，李志强主译 . —北京：北京大学医学出版社，2024.3

书名原文：Atlas of Ultrasound-Guided Procedures in Interventional Pain Management，2/e

ISBN 978-7-5659-3089-8

Ⅰ. ①超… Ⅱ. ①萨… ②崔… ③李… Ⅲ. ①疼痛－介入性治疗－图谱 Ⅳ. ① R441.1-64

中国国家版本馆 CIP 数据核字（2024）第 037868 号

北京市版权局著作权合同登记号：图字：01-2023-5365

First published in English under the title
Atlas of Ultrasound-Guided Procedures in Interventional Pain Management, edition: 2
edited by Samer N. Narouze
Copyright © Springer Science+Business Media, LLC, part of Springer Nature, 2011, 2018
This edition has been translated and published under licence from
Springer Science+Business Media, LLC, part of Springer Nature.

超声引导疼痛介入治疗图谱（第 2 版）

主　　译：崔立刚　李志强
出版发行：北京大学医学出版社
地　　址：（100191）北京市海淀区学院路 38 号　北京大学医学部院内
电　　话：发行部 010-82802230；图书邮购 010-82802495
网　　址：http://www.pumpress.com.cn
E-mail：booksale@bjmu.edu.cn
印　　刷：北京金康利印刷有限公司
经　　销：新华书店
责任编辑：张李娜　　责任校对：靳新强　　责任印制：李　啸
开　　本：889 mm×1194 mm　1/16　印张：18.75　字数：550 千字
版　　次：2024 年 3 月第 1 版　2024 年 3 月第 1 次印刷
书　　号：ISBN 978-7-5659-3089-8
定　　价：198.00 元
版权所有，违者必究
（凡属质量问题请与本社发行部联系退换）

译者名单

主　译　崔立刚　李志强

译　者（按姓名汉语拼音排序）

崔立刚　北京大学第三医院超声医学科

付　帅　北京大学第三医院超声医学科

江　凌　北京大学第三医院超声医学科

姜亦然　北京中医医院顺义医院超声科

蒋　洁　北京大学第三医院超声医学科

李志强　北京大学第三医院超声医学科

孙　杰　北京大学第三医院疼痛科

王艺桦　华北理工大学附属医院超声科

魏　滨　北京大学第三医院麻醉科

薛　恒　北京大学第三医院超声医学科

姚优修　北京大学第三医院麻醉科

易　端　北京大学第三医院疼痛科

赵　博　北京大学第三医院超声医学科

译者前言

随着疼痛医学在国内的迅猛发展和精准医疗的需求，影像引导技术已成为各个专业临床医师进行疼痛微创介入治疗不可或缺的工具，不同于 X 线、CT 等传统引导方式，超声引导具有安全便捷、无辐射、实时动态的优势，在疼痛微创介入治疗领域的重要性与日俱增，越来越多的疼痛介入医师希望能尽快掌握超声这一技术。然而超声图像不够直观，并且超声仪器的调节对于优质图像的获取也至关重要，这些对于没有超声基础的临床医师来说都是很难逾越的困境，因此迫切需要一本既具有权威性、又易于学习的指导书。

这本《超声引导疼痛介入治疗图谱》很好地满足了这一需求，作者 Samer N. Narouze 博士是疼痛医学领域的著名专家，担任美国区域麻醉学和疼痛医学学会疼痛医学超声特别兴趣小组主席，在超声引导疼痛介入治疗领域具有丰富的经验。本书是他召集世界范围内麻醉学、疼痛医学、解剖学和影像学领域公认的专家共同完成的经典论著。

本书共包括 36 章，分为 7 个部分，涵盖了超声基本原理和超声仪器的调节、超声引导疼痛阻滞应用于急性围手术期和慢性疼痛状况、超声引导肌肉骨骼系统应用、诊断性神经超声以及超声最新技术的应用。主题包括头颈部、脊柱、四肢、腹部和盆腔的躯体和交感神经阻滞。作者通过丰富的插图和简练的注解，配备对应尸体解剖图、超声解剖图和示意图使读者易于理解，有利于不同专业医师更好地掌握和学习。

本书译者集合了超声科医师、麻醉科医师和疼痛科医师，希望能够充分体现原著的精髓并得到充分的阐述，尤其是希望站在超声科医师的角度将超声基础知识和超声仪器调节更精确地传达给各专业临床医师，帮助他们更好地掌握超声技术。本书适用于疼痛科医师、麻醉科医师、物理治疗师、风湿病医师、神经科医师、骨科医师、运动医学科医师以及超声介入医师等。

在本书即将出版之际，衷心感谢各位来自不同专业译者的辛勤付出。感谢北京大学第三医院超声医学科各位领导和同事的大力支持，同时特别感谢北京大学第三医院疼痛科及麻醉科各位专家在专业上的指导，感谢北京大学医学出版社，尤其是张李娜编辑的大力帮助和时刻督促，在大家的共同努力下，此书才得以顺利出版。

虽然我们在翻译和审校过程中尽了最大的努力，但由于译者能力有限，可能存在一些纰漏和专业术语翻译的瑕疵，敬请各位读者批评指正。

北京大学第三医院超声医学科

崔立刚 李志强

原著献词

　　献给我的妻子 Mira 和我的孩子 John、Michael 及 Emma——我生命中的爱和快乐。没有他们始终如一的理解和支持，我不会完成这本书。

　　谨以此书纪念我已故的父亲，他一直给予我信任，也献给我的母亲，感谢她的爱和教导。

原著序

在过去 10 年时间里，荧光透视一直是许多疼痛介入治疗操作者最青睐的成像工具。最近，超声成为这一成熟成像模式的"挑战者"。超声在区域阻滞和疼痛医学中的应用越来越受欢迎，反映了当代关于神经定位和特定靶向区域注射成像观点的转变。对于区域阻滞，超声已经将陈旧的临床经验转化为一门现代科学，并产生了显著的影响。以前没有任何床旁工具可以让操作者实时显示针的推进并观察局麻药在神经结构周围扩散。对于疼痛介入治疗，我相信这种无辐射的床旁即时技术在疼痛医学中将逐渐显示其独特作用和实用性，并可以补充一些荧光透视、CT 和 MRI 不能满足的需求。随着时间推移，操作者将发现这项技术的新优势，尤其是动态评估肌肉骨骼系统疼痛以及提高小神经、软组织、肌腱和关节注射的准确性方面。

超声在疼痛医学中的应用是一个不断发展的亚专业领域。大多数熟悉荧光透视的传统疼痛介入治疗专家发现，在获得一套新的认知和技术能力之前有必要进行专业的学习和培训，进而可以将超声更好地融入到临床实践中。尽管继续医学教育活动有助于促进学习过程和技能发展，但其广度、深度和训练时间通常有限。这就是为什么 *Atlas of Ultrasound-Guided Procedures in Interventional Pain Management* 这本综合性教科书如此及时且受欢迎。据我所知，这是第一本针对超声引导疼痛介入教育空白的说明性图谱。

这本图谱共 7 部分，36 章，涉及 30 多位作者，编写工作确实艰巨。本书选择的超声主题范围广泛，为疼痛从业者在实践和培训中提供了良好、坚实的教育基础和课程。其中包括超声成像和图像调节的基本原理、介入操作特异的区域解剖学、超声扫查和图像解释，以及针插入和注射的技术考虑。超声引导技术按照易于学习的"如何操作"方式逐步阐述，用于急性和慢性疼痛介入治疗。主题包括头颈部、脊柱、四肢、腹部和盆腔的躯体和交感神经阻滞。作者们使用大量黑白图像和彩色插图，通过展示尸体解剖图、超声解剖图和示意图显示针插入和注射的基本技术，简洁明了地传授科学知识。本书最后两章的信息尤其有启发性和独特性，在其他疼痛教科书中并不常见。其中一章描述了超声如何作为体格检查的延伸以帮助疼痛医师诊断肌肉骨骼疼痛状况。有了超声作为筛查工具，疼痛医师现在有了新的机会，既是诊断者，又是介入治疗者。最后一章讨论最新超声技术应用于颈源性头痛、刺激性电极置入和颈椎间盘注射，让读者一窥未来激动人心的应用。

这本书是由 Samer N. Narouze 博士以及他从世界各地遴选的一批作者精心编写的杰出著作。作者们都是麻醉学、疼痛医学、解剖学和影像学领域公认的学术领袖。我相信这本包含实用信息的快速参考书将成为所有学习超声引导急性、慢性非癌症和癌症疼痛介入治疗从业者的标准学习资料。相信读者会发现这本图谱内容全面、有启发性、实用且易于学习。

Vincent W. S. Chan
多伦多大学麻醉系
加拿大安大略省多伦多

原著前言

过去 10 年里，超声在疼痛介入实践中成为有价值的成像工具。疼痛医学超声发展迅速，在同行评议期刊上发表的大量论文以及在主要的国内和国际会议上的发言证明了这一点。这促进了美国区域麻醉学和疼痛医学学会内疼痛医学超声特别兴趣小组的成立，我很荣幸担任该小组的主席。

超声检查优于荧光透视的主要优点包括对患者和操作者无辐射暴露和实时显示软组织结构，如神经、肌肉、肌腱和血管。后者能够解释为什么超声引导的软组织和关节注射为操作带来了极大的准确性，以及为什么超声引导下进行的疼痛神经阻滞提高了安全性。即便如此，疼痛医学超声也并非没有缺陷。它的主要缺点是深方分辨率有限，尤其是在肥胖患者中，以及骨骼结构产生的伪像。

虽然有证据显示超声对于外周神经、软组织和关节注射优于荧光透视，但这并不表明我们应该在脊柱注射方面支持超声而放弃透视，而是应该考虑将两种成像方式结合起来，以进一步达到成功和更安全的脊柱注射这一目标。

2005 年当我第一次开始在疼痛阻滞中使用超声时，还没有关于这个主题的单独教材，直到 2011 年这本图谱的第 1 版出版。关于这个主题的大部分知识是我在海外学习时从超声专家、放射学专家和解剖学专家处获得。其余的则是通过使用解剖尸体进行反复试验，并通过透视或 CT 扫描确定合适的进针位置而习得。当我开始教授关于疼痛医学超声的课程时，学生们的热烈反应促使我编写一本全面且易于学习的超声引导疼痛阻滞图谱。这就是本书第 1 版诞生的缘由，这是覆盖这一令人兴奋的新领域的第一本书。

最近的研究评估了超声在疼痛介入治疗中的作用、新技术和应用的发展以及神经超声学的建立，使得这一版图谱更新和添加了许多章节，并增加了关于神经超声诊断的新部分。超声引导疼痛阻滞和脊柱注射伴随广泛的学习曲线，这一点不足为奇。

本图谱的主要目的是让治疗急性和慢性疼痛综合征的医生开始使用超声引导疼痛治疗，以缩短学习曲线并使学习体验尽可能愉悦。本书目标群体包括疼痛科医师、麻醉科医师、物理治疗师、风湿病医师、神经科医师、骨科医师、运动医学科医师、脊柱专家以及介入放射科医师。

我很幸运地召集了超声引导疼痛阻滞领域的几乎所有国际专家参与本书第 2 版的编写，每人编写自己的亚专业领域知识，我也因此为这本书感到非常自豪。本书的重点是解剖和超声解剖。临床部分以脊柱的解剖和超声解剖一章开始，由我的挚友 Moriggl 教授编写，他是世界闻名的解剖学家，来自奥地利因斯布鲁克，专长是超声解剖。他是唯一能编写此章的人。每一临床章节都遵循如下格式：描述超声解剖并配以插图；详细描述如何进行操作，从探头的选择和应用开始，到针如何插入以及最后如何确认针的合适位置。这种对技术的逐步描述通过超声图像［带标记（为了更好地理解图像）和不带标记］得到加强。

本书包括 36 章，分为 7 个部分，涵盖了超声引导疼痛阻滞应用于急性围手术期和慢性疼痛状况、超声引导肌肉骨骼系统应用，以及诊断性神经超声。

第一部分回顾了可用于执行疼痛操作的成像模式和超声成像的基础知识。两个重要的临床章节包含了超声仪器的基本调节和超声下如何提高针的可见度。

第二部分内容最多，涵盖了整个脊柱的超声解剖及颈部、胸部、腰部和骶尾部区域的脊柱注射技术。所有不同的应用通过简明的插图和带标记的超声图像进行充分描述，使正文易于理解。

第三部分重点介绍腹部和盆腔阻滞。涵盖了现在著名的腹横肌平面阻滞、腹腔神经丛阻滞以及各种盆腔和会阴阻滞。

第四部分介绍了急性围手术期的周围神经阻滞

和导管置入以及在慢性疼痛医学中的周围应用。还介绍了超声引导星状和颈交感神经节阻滞，以及慢性疼痛患者常用的周围神经阻滞（例如肋间、肩胛上、髂腹股沟、髂腹下和阴部神经阻滞）。并有关于超声引导枕神经阻滞的全新一章。

第五部分讨论了常见的关节和滑囊注射以及肌肉骨骼超声在疼痛实践中的应用。这些章节由肌肉骨骼超声领域的世界级专家撰写。

第六部分是关于神经超声的新增部分，讨论了超声作为诊断工具在不同周围神经卡压综合征诊断中的新应用。还有一章专门讨论枕神经卡压。

第七部分涵盖了超声在神经调控和疼痛医学中的进展和最新应用及其未来展望，包括超声引导周围神经电刺激、枕神经电刺激和腹股沟电刺激，以及超声在颈椎区域的创新应用，即寰枢关节注射和颈椎间盘造影。考虑到众多血管和其他重要的软组织结构在有限的区域内聚集，超声检查似乎在颈部区域尤其重要。

关于本书的几个注意事项：文字描述控制在最低限度，以便指导性插图和超声图像数量的最大化，其中描述的操作是基于文献中记述的技术以及作者的经验。

随着超声技术的进步和临床应用范围的扩大，可能会在疼痛医学超声中产生更合适的方法。在此之前，临床医师掌握目前的方法需要进行准备、练习并接受适当的指导，这样才可以轻松地独立完成操作。我希望这本书能鼓励和激励所有对疼痛介入治疗感兴趣的医生。

Samer N.Narouze
美国俄亥俄州阿克伦

致　　谢

在编写本书时，我有幸召集了疼痛医学超声领域备受尊敬的多位国际专家。感谢 Chan 博士［多伦多大学麻醉学教授和美国区域麻醉学与疼痛医学学会（ASRA）前任主席］为本书贡献一章内容。我也诚挚感谢 ASRA 疼痛医学超声特别兴趣小组的创始成员——他们也是我的朋友和同事——在他们各自的专业领域贡献了重要章节：Eichenberger 博士（瑞士）、Gofeld 博士（加拿大）、Morrigl 博士（奥地利）、Peng 博士（加拿大）和 Shankar 博士（威斯康星州）。

衷心感谢奥地利的 Galiano 博士和 Gruber 博士为本书贡献了两章内容——以及 2005 年在因斯布鲁克我参观他们诊所时向我介绍超声引导疼痛阻滞技术。我也要感谢尊敬的多伦多大学同事们，感谢他们的帮助和支持：McCartney 博士、Brull 博士、Perlas 博士、Awad 博士、Bhatia 博士和 Riazi 博士。

非常感谢我的朋友 Huntoon 博士（梅奥诊所）和 Karmakar 博士（中国香港）同意在繁忙的工作中贡献重要章节。特别感谢 Ilfeld 博士（加州大学圣地亚哥分校）和 Mariano 博士（斯坦福大学）在区域阻滞部分的帮助，感谢 Bodor 博士（加州大学旧金山分校）、Hurdle 博士（梅奥诊所）和 Schaefer 博士（凯斯西储大学）在肌肉骨骼部分的帮助，感谢 Samet 博士（西北大学）为神经超声章节做出贡献。

衷心感谢 Springer 的所有编辑人员，感谢他们帮助编辑此书并将其按时出版。

很荣幸这些专家同意为本书编写做出贡献，再次感谢所有人。

目　　录

第一部分

影像引导疼痛介入治疗和超声基本原理

第 1 章

影像在疼痛介入治疗中的应用

Marc A.Huntoon

概述

疼痛介入性操作通常不是采用影像引导［包括透视、计算机断层扫描（CT）或超声］，就是在无影像引导时利用体表标志进行。最近，三维旋转血管造影（three-dimensional rotational angiography，3D-RA）技术［也被称为平面探测计算机断层扫描（flat detector computed tomography，FDCT）或锥束CT（cone beam CT，CBCT）］和数字减影血管造影（digital subtraction angiography，DSA）也已被引入作为辅助成像工具。这些系统的应用意味着专门可视化技术的使用处于逐渐增加的趋势。疼痛医学实践指南建议，大多数操作需要影像引导以提高准确性、可重复性（精确度）、安全性和来自影像应用中的诊断信息[1]。过去，疼痛医学从业者很少采用影像引导技术，主要是因为最常见的母专业（麻醉学）有使用体表标志来辅助围手术期进行各种神经阻滞和导管置入的传统[2]。事实上，20 世纪 80 年代和 90 年代早期，一些疼痛医生认为，针对体表标志引导下硬膜外类固醇注射不准确的研究，大部分更偏重专业技术，而不是为了提高患者的安全性或改善预后[3]。

最近，超声在围手术期区域阻滞中迅速发展起来，但在围手术期，其他成像方式的使用相对滞后，如透视，尽管它比体表标志引导的置入更准确[2]。掌握新技术所需的设备成本和医生学习能力是许多先进成像系统全面实施的重大障碍。然而，国家对临床医学安全性的日益关注可能最终会强制要求在选定的操作中使用最佳的影像引导。在大多数病例，比较各种类型的影像引导在特定操作中患者的预后、安全性和成本价值等方面的研究缺乏。另

外，许多疼痛医学的操作对于正在治疗的疾病被认为缺乏验证[4-6]，这使得情况更加复杂。因此，如果一种特定的影像引导技术提高了某项操作的可靠性，而该操作由于证据不足或缺乏证据又被最终放弃，也使得影像引导无关紧要。高科技影像技术是否为进行循证疼痛操作带来了安全性和（或）成本节约，才至关重要。影像引导的风险也必须被看作所有有必要常规使用的成像技术的一部分。例如，CT 扫描的风险 / 效益比可能会使医生在某些病例使用同样合适的科技含量较少的替代技术。CT 作为一种诊断工具受到了更严格的审查，因为最近公布的几项试验揭示了 CT 的年度扫描量迅速增长（现在每年超过 7200 万），成人尤其是儿童受到了大剂量辐射[7]。根据原子弹幸存者癌症发生率的纵向研究，对 CT 辐射的癌症风险建立了模型[8]。现在使用 CT 时，应该更积极地考虑罹患癌症的风险。辐射风险不能忽视，作为 2007 年 CT 扫描的结果，未来可能会导致大约 14 000 人或更多的癌症死亡[7]。对于那些接受治疗的慢性疼痛患者，我们需要考虑有多少难以确诊的患者接受了先进的成像技术只为寻找疼痛的原因。因此，收益较低的重复成像研究可能会伤害我们的患者。超声引导——本图谱讨论的焦点——与这些相同的辐射安全问题相比，具有许多优势[9]。然而，超声在许多肥胖或体型较大的成年人中使用受限[10]。在一些病例中，使用高清晰度显示深层结构的先进超声系统的成本超过了透视的成本。有些人则提倡使用 3D-RA 和DSA 等成像模式。相比于昂贵的 FDCT 技术，DSA实际上比传统的透视相对便宜，它可能在经椎间孔硬膜外类固醇注射的安全性方面有实质性作用[11]。例如，当在关键区域进行注射或其他操作时，如左

侧 T11 和 T12，大节段 Adamkiewicz 脊髓动脉（脊髓最大的前根动脉）区域，数字减影可以更清晰地显示血管摄取（图 1.1）。第 2 章聚焦于目前文献中有限的研究，并对不同区域的影像引导方法提出建议，因为这些方法可能具有其他成像方式不具备的优势。最终，为确定最安全、最准确和最合算（性价比最高）的图像引导操作实践，我们还需要进行进一步的研究。

C 型臂平面探测计算机断层扫描（FDCT）

大多数疼痛操作需要横断面或三维软组织成像，以精确定位复杂解剖区域中的目标结构。除了椎体和骶骨加固术、骨活检和少量其他手术外，很少有针对骨结构的操作。尽管有局限性，透视仍然是最流行的成像方法，主要用于软组织目标。椎间盘内手术、椎体加固术、神经调节手术以及腹盆腔深部和头颈部阻滞可能是一些手术的例子，与普通透视相比，有限的 CT 扫描能力（FDCT）将提高手术的准确性和安全性。C 型臂 FDCT 和 C 型臂 CBCT 使用不同的机架，但几乎是现代三维成像系统的同义词，可以集透视，甚至超声和 DSA 的二维数据于一体。介入放射科医生和一些疼痛医生正在使用这些先进的图像引导系统来辅助某些病例的

操作，并扩大潜在适应证的范围。FDCT 是通过透视机架的单次旋转来完成的，使用平板探测器生成一个完整的容积数据集。这些平板探测器的分辨率明显优于之前的图像增强器。这与传统的 CT 不同，传统的 CT 使用多个探测器并需要多次旋转机架，患者被移到 CT 扫描仪内[12]。使用 FDCT，患者在成像周期中是固定的。CT 图像需要大约 5～20 s 才能获得，因此，其不是一个真正的实时 CT 透视程序。由于散射辐射，FDCT 扫描的图像分辨率较低，但在许多病例中，低分辨率的图像对于预期的操作已经足够，而且在 FDCT 系统机架 200° 旋转过程中，实验表明其辐射剂量小于单螺旋 CT[12]。仔细地限制扫描范围将减少对患者的辐射剂量并提高图像对比度。CBCT 装置可能在微创手术中有重要的应用。外科医生使用 CBCT 进行脊柱微创手术，随着对新技术的接触不断增加，他们倾向于在病例中使用 CBCT 更较高的技术，这也成为了一种趋势[13]。

许多有创造性的介入医生正在使用 FDCT 进行新的操作，如椎间盘造影，而不需要术后的标准 CT（图 1.2 和 1.3）。在椎间盘造影中，通常习惯是对假定的病变椎间盘和对照椎间盘进行造影剂注射。术后延迟 CT 图像更好地定量环状撕裂和造影

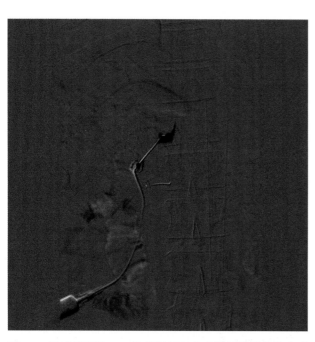

图 1.1 脉冲射频前 T11 胸背根神经节造影剂注射的数字减影图像。注意造影剂在椎弓根内侧扩散。下方可见第二根针恰放置在 T12 椎弓根矢状平分线的下方

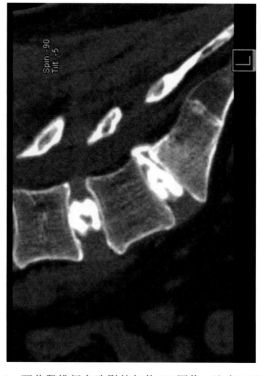

图 1.2 两节段椎间盘造影的矢状 CT 图像。注意 L5/S1 处环状撕裂伴造影剂硬膜外渗出

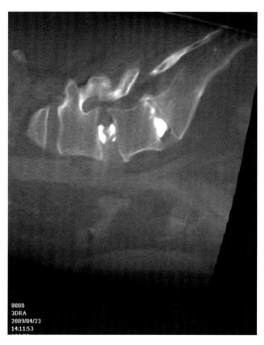

图 1.3　比较上图同一患者的 FDCT/3D-RA 矢状关节盘造影，也可见造影剂硬膜外渗出

剂渗漏入椎管被认为是标准操作程序。CBCT 技术可以让这些 CT 图像在同一个设备中显示，节省时间和费用。这种"一体化"概念针对特定阻滞，也可以减少患者和医生的辐射暴露。

深部神经丛阻滞（如腹腔神经丛或上腹下神经丛阻滞）可能受益于更好地量化注射的造影剂在多个平面的扩散。通过这些先进的成像技术，局部肿瘤或淋巴结病变等限制造影剂和神经溶液扩散的因素可能更早被观察到。例如，Goldschneider 等使用 3D-RA 阻滞儿童腹腔神经丛显示了三维观察造影剂扩散的优势[14]。同样，上腹下神经丛阻滞（图 1.4a～c）使用三维图像增加了细节显示。在最近另一份报告中[15]，Knight 等对椎管内有骨碎片的患者进行椎体成形术，通常这至少是一个相对禁忌证。作者在注射聚甲基丙烯酸甲酯水泥过程中利用 FDCT 技术显示这些区域，避免脊髓损伤[15]。神经调节，特别是脊髓刺激，在某些病例使用 FDCT 技术可能更有针对性。电极向前方或外侧移动更容易显示，消除了电极和针在硬膜外腔多次定位的需求。利用 FDCT/CBCT/3D-RA 技术更好地治疗患者，可能会超出我们的想象。

超声

超声在急性疼痛阻滞操作中非常普及，慢性疼痛操作者也正在逐渐使用超声作为诊断和图像引导阻滞的辅助手段。慢性疼痛治疗包括神经阻滞（如臂丛或腰丛），通常在急性围手术期神经阻滞组中进行，但也可能需要在影像引导下注射神经丛的远端分支或不常见的部位（创伤或卡压或神经瘤形成的近端）。其已用于阻滞各种小的感觉或混合神经，如髂腹股沟神经[16-17]、股外侧皮神经[18]、肩胛上神经[19]、阴部神经[20]、肋间神经[21]和其他各种部位。此外，还可进行许多脊柱相关操作，包括硬膜外阻滞、选择性脊神经阻滞[22-23]、小关节阻滞、内侧支阻滞和第三枕神经阻滞[24-25]，以及交感神经阻滞（星状神经节）[26]。最后，超声引导周围神经调节电极置入可能有广泛的应用[27]（见第 26 章）。

关节内注射

关节内药物注射（主要是糖皮质激素）无论是对于社区保健医生还是专家，都是非常常规的操作。虽然对于这些操作容易实施且非常准确这一点很少有人会质疑，但影像引导是否能提高关节内注射的预后还不十分清楚。最近一项关于关节内注射的研究表明，关节内注射是影像引导很有用的一个领域[28]。研究比较了使用超声引导和基于体表标志对 148 个疼痛关节（肩、膝、踝、腕、髋关节）的注射。作者发现，使用超声引导使得操作过程中的疼痛减少 43%，治疗有效反应率增加 25.6%，无反应率下降 62%。与使用体表标志相比，超声检查也使积液的检出率提高了 200%。影像引导虽然会增加实际操作的成本，然而，改善的结果是否会从长远的角度带来更好的卫生保健价值，需要进行卫生保健经济学研究来确认。

触发点和肌肉注射

大多数深部肌肉和触发点注射已经成为门诊常规操作，很少在疼痛介入治疗中心进行。对这些软组织结构的影像引导（透视）并没有帮助，许多医生认为这些操作是"医学艺术"。然而，超声的加入可能会改变大家对这些操作的看法。因为，我们很容易看到使用超声如何更准确地识别靶目标，如梨状肌。而透视技术有时很可能会把臀肌或股方肌误认为梨状肌。此外，包括坐骨神经在内的神经血管结构的解剖变异及彼此相互邻近使可视化很重

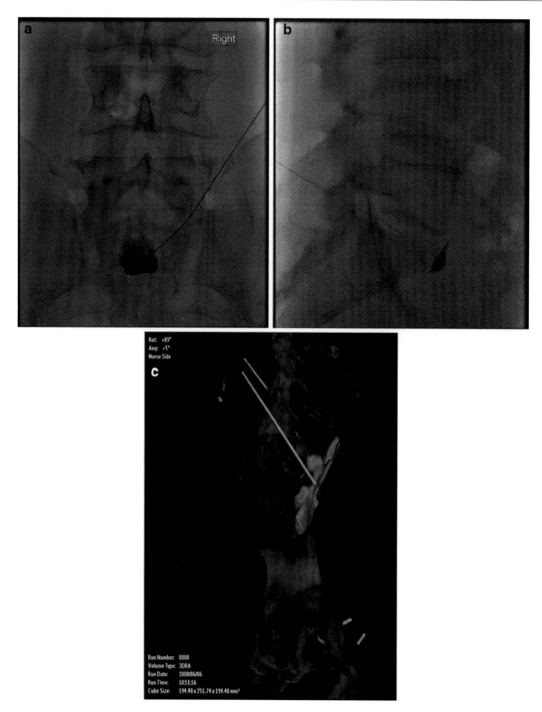

图 1.4　a. 上腹下神经丛阻滞的前后位透视图；b. 上腹下神经丛阻滞的侧位视图；c. 造影剂 3D-RA 三维视图

要。超声也可使用诊断性检查（髋关节旋转）来帮助正确识别肌肉（图 1.5）。目前的研究表明，使用超声这种成像方式很容易实现梨状肌注射[29]。其他肌肉目标，如触发点，已经使用超声引导[30]。气胸是胸部区域触发点引导注射时最常见的并发症。在 2004 年 ASA 索赔项目中，有 59 例气胸。在这 59 例中，有一半（23 例肋间阻滞和 1 例肋软骨注射）可能在超声引导下可以避免。另外 15 例

是触发点肌肉注射，这很可能也是可以避免的。总之，至少 2/3 的气胸索赔（可能更多）可以通过更好的成像来避免[31]。

为了避免并发症，是否在所有病例中使用超声或其他成像技术可能取决于对并发症真实发生率更准确的描述和更好的预后数据。当然，在某些病例，积极应用影像引导可以更准确地重复操作。

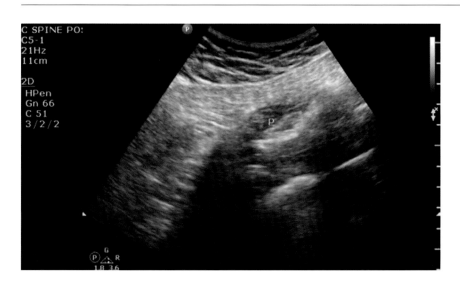

图 1.5 描记梨状肌（P）收缩的动态检查

关节突关节和内侧支阻滞

超声引导在疼痛医学中较好的研究之一评估了第三枕神经阻滞操作，并使疼痛医学界许多人对超声产生了极大的兴趣[24]。第三枕神经被认为是包括高位颈椎病和颈源性头痛在内的许多疾病的治疗靶点，也是射频消融手术成功的预测因子。在该研究中，超声引导与透视引导得到同样好的准确性，28 根针中有 23 根放射显示定位准确[24]。针对 C2/C3 关节突关节周围第三枕神经的透视下靶点穿刺采用三次序贯穿刺针刺入的方法。这些透视引导的置入非常准确，但无法真正看到目标神经。超声是否在某些方面优于标准化的透视方法还有待检验。

硬膜外阻滞

硬膜外技术包括椎板间、骶尾侧和选择性脊神经根阻滞，使用超声引导进行了有限的研究。透视技术非常简单，通常使用小剂量的辐射，因此，超声的倡导者需要进行比较研究以证明其特殊的优势。在这方面，骶尾部操作可能是最有希望的。

在更好地理解经椎间孔硬膜外手术中缺血损伤的机制之前，应谨慎操作。尽管"椎间孔外"血管结构可见，但超声缺乏对比是最明显的缺点。即使 CT 扫描引导，对颈部经椎间孔皮质类固醇注射也并非万无一失[11, 22-23]。

交感神经阻滞

交感神经阻滞使用超声引导进行了有限的研究。在现代透视技术之前，多年来星状神经节阻滞（stellate ganglion block，SGB）是在 C6 水平 Chassaignac 结节前基于体表标志进行，并已成为大多数地区的标准操作。最近一项对之前报道的 27 例交感神经阻滞后咽后血肿的分析强调了延迟出血和血肿形成的可能性[32]。虽然这篇综述没有描述图像引导技术，但除 4 例需要重新定向穿刺针外，所有的病例血液抽吸均为阴性。Kapral 等[26]发表了最早观察超声引导的文章之一。在这项研究中，非超声组有三个血肿。作者推测左侧注射更可能累及椎动脉。他们和其他研究人员提出了其他动脉存在风险的可能性，特别是甲状腺下动脉的颈升支，它通常通过 C6 前结节[33]。目前还没有交感神经阻滞的超声和 CT 或透视的对比研究。超声的优点是可以避免血管或软组织损伤。而透视或 CT 的优势为易于显示造影剂扩散模式，并且 CT 可以更好地呈现三维解剖。

超声与 CT/透视联合成像

联合使用这些成像方法的研究目前还很有限，但随着时间和经验的积累，可能会有更多适应证。例如，周围神经电刺激最好通过超声与 FDCT 或超声与透视联合完成[27]。超声-透视、CT-透视和 US/CT 联合成像技术与其他技术可能会在特别复杂的操作中成为常规。

结论

在将来，影像引导进行疼痛医学介入治疗必须平衡患者和临床医生电离辐射的风险、手术并发症的风险、预后和相对收益。虽然超声成像在许多情况下是可行的，但有些病例透视或 CT 引导可能更好。对于肌肉骨骼诊断及一些关节和软组织病变治疗、腹膜或胸膜穿刺操作、深部肌肉注射、大多数周围神经操作、交感神经和骶尾硬膜外阻滞，超声具有优势；而对于骶髂关节和一些内侧支阻滞，超声可能是等效的。其他用途还需要继续同别的影像引导技术进行比较。表 1.1 比较了各种成像技术的相对特征，并指出了一种影像引导方式相对于另一种可能具有的独特优势。

表 1.1 比较不同成像技术的相对优势

操作	引导	优势	问题
交感神经阻滞			
星状神经节	透视	可使用造影剂	不显示软组织
	超声	可显示血管、筋膜 / 肌肉	需要先进的技术
腹腔神经丛	CT，FDCT	横断面三维解剖	延迟对比，增加辐射
	透视	实时对比	无三维图像
硬膜外			
骶尾部	透视	侧位视图	最小辐射
	超声	实时对比	造影剂流动
		针可视	
		无辐射	
腰椎 TF	透视	实时对比	不能显示血管注射
	DSA	血管探查	设备可用性
	超声	无作用	肥胖患者技术困难
			显示差
腰椎 IL	透视	使用造影剂	最小辐射
	超声	引导针进入	对比差
颈椎 TF	透视	实时对比	不能显示血管注射
	DSA	血管探查	设备可用性
	超声	血管探查	造影剂流动
	CT	三维解剖	辐射增加
		椎动脉可见	不能显示小血管
腰内侧支阻滞	透视	简便，使用造影剂	不能显示小血管
	超声	相对可见	肥胖患者技术困难
颈内侧支阻滞	透视	简便，使用造影剂	不能显示小血管
	超声	相对可见	肥胖患者技术困难
腰小关节	透视	简便，使用造影剂	不能显示小血管
	超声	可行	肥胖患者技术困难
颈小关节	透视	造影剂	技术困难
	超声	可行	需要先进技术

注：CT，计算机断层扫描；DAS，数字减影血管造影；FDCT，平面探测计算机断层扫描；TF，经椎间孔硬膜外；IL，椎板间

参考文献

1. Manchikanti L, Boswell MV, Singh V, et al. Comprehensive evidence-based guidelines for interventional techniques in the management of chronic spinal pain. Pain Physician. 2009;12:699–802.
2. Huntoon MA. Ultrasound in pain medicine: advanced weaponry or just a fad? Reg Anesth Pain Med. 2009;34:387–8.
3. el-Khoury GY, Ehara S, Weinstein JN, Montgomery WJ, Kathol MH. Epidural steroid injection: a procedure ideally performed with fluoroscopic control. Radiology. 1988;168:554–7.
4. American College of Occupational and Environmental Medicine. Low back disorders. Occupational Medicine Practice Guidelines. 2nd ed. Elk Grove Village, IL: American College of Occupational and Environmental Medicine. 2008 [chapter 12].
5. Manchikanti L, Singh V, Derby R, et al. Review of occupational medicine practice guidelines for interventional pain management and potential implications. Pain Physician. 2008;11:271–89.
6. Manchikanti L, Singh V, Helm SII, Trescot A, Hirsch JA. A critical appraisal of 2007 American College of Occupational and Environmental Medicine practice guidelines for interventional pain management: an independent review utilizing AGREE, AMA, IOM, and other criteria. Pain Physician. 2008;11:291–310.
7. Berrington de Gonzalez A, Mahesh M, Kim K-P, et al. Projected cancer risks from computed tomographic scans performed in the United States in 2007. Arch Intern Med. 2009;169:2071–7.
8. Brenner DJ, Hall EJ. Computed tomography – an increasing source of radiation exposure. N Engl J Med. 2007;357:2277–84.
9. Gofeld M. Ultrasonography in pain medicine: a critical review. Pain Pract. 2008;8:226–40.
10. Galiano K, Obwegeser AA, Walch C, et al. Ultrasound-guided versus computed tomography controlled facet joint injections in the lumbar spine: a prospective randomized clinical trial. Reg Anesth Pain Med. 2007;32:317–22.
11. Huntoon MA. Anatomy of the cervical intervertebral foramina: vulnerable arteries and ischemic neurologic injuries after transforaminal epidural injections. Pain. 2005;117:104–11.
12. Orth RC, Wallace MJ, Kuo MD. C-arm cone-beam CT: general principles and technical considerations for use in interventional radiology. J Vasc Interv Radiol. 2008;19:814–21.
13. Siewerdsen JH, Moseley DJ, Burch S, et al. Volume CT with flat-panel detector on a mobile, isocentric C-arm: pre-clinical investigation in guidance of minimally invasive surgery. Med Phys. 2005;32:241–54.
14. Goldschneider KR, Racadio JM, Weidner NJ. Celiac plexus blockade in children using a three-dimensional fluoroscopic reconstruction technique: case reports. Reg Anesth Pain Med. 2007;32:510–5.
15. Knight JR, Heran M, Munk PL, Raabe R, Liu DM. C-arm cone-beam CT: applications for spinal cement augmentation demonstrated by three cases. J Vasc Interv Radiol. 2008;19:1118–22.
16. Eichenberger U, Greher M, Kirchmair L, et al. Ultrasound-guided blocks of the ilioinguinal and iliohypogastric nerve: accuracy of a selective new technique confirmed by anatomical dissection. Br J Anaesth. 2006;97:238–43.
17. Gofeld M, Christakis M. Sonographically guided ilioinguinal nerve block. J Ultrasound Med. 2006;25:1571–5.
18. Hurdle M-F, Weingarten TN, Crisostomo RA, et al. Ultrasound-guided blockade of the lateral femoral cutaneous nerve: technical description and report of 10 cases. Arch Phys Med Rehabil. 2007;88:1362–4.
19. Harmon D, Hearty C. Ultrasound guided suprascapular nerve block technique. Pain Physician. 2007;10:743–6.
20. Rofaeel A, Peng P, Louis I, Chan V. Feasibility of real-time ultrasound for pudendal nerve block in patients with chronic perineal pain. Reg Anesth Pain Med. 2008;33:139–45.
21. Byas-Smith MG, Gulati A. Ultrasound-guided intercostal nerve cryoablation. Anesth Analg. 2006;103:1033–5.
22. Galiano K, Obwegeser AA, Bodner G, et al. Real-time sonographic imaging for periradicular injections in the lumbar spine: a sonographic anatomic study of a new technique. J Ultrasound Med. 2005;24:33–8.
23. Narouze S, Vydyanathan A, Kapural L, Sessler DI, Mekhail N. Ultrasound-guided cervical selective nerve root block: a fluoroscopy-controlled feasibility study. Reg Anesth Pain Med. 2009;34(4):343–8.
24. Eichenberger U, Greher M, Kapral S, et al. Sonographic visualization and ultrasound-guided block of the third occipital nerve: prospective for a new method to diagnose C2/3 zygapophysial joint pain. Anesthesiology. 2006;104:303–8.
25. Galiano K, Obwegeser AA, Bodner G, et al. Ultrasound-guided facet joint injections in the middle to lower cervical spine: a CT-controlled sonoanatomic study. Clin J Pain. 2006;22:538–43.
26. Kapral S, Krafft P, Gosch M, Fleischmann M, Weinstabl C. Ultrasound imaging for stellate ganglion block: direct visualization of puncture site and local anesthetic spread. A pilot study. Reg Anesth. 1995;20:323–8.
27. Hayek SM, Jasper J, Deer TR, Narouze S. Occipital neurostimulation-induced muscle spasms: implications for lead placement. Pain Physician. 2009;12(5):867–76.
28. Sibbitt WL Jr, Peisajovich A, Michael AA, et al. Does sonographic needle guidance affect the clinical outcome of intraarticular injections? J Rheumatol. 2009;36:1892–902.
29. Smith J, Hurdle M-F, Locketz AJ, Wisnewski SJ. Ultrasound-guided piriformis injection: technique description and verification. Arch Phys Med Rehabil. 2006;87:1664–7.
30. Botwin KP, Sharma K, Saliba R, Patel BC. Ultrasound-guided trigger point injections in the cervicothoracic musculature: a new and unreported technique. Pain Physician. 2008;11:885–9.
31. Fitzgibbon DR, Posner KL, Domino KB, et al. Chronic pain management: ASA closed claims project. Anesthesiology. 2004;100:98–105.
32. Higa K, Hirata K, Hirota K, Nitahara K, Shono S. Retropharyngeal hematoma after stellate ganglion block. Anesthesiology. 2006;105:1238–45.
33. Narouze S. Beware of the "serpentine" inferior thyroid artery while performing stellate ganglion block. Anesth Analg. 2009;109(1):289–90.

第 2 章

超声基本原理：不足和局限性

Vincent Chan，Anahi Perlas

概述

超声应用于人体成像已经有半个多世纪。奥地利神经学家 Karl Theo Dussik 首次将超声作为医学诊断工具进行脑成像[1]。现在，超声是医学中应用最广泛的成像技术之一。超声携带方便，无辐射风险，而且与其他成像方式（如磁共振和计算机断层扫描）相比相对便宜。此外，超声图像是断层成像，即提供了一个解剖结构的"横断面"视图。这些图像可以"实时"获取，从而为许多介入操作提供即时的可视化引导，包括区域麻醉和疼痛治疗。在本章中，我们介绍一些与疼痛操作相关超声技术的基本原理和物理基础。

B 型超声的基本原理

现代医学超声主要使用亮度模式（B 型）显示脉冲回声的方法进行成像。B 型成像的基本原理在几十年后的今天也几乎一样，同样涉及将小的超声脉冲波从探头发出传输到体内。当超声波沿着传播路径穿透不同声阻抗的身体组织时，一些被反射回探头（回波信号），一些继续穿透更深组织。对多个同一平面系列脉冲返回的回波信号进行处理和组合以生成图像。因此，超声探头既作为发声器（产生声波），也作为传声器（接收声波）。超声脉冲实际上很短，但由于它是以直线形式穿过，通常被称为超声声束。超声沿声束线传播的方向称为轴向，在图像平面上垂直于轴向的方向称为侧向[2]。通常只有一小部分超声脉冲到达组织界面后作为反射回声返回，而其余的脉冲沿着声束线向更深的组织传播。

超声脉冲的产生

超声传感器（或探头）包含多个压电晶体，这些晶体通过电子方式相互连接，并随施加的电流而振动。这种被称为压电效应的现象最初由居里兄弟在 1880 年描述，当时他们对一块切割好的石英施加机械压力，在其表面产生了电荷[3]。后来，他们还证明了反向压电效应，即电流作用于石英，导致石英振动[4]。这些振动的机械声波在身体组织传播时，会产生交替的压缩和稀疏区域。声波可以用频率（以每秒周期或赫兹为单位）、波长（以毫米为单位）和振幅（以分贝为单位）来描述。

超声波长和频率

超声的波长和频率呈负相关，即高频超声的波长较短，反之亦然。超声波的频率超过了人类听觉的上限，即大于 20 kHz[3]。医学超声设备使用的声波范围为 1 ～ 20 MHz。正确选择探头频率是一个重要的概念，可以为诊断和操作提供最佳超声图像分辨率。高频超声波（短波长）可产生高轴向分辨率的图像。在一定距离内增加压缩和稀疏波的数量，可以更准确地区分沿波传播轴方向平面内的两个独立结构。然而，在一定距离内，高频率波比低频率波的衰减更大；因此，它们主要适用于浅表结构成像[5]。相反，低频率波（长波长）提供分辨率较低的图像，但由于衰减程度低，可以穿透到深层结构（图 2.1）。因此，最好使用高频探头（高达 10 ～ 15 MHz）来成像浅表结构（如星状神经节阻滞），而使用低频探头（通常为 2 ～ 5 MHz）来成像腰神经轴索结构，其在大多数成人位置较深（图 2.2）。

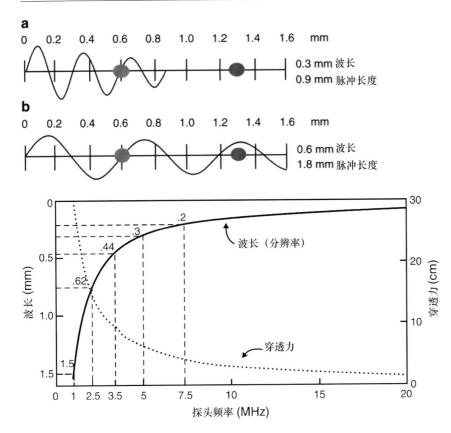

图2.1 超声波衰减与频率的关系。注意对于一定的距离，高频率波比低频率波的衰减更严重。（a）短波长、高衰减。（b）长波长、低衰减（Reproduced with permission from Ref.[6]）

图2.2 不同频率超声探头的分辨率和穿透力对比（此图发表在参考文献[3]。Copyright Elsevier（2000））

　　超声波以脉冲的形式产生（间歇压力序列），通常由两个或三个相同频率的声波周期组成（图2.3）。脉冲重复频率（pulse repetition frequency，PRF）是探头在每单位时间内发出的脉冲数。超声波必须以脉冲的形式发射，并且中间有足够的时间间隔，以使信号到达感兴趣的目标，并在下一个脉冲产生之前作为回声被反射回到探头。医学成像设备的脉冲重复频率范围为1～10 kHz。

超声-组织相互作用

　　当超声波通过组织时，部分被传播到更深的结构，部分以回波反射回探头，部分散射，部分转化为热量。为了成像目的，我们最感兴趣的是反射回探头的回声。到达组织界面后返回的回声多少由一种被称为声阻抗的组织特性决定。这是介质的一种内在物理性质，其定义为介质的密度乘以超声波在介质中的传播速度。含气器官（如肺）具有最小的声阻抗，而致密的器官（如骨骼）具有非常高的声阻抗（表2.1）。反射回声的强度与两个介质之间声阻抗的差异（或不匹配）成正比。如果两个组织具有相同的声阻抗，则不会产生回声。相似声阻抗软组织之间的界面通常产生低强度回声。相反，由于巨大的声阻抗差，软组织与骨或肺之间的界面会产生非常强的回声[7]。

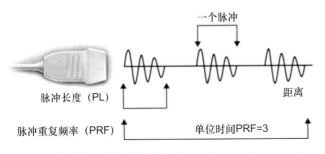

图2.3 超声脉冲产生示意图（Reproduced with permission from Ref.[6]）

表2.1 不同身体组织和器官的声阻抗

身体组织	声阻抗（10⁶ Rayls）
空气	0.0004
肺	0.18
脂肪	1.34
肝	1.65
血液	1.65
肾	1.63
肌肉	1.71
骨	7.8

Reproduced with permission from Ref.[6]

当入射的超声脉冲遇到两个声阻抗不同的身体组织，且存在大而光滑的界面时，声能被反射回探头。这种类型的反射被称为镜面反射，所产生的回声强度与两种介质之间的声阻抗差成正比（图2.4）。当针"平面内"插入时，软组织-针界面是镜面反射的极佳示例。如果入射超声束以 90° 到达线性界面，几乎所有产生的回声都会返回到探头。但是，如果与镜面边界的入射角小于 90°，回声不会直接返回到探头，而是以等于入射角的角度反射（就像可见光在镜子中反射一样）。返回的回声可能会错过探头，没有被检测到。这对疼痛医生来说具有实际意义，并解释了非常陡直地插入深层结构的针为什么很难成像。

折射指声波到达两个不同声速的组织界面后，传播方向的变化。在这种情况下，由于声波频率恒定，波长必须改变以适应两种组织中声传播速度的差异。这将导致声脉冲在通过界面时方向改变。折射是导致超声图像上结构定位错误的重要原因之一。由于声速在脂肪中低（约 1450 m/s），在软组织中高（约 1540 m/s），折射伪像在脂肪/软组织界面最为突出。被广泛识别的折射伪像发生在腹直肌和腹壁脂肪的交界处。最终结果是通过腹中线扫查时，看到腹盆腔深部结构的重复伪像（图 2.5）。扫查肾时也会出现重复伪像，是由于脾（或肝）与邻

近脂肪之间界面的声束折射所致[8]。

当超声脉冲遇到尺寸小于超声波长的反射面，或者当脉冲遇到一个粗糙的、不规则的组织界面时，就会发生散射。在这种情况下，回声通过较大范围的角度反射导致回声强度的降低。然而，散射的积极结果是无论入射脉冲的角度如何，总有一些回声会返回到探头。超声图像中的大多数生物组织是由微小散射结构组成。斑点信号使得器官（如肝、肌肉）内部的纹理结构得以呈现，这种信号是入射超声脉冲在空间内部界面产生的多重散射回声所致[2]。

当超声脉冲通过组织时，强度会降低或衰减。衰减是反射、散射和类似摩擦损失的结果。这些损失由脉冲产生的组织振荡运动引起，它导致能量从原始的机械形式转化为热。这一能量损失引起的局部发热被称为吸收，是导致超声衰减的最重要因素。较长的路径和较高的频率会导致更大的衰减。对于任何给定的频率，不同身体组织的衰减也不同，骨骼最高，肌肉和实体器官较少，血液最低（图 2.6）。所有的超声仪器通过自动增加屏幕深方区域的增益（整体亮度或信号强度），在本质上补偿了预期的平均衰减程度。这就是常见伪像的原因，被称为"后方回声增强"，它描述了大血管或囊肿后方的相对高回声区域（图 2.7）。含液结构比固体结构的声衰减要小得多，因此通过液体后的声

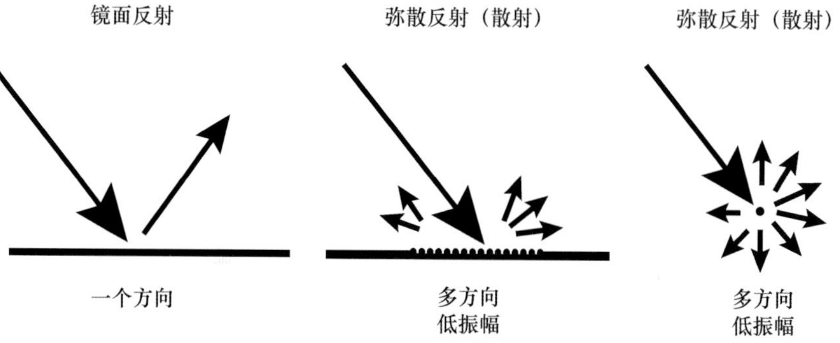

图 2.4　不同类型的超声波-组织相互作用（Reproduced with permission from Ref.[6]）

图 2.5　折射伪像。a. 示意图显示声束如何折射导致重复伪像。b. 上腹部中线横断图像显示继发于腹直肌折射的主动脉（A）重复（此图发表在参考文献[8]。Copyright Elsevier（2004））

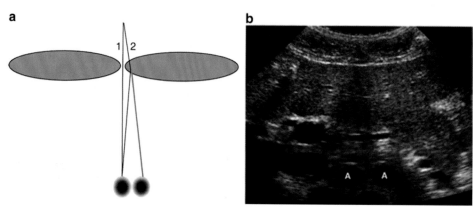

镜面反射　　　弥散反射（散射）　　　弥散反射（散射）

一个方向　　　多方向 低振幅　　　多方向 低振幅

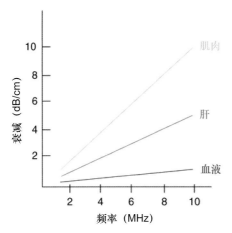

图 2.6 不同身体组织中超声波频率与衰减的函数关系（Reproduced with permission from Ref.［6］）

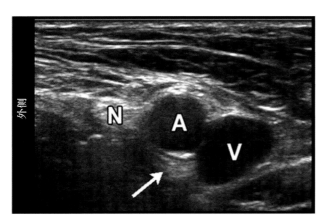

图 2.7 腹股沟区股神经血管结构的超声图像。在股动脉深方（箭头）可见高回声区。这种众所周知的伪像（称为后方回声增强）通常见于含液结构的深方。N，股神经；A，股动脉；V，股静脉

脉冲强度比通过等量固体组织的更大。

B 型超声的新进展

在过去的 10 年左右，大多数超声仪器已经配置了最新的技术，显著提高了图像分辨率。组织谐波成像和空间复合成像是两个很好的例子。

组织谐波成像的优势是在针对超声造影剂成像的工作中首先被观察到的。术语谐波指的是传播脉冲频率（也称为基频或一次谐波）整数倍的频率［9］。二次谐波的频率是基频的两倍。当超声脉冲通过组织时，原始波的形状从一个完美的正弦波扭曲成一个"更尖锐"、更尖峰的锯齿形。这种扭曲的波反过来产生许多高阶谐波的几种不同频率的反射波。现代超声仪器不仅使用基频，而且还使用它的二次谐波成分。这通常会使近场表面组织中的伪像和干扰减少。谐波成像被认为在肥胖和复杂体壁结构导致成像"技术困难"的患者中最有用。

空间复合成像（或多声束成像）指对来自阵列换能器的超声波束进行电子偏转，使用不同方向的平行声束对同一组织多次成像［10］。然后将这些不同方向的回声整合（复合）成一个合成图像。使用多声束会导致斑点平均，使图像看起来不那么具有"颗粒感"，并增加了侧向分辨率。空间复合图像经常显示"噪声"和"干扰"水平降低，并且提高了对比度和边缘清晰度。由于多个超声波束作用于同一组织区域，数据采集需要更多的时间，与传统的 B 型成像相比，复合成像帧率普遍降低。

结论

超声相对便宜、便携、安全并实时成像。这些特征以及图像质量和分辨率的持续改进扩大了超声在医学领域的使用，超出了传统的诊断成像应用。特别是它用于辅助或引导介入操作正在快速发展，区域麻醉和疼痛医学操作是目前增长迅速的领域。现代超声设备的许多基本原理与 50 年前最初的设备所使用的相同。理解这些基本的物理原理可以帮助麻醉医生和疼痛医生更好地了解这个新工具，并充分发挥其潜力。

参考文献

1. Edler I, Lindstrom K. The history of echocardiography. Ultrasound Med Biol. 2004;30:1565–644.
2. Hangiandreou NAAPM. RSNA physics tutorial for residents: topics in US. B-mode US: basic concepts and new technology. Radiographics. 2003;23:1019–33.
3. Otto CM. Principles of echocardiographic image acquisition and Doppler analysis. In: Textbook of clinical ecocardiography. 2nd ed. Philadelphia, PA: WB Saunders; 2000. p. 1–29.
4. Weyman AE. Physical principles of ultrasound. In: Weyman AE, editor. Principles and practice of echocardiography. 2nd ed. Media, PA: Williams & Wilkins; 1994. p. 3–28.
5. Lawrence JP. Physics and instrumentation of ultrasound. Crit Care Med. 2007;35:S314–22.
6. Chan VWS. Ultrasound imaging for regional anesthesia. 2nd ed. Toronto Printing Company: Toronto, ON; 2009.
7. Kossoff G. Basic physics and imaging characteristics of ultrasound. World J Surg. 2000;24:134–42.
8. Middleton W, Kurtz A, Hertzberg B. Practical physics. In: Ultrasound, the Requisites. 2nd ed. St Louis, MO: Mosby; 2004. p. 3–27.
9. Fowlkes JB, Averkiou M. Contrast and tissue harmonic imaging. In: Goldman LW, Fowlkes JB, editors. Categorical courses in diagnostic radiology physics: CT and US cross-sectional imaging. Oak Brook: Radiological Society of North America; 2000. p. 77–95.
10. Jespersen SK, Wilhjelm JE, Sillesen H. Multi-angle compound imaging. Ultrason Imaging. 1998;20:81–102.

第3章

超声引导区域阻滞和疼痛介入治疗的基本成像调节

Alan J. R. Macfarlane，Cyrus C. H. Tse，Richard Brull

概述

超声引导神经阻滞的安全性和有效性很大程度上依赖于对机器"旋钮"的全面理解[1-3]。尽管外观和布局不同，但所有的超声仪器具有相同的基本操作功能，使用者必须理解以优化图像。虽然现代超声仪器提供了大量功能，但所有操作者都应该熟悉的基本功能包括频率和探头选择、深度、增益、时间增益补偿（time gain compensation，TGC）、聚焦、预设置、彩色多普勒、能量多普勒、复合成像、组织谐波成像（tissue harmonic imaging，THI）（在某些情况下使用）以及图像冻结和采集。当理解了超声的物理原理，就会明白创造"最佳"图像往往是以另一种功能为代价来改善这一种功能。上述每个功能都在下文依次显示，按照我们进行超声引导介入操作时的使用顺序排列。

频率和探头选择

选择发射超声波的合适频率可能是所有调节

中最重要的。超声波的特征是特定频率（f）和波长（λ），如公式 $v = f \times \lambda$ 所述，v 指波在组织中的传播速度（所有仪器都假定超声波以 1540 m/s 的速度通过软组织）。用于神经阻滞的频率范围为 3 ~ 15 MHz。更高的频率可以提供更好的轴向分辨率（图 3.1）。从概念上讲，轴向分辨率可以区分超声图像中不同深度相邻的结构（y 轴），即彼此上方和下方。低轴向分辨率，或不适当的低频率，可能会错误地在超声图像上只产生一个结构，而实际上有两个结构分别位于上方和下方（图 3.2）。

遗憾的是，高频率波比低频率波衰减得更厉害。衰减将在下文更详细地描述（参见"时间增益补偿"），指的是超声波从探头到目标组织然后再返回到探头处理成图像，能量（即信号强度）的渐进性损失[1]（图 3.3）。过度衰减的最终结果是无法分辨的图像。因此，操作者必须选择尽可能高的频率，同时仍然能够穿透到适当的深度以显示目标。高频探头的最佳深度达 3 ~ 4 cm，再深就需要一个低频率探头。

图 3.1 较高的超声频率产生较短的脉冲持续时间，有利于提高轴向分辨率。当使用较低的频率时，情况相反

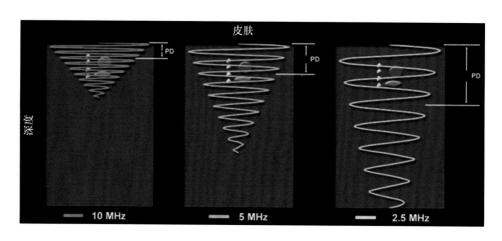

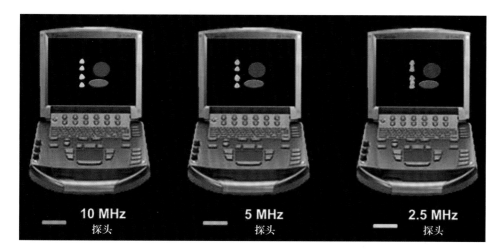

图 3.2 轴向分辨率表示超声仪器在与声束平行方向（y 轴）上分辨上、下两个邻近结构的能力。随着频率的增加，轴向分辨率增加，但穿透深度减少。低频率波穿透更深，但牺牲了轴向分辨率。注意，随着频率的降低，超声仪器越来越无法分辨出完全分开的两个结构

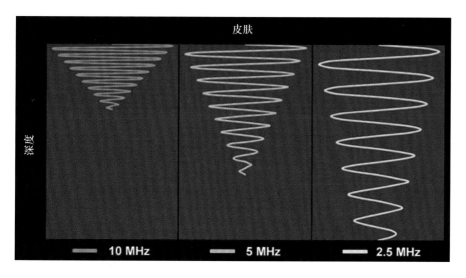

图 3.3 衰减与超声波频率和超声波传播距离直接相关。注意较高频率（10 MHz）超声波相对于较低频率（5 MHz 和 2.5 MHz）在任意给定距离（深度）衰减更多

探头类别可分为高频（8 ～ 12 MHz）、中频（6 ～ 10 MHz）和低频（2 ～ 5 MHz）。在一些超声仪器上，各种探头都已经连接完备，选择所需的探头只需要切换一个选择开关。而在另一些机器上，不同的探头必须每次被拔掉和连接。大多数超声探头有一个"中心"（即最佳）频率，在这个中心频率两侧的频率范围称为带宽。因此，在选择合适的探头后，操作者可以从探头的带宽中主动选择上、中、下频率来微调探头发射的超声波频率。

深度

必须调节深度设置，使感兴趣的结构位于视野范围内（图 3.4）。目的是将深度设置到所需显示目标深方。这样做有两个目的：首先，由于显示器尺寸有限，在大于必要的深度下成像目标会更小。小的目标通常更难以显示，随后的穿刺针进入自然同样困难（图 3.4b）。其次，最小化深度可以优化时间分辨率。时间分辨率可以被认为等同于帧频，指产生连贯独立图像（以帧 / 秒表示）以达到持续实时成像的速率。时间分辨率取决于连续发射超声波形成一个全扇形声束的速率（通常为每秒数千次）。因为超声波实际上是以脉冲的形式发射，下一个脉冲只有在前一个脉冲返回探头时才发出，因此，对于更深的结构，总体发射速率必然较慢。随着深度的增加，就进入另一个上述功能之间的权衡，即时间分辨率将丧失。现代超声仪器通过减少扇形声束的宽度来保持时间分辨率，这就解释了随着深度的增加，屏幕图像会自动缩小。减小扇形宽度有效地减少了必须返回探头的发射波的数量，从而减少了图像显示的时间，并保持帧频。与显示移动物体至关重要的心脏成像不同，时间分辨率在区域阻滞和疼痛治疗中不那么重要。然而，在针移动或快速注射局麻药时，低帧频可能会产生模糊图像。

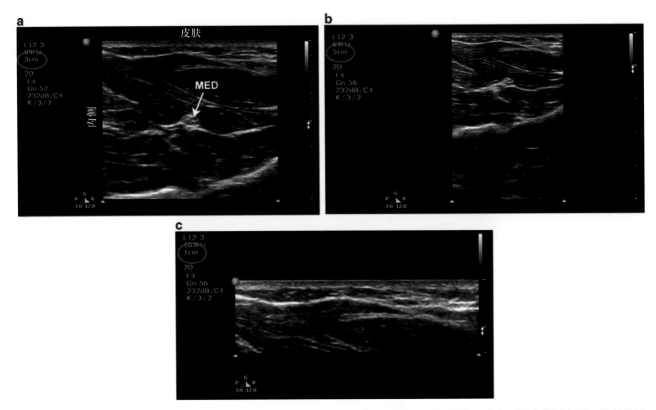

图 3.4　深度。**a**. 最佳深度设置。正中神经（MED）和周围肌肉组织都很清晰。**b**. 深度设置过大。深度设置太深，使得目标结构相对减小。**c**. 深度设置不足。正中神经不可见

增益

　　增益调节指示图像的亮度（高回声）或暗度（低回声）。返回到探头的声波，其机械能被超声仪器转换为电信号，而电信号又被转换为显示的图像。增加增益放大了所有这些返回声波所产生的电信号，从而增加整个图像的亮度，包括背景噪声（图 3.5b）。因此在调节增益时必须小心，尽管一些初学者认为越亮越好，但过多的增益实际上会产生伪回声或模糊现有结构。同样，增益过小也会导致操作者错过真实的回声信息（图 3.5c）。最后，增加增益也会降低侧向分辨率。侧向分辨率是指区分并排物体的能力，将在下文讨论。

时间增益补偿

　　类似于增益调节，时间增益补偿功能允许操作者对亮度进行调节。虽然增益调节增加了整体亮度，但时间增益补偿的不同之处是允许操作者在视野的特定深度独立调节亮度（图 3.6）。为了理解时间增益补偿的目的，我们必须充分理解衰减的原理。超声波通过组织时会衰减主要是由于吸收，但也包括反射和折射的结果。衰减取决于波束频率（频率越高，衰减越多，如上所述）和超声所经过的组织类型（由每种组织类型的特征性衰减系数表示）。衰减也随着穿透深度的增加而增加，因此，如果机器真实显示返回探头的回声振幅，图像会从浅到深逐渐变暗。这是因为那些从更远位置返回的波会衰减更多。虽然超声仪器会设计为自动补偿衰减，但仪器的自动校正并不总是准确。为了创建一个更均一的图像，时间增益补偿最常见的调节是增加远场结构（即深层结构）的亮度。有些仪器（Philips，GE）对每一小部分显示都有单独的控制（"滑动钮"），而另一些仪器则有更简单的"近场"和"远场"增益（SonoSite）。当存在单独滑动钮时，最佳设置通常是使增益略有增加，并对上述衰减进行补偿。

聚焦

　　聚焦按钮并不存在于所有的仪器，但如果有，它可以调节以优化侧向分辨率。侧向分辨率指的是

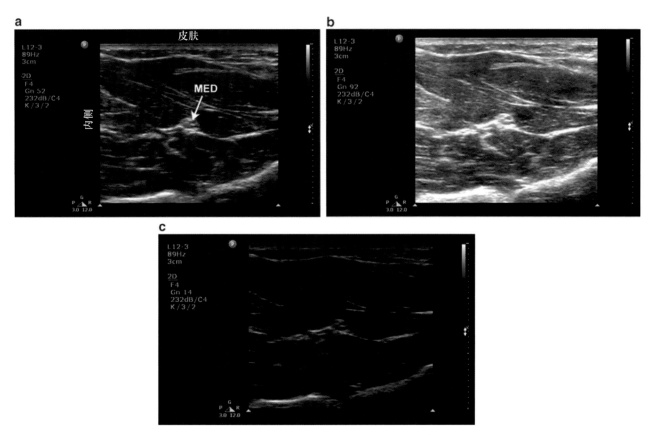

图 3.5 增益。**a**. 最佳增益设置。前臂正中神经（MED）和周围的肌肉组织都很清晰。**b**. 增益调节过高。**c**. 增益调节过低

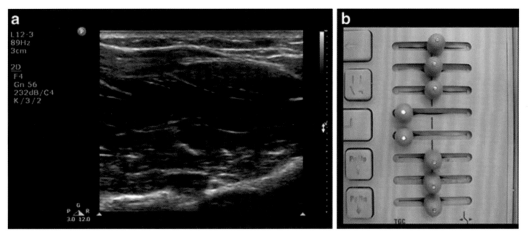

图 3.6 时间增益补偿设置不当。**a**. 由于图像中心有低回声带，正中神经不可见。这是由于时间增益补偿调节设置过低（**b**），产生了一个低增益带

仪器区分位于同一深度垂直于超声束的两个相邻物体的能力（图 3.7）。多个压电元件平行排列在探头表面发射单个超声波，再一起产生三维超声束。这个三维超声束首先汇集（Fresnel 区）到一个声束最窄的地方，称为焦点区，然后在通过组织传播时发散（Fraunhofer 区）（图 3.8）。从概念上讲，当声束发散时，每个独立的脉冲波之间不再平行移动，彼此之间的距离越来越远。理想情况下，每个单独的脉冲波都会碰撞视野中每个点（从而产生对应的图像），无论在侧向平面上两个分离的结构多么接近。如果两个独立的脉冲波彼此渐行渐远，目标物体就可能会"滑过"两个脉冲波之间而被忽略。因此，限制声束的发散可以提高侧向分辨率，并且在焦点区水平达到最佳。聚焦调节键的目的是允许操

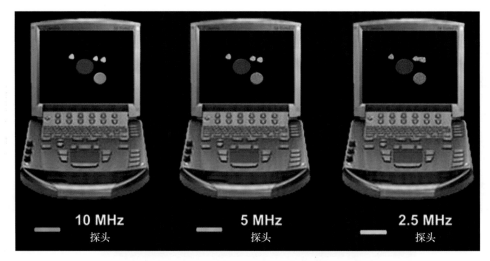

图 3.7 侧向分辨率表示超声仪器在垂直于声束方向（x轴）上分辨相邻两个结构的能力。随着频率的增加，侧向分辨率增加，但穿透深度减小。低频率波以侧向分辨率为代价穿透更深。注意随着频率降低，超声仪器越来越不能明显地分辨每个结构

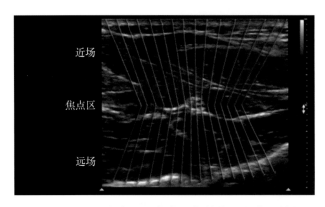

图 3.8 焦点区。焦点区是声束汇集结束和发散开始的边界。在焦点区侧向分辨率最佳。侧向分辨率表示超声仪器能够正确分辨相邻两个结构的能力（x轴）

作者将焦点区调节到视野的不同深度。通过将焦点定位在感兴趣目标的同一水平（图3.9），可以限制声束的发散程度，使侧向分辨率相应最大化。焦点水平通常分布排列在图像的左侧或右侧，用小箭头表示。有些超声仪器实际上提供了设置多个焦点区的能力，但增加焦点区的数量同时降低了时间分辨率，因为机器会花更多的时间接收回波并处理每个图像。

预设置

　　所有的仪器都有预设置，它们使用上述设置的组合来创建一个最适合特定组织的最佳图像。在最基本的层面上，一些超声设备可能只是简单地为神经或血管成像设定预设值，但其他超声机器可能为

每个特定的神经阻滞都有预设置。尽管预设置提供了一个有用的起始点，但根据患者的体型和具体条件，通常仍然需要进一步的手动设置调节。

彩色多普勒

　　彩色多普勒技术将多普勒信息叠加在实时图像上，有助于血流的识别和定量（速度、方向）。然而，多普勒技术对麻醉医师进行超声引导下疼痛操作的主要优势是确认针的预期路径中没有血流。

　　多普勒现象应用于超声的相关原理是，如果声波从静止的探头发射出来并被移动的物体（通常是红细胞）反射，反射的声波频率就会发生改变（图3.10）。当血液远离探头时，反射波将以比原始发射波更低的频率返回，这时用蓝色表示。相反，当血液流向探头时，反射波以比原始发射波更高的频率返回，这时用红色表示。操作者应该知道红色不一定与动脉血相关，蓝色也不与静脉血相关。上述频率改变称为多普勒频移，正是这一原理可以用于心脏和血管来计算血流速度和血流方向。多普勒方程如下：

$$频移 = \frac{(2vf_t)(\text{cosine } \alpha)}{c}$$

公式中，v 为移动物体的速度，f_t 为传播频率，α 为超声束与血流方向的入射角，c 为超声在血液中的速度。值得注意的是，当声束的入射角接近90°时，由于 cosine 90° 是 0，多普勒方程计算中就会出现明显错误。在这种情况下，低回声结构中的血流

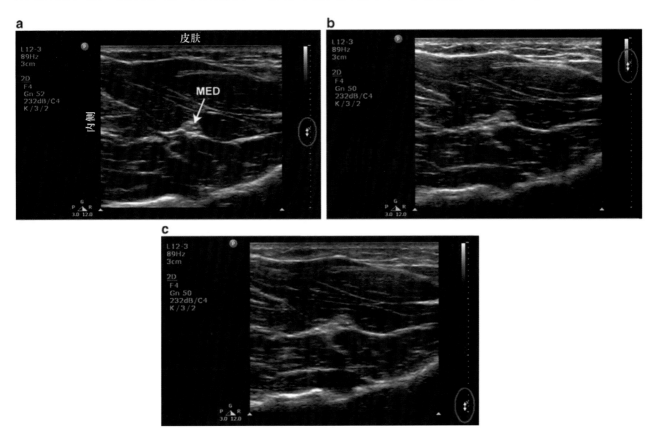

图 3.9　焦点。**a**. 通过正确设置焦点来观察前臂的正中神经（MED）。沿着图像右边框的双向箭头表示焦点水平设置。**b**. 焦点水平设置得太浅。**c**. 焦点水平设置得太深

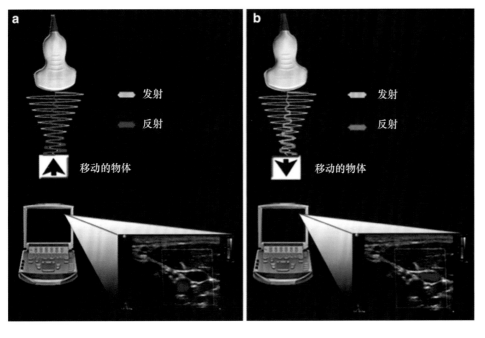

图 3.10　多普勒。**a**. 当声波从探头发射并从朝向探头方向移动的目标物体反射时，返回频率将高于原始发射的声波。超声仪器上对应的图像用红色表示。**b**. 相反，如果目标物体远离探头，则返回频率将低于原始发射的声波。超声仪器上对应的图像用蓝色表示

可能无法显示（即假阴性——图 3.11）。正如整体亮度可以通过增益功能进行调节一样，显示的多普勒信号也可以进行调节。在一些超声仪器上，多普勒灵敏度可以在多普勒模式下通过旋转增益旋钮进行调节。有些机器则有一个独立的多普勒灵敏度旋钮。然而需要注意的是，多普勒灵敏度的增加可能会导致运动伪像的产生（即假阳性），这种伪像由患者的微小移动引起。

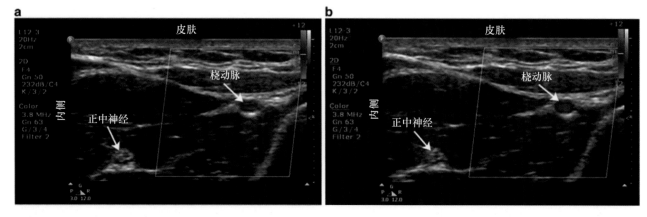

图 3.11 彩色多普勒。桡动脉的短轴切面声像图。**a**. 当声束垂直于血流方向时，没有明显的血流。**b**. 调整探头的倾斜度改变超声波的角度，从而显示血流

多普勒模式下，与简单的 B 型成像相比，超声仪器需要更多的时间处理返回的声波，因此时间分辨率可能会降低。这就解释了为什么当这个功能启用时，只有图像的一小部分区域（通常是一个矩形或平行四边形）来监测多普勒频移。操作者可以随后使用轨迹球或触摸板将此形状移动到所需目标上。

能量多普勒

能量多普勒是一种较新的超声技术，它在检测血流方面的灵敏度比彩色多普勒高出 5 倍，因此可以检测出用标准彩色多普勒很难或不可能看到的血管。进一步的优点是，与彩色多普勒不同，能量多普勒几乎与角度无关，减少了上述彩色多普勒假阳性的发生率。然而，这些优势以更多微小移动（如呼吸）引起的运动伪像为代价。能量多普勒另一个缺点是，它不能辨析流动的方向。因此不用蓝色或红色显示，只有一种颜色（通常是橙色）并通过色调明暗变化表示流动速度。

复合成像

复合成像是超声最新的技术进步之一。与传统超声相比，复合成像通过减少斑点和其他声学伪像提高了图像质量，并提高了平面内组织显示的清晰度和针的可见度（图 3.12）。传统超声探头在一个方向上发射超声波并垂直于探头，而现代复合成像探头可以同时以不同的角度发射和"偏转"超声波，因此可以从多个不同的入射角度产生同一组织的图像（图 3.13）。复合成像的工作原理是通过电子方式将所有不同角度的反射回声结合，以产生高质量的图像（空间复合成像）。频率复合成像的图像效果相似，但是使用不同的频率而不是偏转入射角度来创建图像。

组织谐波成像

组织谐波成像是另一个相对较新的技术。当声波通过身体组织时，会产生谐波频率（图 3.14）。

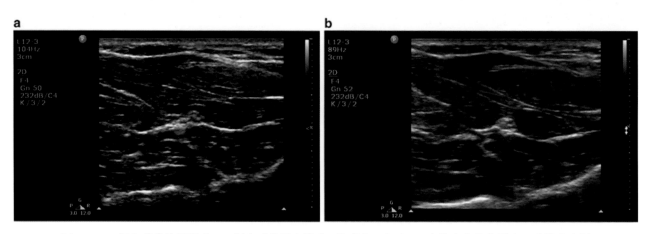

图 3.12 **a**. 复合成像关闭模式。**b**. 复合成像开启模式。注意与 b 相比，a 中的斑点伪像增多且分辨率降低

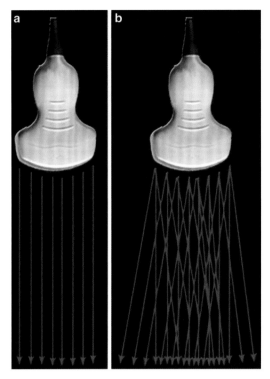

图 3.13　声束偏转。（a）常规超声探头发射单一方向的声波。（b）复合成像探头从不同角度发射声波

这些谐波频率是原始基频的倍数。当组织谐波成像可用时，探头会优先捕获这些更高频率的回声进行图像处理。由于谐波频率较高，轴向和侧向分辨率都会提高并降低伪像。另一个重点是，与传统超声不同，这些更高的频率并不牺牲穿透深度。组织谐波成像尤其提高了低回声、囊性结构的显示，尽管有报道称它会影响穿刺针的可见度。

优化按钮

许多新的仪器现在配备了图像自动优化按钮，即时组合上述各种功能以创建"理想图像"。这是一种简单、有效、快速提高图像质量的方法，尽管有时仍然需要进一步的手动调整。

冻结按钮和图像采集

超声成像是一个动态过程。图像实际上是由每秒若干"帧"组成（如上所述的时间分辨率），这

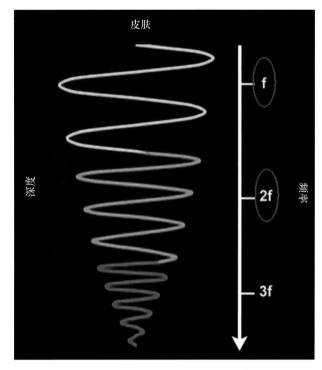

图 3.14　组织谐波。当超声波穿过组织时，声波会发生变形。由此产生的变形波是基本（输入）频率（f）的谐波（倍数）。频率越高，如 $2f$、$3f$ 等，分辨率越高。在组织谐波成像中，超声仪器会过滤掉大部分频率，包括基频，并优先"听"其中一个谐波，通常是二次谐波（$2f$），从而产生具有更高轴向和侧向分辨的图像以及更少的伪像

些帧变化足够快能够产生有效的实时显示。按冻结按钮会在屏幕上显示当前的图像，通常也能够连续回放之前短时间内的每一"帧"。如果需要，这些图像也可以存储。图像采集对于医学记录、教学和测量（进行神经阻滞时并不常用）很重要。大多数仪器都可以存储静态和视频图像。

参考文献

1. Sites BD, Brull R, Chan VW, et al. Artifacts and pitfall errors associated with ultrasound-guided regional anesthesia. Part II: a pictorial approach to understanding and avoidance. Reg Anesth Pain Med. 2007;32:419–33.
2. Sites BD, Brull R, Chan VW, et al. Artifacts and pitfall errors associated with ultrasound-guided regional anesthesia. Part I: understanding the basic principles of ultrasound physics and machine operations. Reg Anesth Pain Med. 2007;32:412–8.
3. Brull R, Macfarlane AJ, Tse CC. Practical knobology for ultrasound-guided regional anesthesia. Reg Anesth Pain Med. 2010;35(2 suppl):S68–73.

第4章

超声技术：如何提高穿刺针的可见度

Dmitri Souza，Imanuel Lerman，Thomas M. Halaszynski

概述

在疼痛医学介入操作中使用超声有许多优势。由于大量的优势改进，超声技术目前正以指数级增长。实时高分辨率超声成像带来成功的疼痛介入治疗。此外，使用超声进行疼痛介入治疗操作，避免了患者和医生的放射暴露相关风险[1]。

通过适当的培训和经验积累，可以对插入的针干和针尖进行可靠和稳定的追踪，这对有效和安全的疼痛医学介入治疗都至关重要。在穿刺针前进过程中不能显示针（尤其是针尖）是超声引导介入操作（ultrasound-guided interventional procedure UGIP）中最常见的错误之一[2-4]。

在疼痛介入治疗过程中控制针的位置，注射局麻药/类固醇或其他药物、射频或冷冻操作以及其他介入，如果没有充分显示针尖，往往会导致意外的血管、神经和内脏损伤。例如，周围神经阻滞时意外血管穿刺损伤发生率从传统的依赖解剖标志技术的 40%，降低到超声实时引导显示区域阻滞针前进的 10%。在超声引导神经阻滞介入过程中，新手经常会重复犯错并表现为影响技术和安全，这种情况可能通过提高针尖可视化来纠正[2-7]。

操作者不能想当然地认为根据金属针的不同特性和尺寸就总是能够清楚地识别介入/穿刺针。不同类型的针通常在超声图像下会产生不同的信号或"回声"。穿刺针一旦进入皮下就能有效显示是个挑战，原因有几个：针回声的多变性，不同超声厂家的不同超声仪器图像处理技术，以及超声探头性能的可变性。这些原因和其他因素可被控制和调整，以帮助提高穿刺针的显示，这将在本章中进行讨论。

培训和模型模拟

充分指导的培训

掌握丰富的人体解剖知识和超声检查时能够显示出"典型"的横断面解剖图像通常也不足以在所有情况下充分显示针。在超声引导下，实时观察针的置入和前进以及其他一些操作对有经验的操作者和新手来说都是一项具有挑战性的任务，因为它需要一套新的技能。尽管倾向于为非影像科医生使用超声设计简单的培训措施[8]，但 Sites 等研究表明，同时控制针和操作仪器需要专门的训练[2-3]。美国区域麻醉与疼痛医学协会和欧洲区域麻醉与疼痛治疗联合委员会建议，局麻药注射针道显示是熟练进行超声引导介入治疗所需的四项重要技能之一，另外三项包括理解仪器操作、图像优化和图像解读[9]（图4.1）。为了更熟练地掌握这四项技能，要求操作者接受充分的培训，包括在监督和指导下的继续医学教育。为了继续发展必要的技能以更加熟练地进行超声引导介入操作，操作者和同事应相互进行超声扫查，并在对患者进行超声引导介入操作前先在模拟器和模型上练习[9]。

模型

在超声引导介入操作训练中发现了两个常见的错误：①在向目标推进过程中不能显示穿刺针；②超声探头移动没有正确显示穿刺针[3]。超声模型是一种模拟工具，模拟人体组织的各种特性，包括人体皮肤的触觉手感和压缩性，以及在超声下穿过时典型的针外观和感觉。超声引导介入操作模拟可以提高针操作技能并进一步发展针尖显示能力，

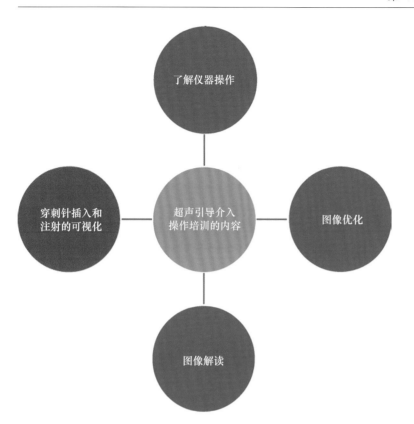

图 4.1 超声引导介入操作训练的主要教学内容包括穿刺针插入和注射局麻药的可视化，了解仪器操作，以及图像优化和解读

这将缓解对患者实施超声引导介入操作时的相关压力。在模型模拟器上练习超声引导针尖显示，可以在低压力和低风险中提高超声引导介入操作所需的技能[10]。

超声练习模型的"组织样"外观已经有多种方式描述。模型通常通过它们的"仿真度"来识别，仿真度描述了模型能够复制解剖组织的准确质感的程度。例如，高仿真度模型是尸体标本，而低仿真度模型用水浴来代表[11]。低仿真度模型由许多不同的材料制成，包括水气球或水浴（图 4.2）、豆腐（图 4.3）、明胶或琼脂，或现成的材料，如手术凝胶垫（图 4.4）。文献报道过的其他模拟物还包括海绵、奶酪、鸡肉、火鸡、猪模型和其他物体[5, 11-14]。

低仿真度模型的耐用性有限，而且也可能存在超声图像的仿真度受限。近年来，模型模拟技术得到了改进，模型可以由聚合塑料、聚氨酯和其他乙烯基材料制成。例如 Blue Phantom（图 4.5）（Redmond, WA）和 ATS 实验室模型（Bridgeport, CT）（图 4.6），在超声下表现为"组织样"且包含血管。此外，还有其他包含神经或脊柱的模型（图 4.7）[10, 15]。

这些方法反映了人们对持续研发新型高仿真模

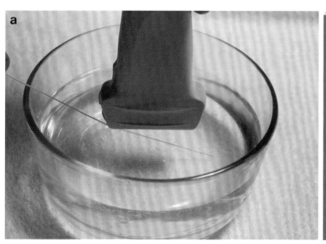
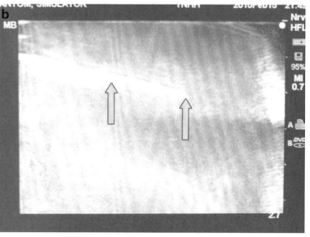

图 4.2 水浴模型中的穿刺针表现（a、b）。a. 一个水浴模型。b. 穿刺针（长箭）很容易显示

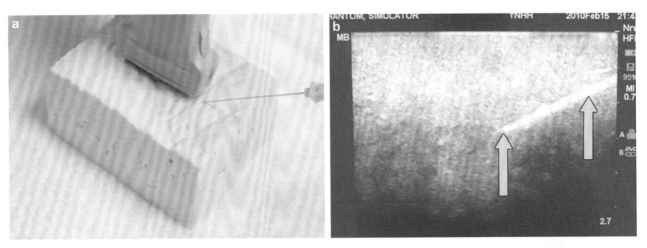

图 4.3　豆腐模型中的穿刺针表现（a、b）。**a.** 豆腐是一种便宜的超声模型。**b.** 在其中穿刺针（长箭）很容易显示

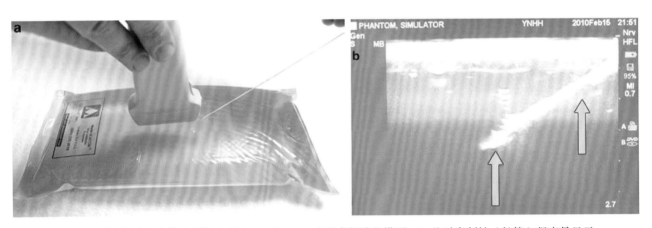

图 4.4　手术凝胶垫中的穿刺针表现（a、b）。**a.** 一个手术凝胶垫模型。**b.** 此时穿刺针（长箭）很容易显示

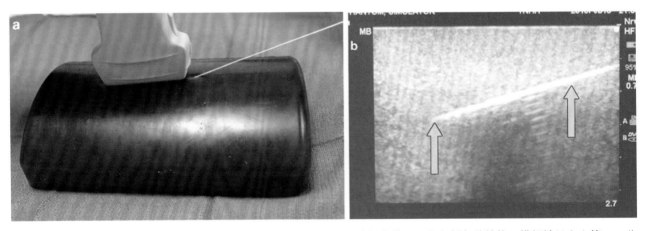

图 4.5　Blue Phantom 中的穿刺针表现（a，b）。**a.** Blue Phantom 是一种超声模型，它包括各种结构，模拟神经和血管。**b.** 此时穿刺针（长箭）很容易显示

型技术的兴趣日益增加。

高仿真模拟

　　超声引导区域阻滞模拟模型（ultrasound-guided regional anesthesia simulation phantom，U-GRASP）交互工具（interactive tool，IT）是一种新型超声模拟器，开发用于训练学员掌握穿刺针显示技术（图 4.8）。U-GRASP IT 包括一个纠错模型，当超声引导的目标达到并成功实现神经刺激时，它可以模拟肢体运动。此外，当进行了成功阻滞时，模型以激活蜂鸣器和点亮发光二极管的形式提供反馈。模拟模型在未来将继续发展，并可能包括对针前进中的

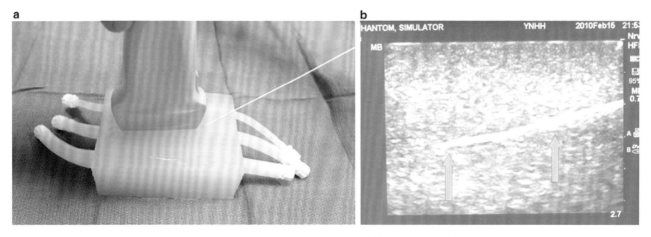

图 4.6 ATS 实验室模型中的穿刺针表现（a、b）。a. ATS 模型包含了模拟血管的塑料管。b. 穿刺针（长箭）很容易显示

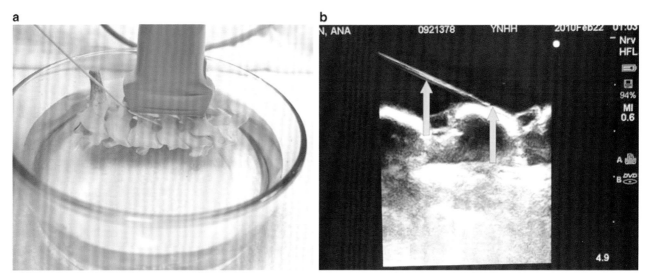

图 4.7 颈椎水浴模型模拟器中的穿刺针表现（a、b）。水槽中的颈椎和腰椎模型模拟脊柱的骨性结构。图 a 显示水槽中的颈椎模型。图 b 显示超声下颈椎和穿刺针（长箭）很容易显示

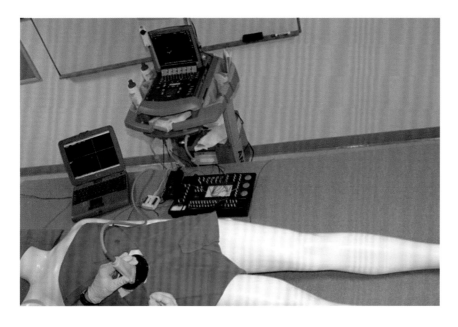

图 4.8 超声引导区域阻滞模拟模型（U-GRASP）交互工具（IT）。这是一个高仿真的超声模拟器，它能够在模拟穿刺过程中记录学员定位穿刺针的表现。此外，当穿刺针尖接近目标解剖结构时，它通过激活灯光和声音指示器为学员提供即时反馈

错误和技能进行评估，这些数据也可用于评分和追踪超声引导介入操作训练，重点是改善其结果。最近，与正在使用的外科培训相似，已经开发了虚拟和 3D/4D 超声引导介入操作模型[16-20]。

一些用于超声引导介入操作的超声仪器提供多媒体工具来促进学习。这些设备能够使用典型操作和解剖断面的预设图像和视频库，这些图像和视频可在选择的操作过程中使用，以提供实时的现场高质量参考和图像解读支持（图 4.9）。

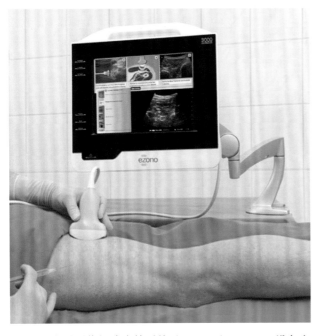

图 4.9 实时图像解读支持系统（eZONO）。eZONO 设备允许操作者使用存储的预设图像、视频和解剖断面库，可在选择的操作过程中使用，以提供实时的现场高质量参考和图像解读支持（Used with permission from eZONO）

图 4.10 用于经颈椎间孔注射的超声和透视联合模型。这个模型包含解剖学正常的充满液体的椎动脉，在超声多普勒检查时可显示脉冲血流，如果通过穿刺针注射错误，它将吸收荧光染料。这张图片显示一名住院医师正在使用模型

超声和透视联合模型模拟器

许多疼痛医师不熟悉超声引导介入操作，对超声显示穿刺针和超声下控制针没有经验或了解甚少。他们通过同时模拟基于 X 线技术和超声的模拟器，学习并练习了许多不同类型注射（例如，颈椎和腰椎）所需的针追踪技术。这一组合有助于从计算机断层扫描辅助腰痛注射过渡到现在发展的超声引导介入操作领域[21]。然而，高仿真的解剖和动物实验室超声模型目前主要出现在大学中心或特别会议和研讨会上，并未广泛使用。作者开发了一种用于经颈椎椎间孔注射的超声和透视联合模型的雏形。它由一种商用的颈椎解剖模型制成，浸泡在聚乙烯介质中，在超声下模拟人体组织。此外，这一模型包含了解剖校验，如果错误注射，将吸收荧光染料（图 4.10）。这种高仿真模拟系统可以提高学员在超声和透视联合引导介入操作过程中对穿刺针显示的熟练程度，并且易于复制。

当外科学、急诊医学、介入放射学和麻醉学的超声引导介入操作中引入模拟穿刺针定位训练时，越来越多的证据表明其对技术和"动手"技能的提高均有益处[2-9, 22-24]。为了确定技术先进的模拟器的实用性和成本效益，未来的研究将需要比较高仿真和低仿真模型[25]。此外，还有许多其他医学专业已经显示了模拟在提高手灵巧性方面的优势，这可能会转化为提高介入操作疗效。疼痛医学领域正在迅速发展，肯定会受益于将模拟纳入疼痛医学教育和培训，这也可能为克服超声引导介入操作过程

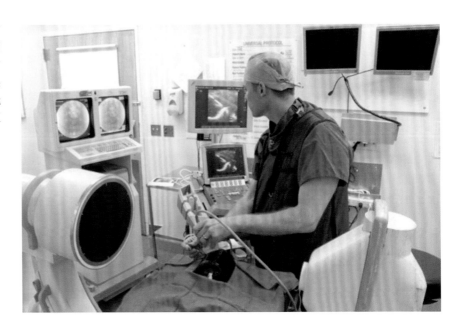

中穿刺针显示的一些挑战提供一个高收益的策略。

穿刺针：可见度相关因素

超声基础知识和穿刺针图像解读

超声仪器的一个重要组成部分是超声换能器（称为探头或扫描头）。超声探头发射声波并最终形成声束，超声波由交流电场施加于超声探头表面下的微小压电晶体产生。超声引导介入操作中使用的典型声波频率是"超"高的，范围为 3 ～ 15 MHz，超声波这一名称由此而来[26-27]。超声束离开探头接触面，根据组织成分不同程度地穿透组织。声束可以根据特定组织的密度，不同程度地穿透肌肉、肌腱和其他软组织，但声波不能通过极致密的组织（如骨骼）。声波产生并穿过组织，随后被反射回（不同程度）超声探头。因此，当超声探头发出的声束反射回超声探头时，产生超声图像。超声探头不仅是超声束的发生器，也是"回声"的接收器，它将数据传送回控制台和显示屏以形成图像。当进行超声引导介入操作时，插入的操作针将声波反射回超声探头，使探头的压电晶体变形产生电脉冲或"回声"。声束回到超声探头需要的时间与声束反射的深度成正比。这种关系被称为"脉冲-回波原理"，并可作为超声引导介入操作实时显示的基础。理解超声的基本物理原理将帮助操作者在超声引导介入操作期间不断提高穿刺针的可视化程度，并且对安全有效地进行超声引导介入操作也至关重要[26-27]。

声阻抗是穿刺针可视化的基础

在超声引导介入操作中，穿刺针可视化的另一个重要方面是理解可改变或调整超声图像显示的因素，如声阻抗。人体组织的声阻抗取决于组织的密度和超声波穿过该特定介质的速度。根据超声波可能穿过的特定身体组织，声速会发生变化，范围为 1500 ～ 1600 m/s。这些超声波速度的微小变化会导致信号强度或亮度的改变。例如，将穿刺针的一部分放置在充满液体的管道内，针会产生明亮的强回声信号，因为两个结构（针和液体）的声阻抗差异很大。如果两种不同的组织类型之间的声阻抗差异明显，例如，身体软组织和金属针或骨之间，那么针的超声信号就会更明亮或回声更强。这种针和软组织之间的声阻抗差异为提高穿刺针的可视化提供了额外的基础。

穿刺针口径（尺寸）与其回声

大口径穿刺针通常比小口径穿刺针更容易被超声显示，主要有两个原因：首先，大口径（gauge，G）针具有更大的表面积，比小口径针产生更明显的声阻抗变化，这可以在超声屏幕上转化为更明亮的图像。其次，大口径穿刺针较大的表面积可以拦截超声束，因此超声束反射回探头的可能性更大，从而比小口径针产生更明亮的信号（图 4.11）。因此，在进行超声引导疼痛治疗操作时推荐使用大口径穿刺针，以提高针的可见度[28]。然而，必须牢记大口径穿刺针在通过组织时可能给患者带来更多的不适感。不过，在 Campos 等进行的一项治疗慢

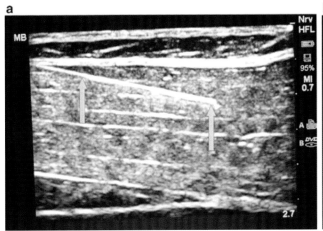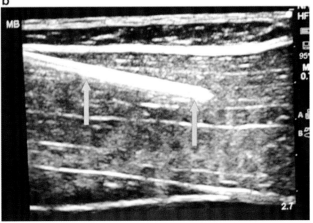

图 4.11 穿刺针口径（G）及其可见度（a、b）。针的口径越大，超声束的反射越多，从而提高了针的可视化程度。图 a 显示了 21 G 针（长箭），图 b 显示了 18 G 针（长箭）。即使针的口径增加一点也会使其可见度更好。猪肉模型

性腹股沟疼痛的研究中，使用 14 G 穿刺针及相应冷冻消融头，在朝向生殖股神经穿刺进针过程中，明显提高了超声下穿刺针的可见度。他们在穿刺进针前，局部皮肤浸润麻醉减少了患者的不适[29]。应根据超声引导介入操作的目的选择合适的穿刺针口径和针长度（本章后面讨论），需要注意的是，大口径针并不一定会影响患者的安全。例如，在超声引导脾活检研究中发现，21 G 针和 18 G 针的安全性相同[30]。

穿刺针皮肤插入位置的选择和行进角度

穿刺针一开始的皮肤插入角度和插入位置选择对超声屏幕上优化穿刺针可视化起着至关重要的作用。相对超声探头接触面的穿刺针插入位置和角度选择不佳，可能会妨碍穿刺针在超声屏幕上理想、清晰、准确地显示。这是 Sites 等确定的超声引导介入操作时影响质量的五个因素之一[3]。如果穿刺针插入角度相对于超声探头接触面太陡或太锐，那么超声束只有较小或较短的部分从针反射回探头，从而导致穿刺针的可见度降低（图 4.12）[28]。为了克服这一障碍，一种简单的方法是尽可能将穿刺针以垂直角度插入到超声探头接触面 / 超声束方向。为了获得穿刺针的最佳超声图像，超声束应以接近垂直（90°）的角度向穿刺针发出并反射回超声探头。当超声探头声束和穿刺针彼此成 90° 角时，探头可以最大限度地接收从穿刺针反射的超声束。另一种方法是将穿刺针和超声探头尽可能接近 90°，使用"足跟加压（heel-in）"手法按压或倾斜超声

探头的另一端[31]（图 4.13）。

许多区域阻滞和超声引导介入操作均使用线阵超声探头。然而，在使用倾斜或足跟加压法以获取最佳的穿刺针与超声探头方向时，线阵探头可能会让患者产生额外的不适。这种增加穿刺针显示敏感性的足跟加压操作可能对于某些慢性疼痛患者尤其明显，而这些患者不适问题的一个潜在解决方案是使用凸阵超声探头。凸阵探头在几乎所有患者中都可以采用疼痛相对较轻的足跟加压法，获得良好的穿刺针与超声探头方向，并最大限度地提高组织和穿刺针可视化[32]（图 4.14）。然而，必须记住凸阵超声探头（更适合较深的结构）并不能像线阵超声探头那样为浅表目标提供最佳的扫查图像。

穿刺针插入皮肤表面的最佳角度范围为 30°～ 45°[32]。在各种临床情况下，有时可能无法获取这种穿刺针插入的最佳角度，因此设计了回声增强针来克服其中一些情况（不能获得更合适的角度来插入针）。由于穿刺针的特殊回声特性，这些回声增强针可以从低至 15°～ 30° 的小角度插入皮肤并显示[33]。

回声增强型穿刺针

当正确成像时，几乎所有穿刺针都能生成超声图像或在超声扫描时产生回声。不过，有些针已被设计和制造成具有特殊属性，并与超声结合使用，从而增强和优化其超声图像质量，其被称为回声增强型穿刺针。许多最新进展为穿刺针生产技术提供了额外的特性，可以提高针的回声。在针干上制作

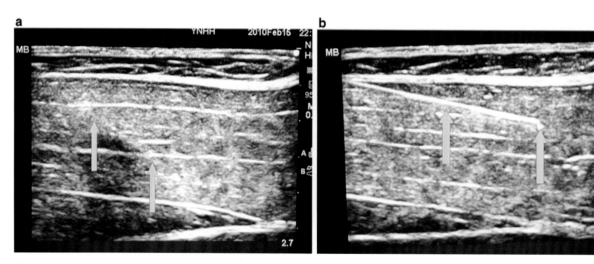

图 4.12 穿刺针插入角度及其可见度（**a**、**b**）。针的角度越陡，超声束反射越少，使针的可视化程度越差。图 **a** 显示更陡的插入角度，而图 **b** 显示同一穿刺针以较大角度插入可以更好地显示。猪肉模型

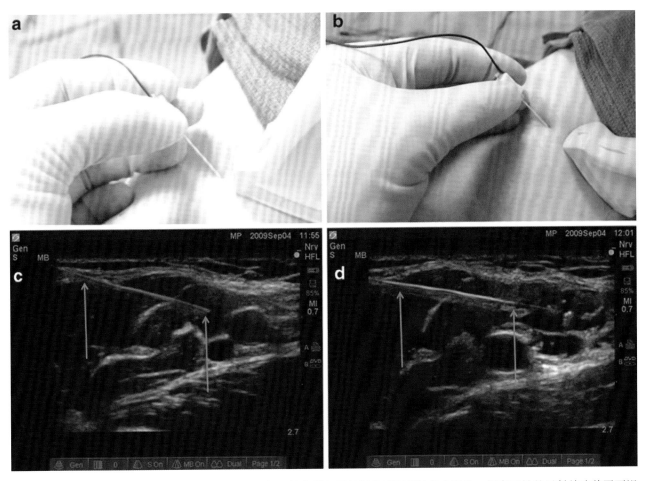

图 4.13 探头足跟加压法改变角度（**a**、**b**）。足跟加压操作增加了从探头到穿刺针的入射角，提高了针的反射并改善了可视化程度。图 **a** 显示线阵探头平面内法。图 **b** 显示平面内足跟加压法。图 **c** 显示线阵探头平面内法穿刺针表现（长箭）。图 **d** 显示平面内足跟加压法的穿刺针表现（长箭）

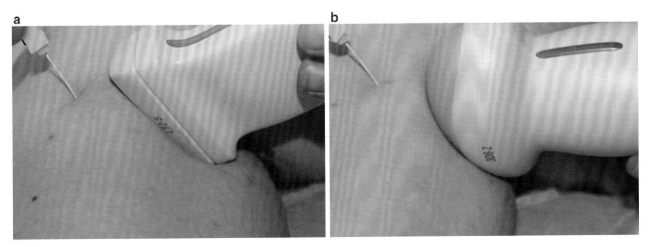

图 4.14 凸阵与线阵探头（**a**、**b**）。凸阵超声探头在人体工程学上改善了足跟加压法，并具有减少患者不适的优势。图 **a** 显示了线阵探头的足跟加压法。图 **b** 显示了凸阵探头的足跟加压法（译者注：原图中使用了三维凸阵超声探头而不是常规二维凸阵超声探头）

小角度的凹痕和切迹使穿刺针表面不规则，从而增加超声波散射。理论上，不规则或有切迹的穿刺针表面将在针不同角度插入皮肤时提供更明亮的信号和更清晰的超声图像（图 4.15）。在穿刺针针干上形成更多的刻痕或切迹可能会提高超声屏幕上针的可视化程度[34]。然而随着刻痕数量的增加，穿刺

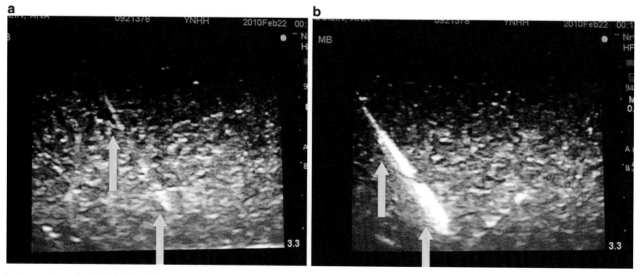

图 4.15 刻痕提高超声的反射（a、b）。这种回声增强型穿刺针在针干上有刻痕，提高了超声束在各种插入角度的反射。图 **a** 显示小角度插入的普通无回声穿刺针（长箭）。图 **b** 显示小角度插入的有刻痕的穿刺针（长箭），可见度提高（Pajunk，美国）。Blue Phantom

针针干的粗糙度同时增加，这可能会导致针-组织界面的更大摩擦。针-组织界面的摩擦可能会破坏神经阻滞过程中所需的顺滑穿刺过程，已被证明是不利的并（或）造成患者额外的不适[35]。

聚合物包覆穿刺针是提高针回声的另一项技术进展[36]。一种经过起泡剂处理的特殊聚合物针涂层在针插入和通过时会在针干表面产生微气泡。因此，当穿刺针进入并通过组织时，组织-针界面之间声阻抗增加，这种方法可以提高针的回声和超声图像质量（图 4.16）。此外，当在神经刺激和靶向神经定位过程中使用聚合物涂层针时，穿刺针针干上的聚合物涂层可作为电刺激的绝缘体，并最大限度地减少对穿刺针针干周围组织的刺激。结合上述穿刺针设计（刻痕和聚合物涂层）的技术进步为目前市场上的现代回声增强型穿刺针的开发奠定了基础（图 4.17）。目前还有其他工程创新正在开发中，以提高超声引导介入操作中穿刺针的可见度。其中一种新方法是在穿刺针的末端安装一个低频发生器，与穿刺针尖位置相对[35]。这个发生器沿针干产生大幅振动，使穿刺针在超声成像下更易显示。这些和其他有前景的穿刺针的设计开发目前正在研究中。

Phelan 等的一项研究将回声增强型穿刺针与标准穿刺针进行比较，结果表明，在短轴方法进行超声引导介入操作时，前者在介入治疗中没有提供任

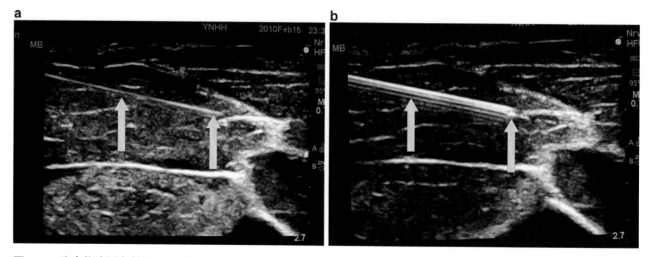

图 4.16 聚合物涂层穿刺针 *vs.* 无涂层穿刺针（a、b）。聚合物涂层回声增强型穿刺针与无涂层穿刺针对比。图 **a** 显示 21 G 无涂层穿刺针（长箭）。图 **b** 显示 21 G 聚合物涂层回声增强型穿刺针（长箭）。猪肉模型

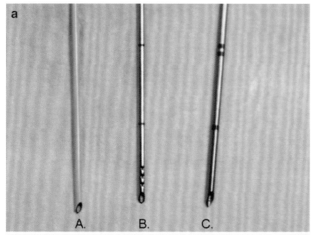

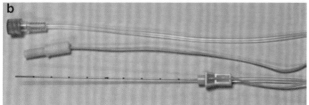

图 4.17　带刻痕的穿刺针，覆盖聚合物（**a**、**b**）。这些是神经刺激针的样本，针干结合聚合物涂层和刻痕，进一步提高了穿刺针的回声和随后的可视化。图 **a** 中 A 为 Braun 针，B 为 Havels 针，C 为 Pajunk 针。图 **b** 为一种具有神经刺激特性的回声增强型穿刺针的样本（B Braun）

何可测量的客观性能改善[23]。明亮的回声增强型穿刺针的一个潜在缺点是，可能会增加超声图像上穿刺针的多余声影以及其他一些伪像[31]。为了减少穿刺针针干产生的伪像，并进一步提高超声引导介入操作时的针尖可视化，新技术正专注于提高针尖的显示而不是整个针干。

穿刺针针尖

超声引导介入操作过程中精确显示穿刺针尖对于减少或避免意外血管损伤或注射以及穿刺针造成的其他神经和组织损伤相关并发症至关重要。Sites 等最近的研究表明，学员在超声引导介入操作期间最常见的错误是在推进针时没有在超声屏幕上保持针的显示。其他常见的错误是肌内注射时针尖显示与针尖识别不足。这已被确定为超声引导介入操作技术中影响住院医师操作质量的五种因素之一[3]。

由于穿刺针针尖斜面相较于针干不规则，并且针尖与声束间的角度不像近端针干与声束间的角度那样陡峭，穿刺针针尖斜面通常会散射更多超声束。认识到操作针尖斜面朝上可提高超声图像上针尖的可见度之后，引入了针干凹槽设计回声增强型穿刺针的研发（图 4.18）。其他一些技术进步旨在提高穿刺针针尖的可见度和超声图像质量。在一项研究中，一种放置在针尖的特殊探头接收器显著改善了针尖的可见度[37]。针尖上的传感器由压电聚合物制成，可检测超声波并将其转换为电信号，然后传送回超声探头接收器，以帮助提高穿刺针针尖定位的图像质量。可惜的是，这种探头-接收器针尖设计装置在 16 例患者的应用中有 4 例出现故障，尚未得到广泛应用。目前已经开发了其他新的先进压电穿刺针设计。在最近的一项研究中，将压电促动器放置在定制的 18 G 绝缘 Tuohy 针上可以更好地显示远端针尖[38]。

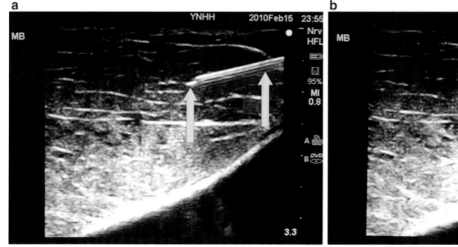

图 4.18　针斜面朝上 *vs.* 斜面朝下或斜面在一侧（**a**、**b**）。斜面朝上提高了穿刺针针尖的可见度，因为在这个位置超声束反射最大。图 **a** 显示针尖斜面朝上时，明亮的针尖（长箭）。图 **b** 显示完全相同的针旋转到斜面朝下位置，针尖的可见度变差（长箭）

此外，通过仅在针尖形成凹痕或更大的不规则区域使针尖回声明显增强，同时并不处理穿刺针针干。在穿刺针针尖设置或添加这些切迹的方式与上述增加针纹理技术的设计类似。这些针尖有切迹的穿刺针相对于针干其余部分突出了针尖的回声，因此超声成像时针尖更加可见（图 4.19）。

优异的针尖图像质量设计和针干的可见度是神经阻滞和超声引导介入操作时理想穿刺针所需要考虑的因素。理想的超声引导介入操作针另一个至关重要的因素是它的通用性。超声引导介入操作针应适用于所有类型的组织，易于在任何角度可见，穿刺针边缘清晰锐利，无声影且伪像较少，并且具有易于检出和与周围组织及结构易于区分的良好品质[39]。许多目前使用的回声增强型穿刺针仍远未达到理想的回声增强设计。不过，最近的技术进步正在迅速缩小目前的回声增强型针设计与将在区域阻滞和超声引导介入操作中使用的理想回声增强针之间的差距[40]。

超声设备和穿刺针可见度

超声伪像与穿刺针可见度

穿刺针的超声图像可见度不仅取决于所使用

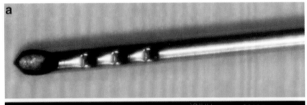
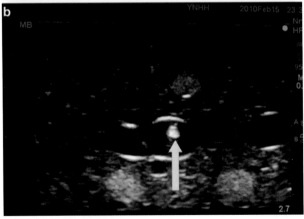

图 4.19　回声增强型针尖。这种 Havels 回声增强型穿刺针利用针尖上的刻痕来提高针尖的回声性。图 a 显示远端针尖上有刻痕的 Havels 针。图 b 显示超声模型内的强回声针尖（长箭）。Blue Phantom

的穿刺针性能，还取决于超声探头和超声仪器的技术和功能。超声检查过程中超声探头图像分辨率取决于超声探头的压电晶体密度、晶体类型和探头的接收器特性。超声图像的分辨率也取决于超声仪器图像处理器的能力[31, 41]。超声探头和超声图像处理器技术的进步持续帮助操作者增强穿刺针的可见度，然而，操作者必须掌握穿刺针成像中潜在伪像的知识，并在其解读中获取经验。

超声仪器获取和处理图像相关的超声伪像可能会以不同的方式影响身体组织结构和穿刺针的可见度。在某些情况下，当返回的超声波能量降低时，高回声目标可能表现为低回声或无回声，这可能是声束失去一致性的影响，称为各向异性。各向异性可继发于异常反射和（或）折射（下文所述），并且独立于操作者引起的声束失匹配。从光滑的表面（如穿刺针）反射，被称为镜面反射。从不规则表面反射可以导致超声束的弥散和随后接收到的超声信号能量减低，这被称为散射（图 4.20）。散射会导致图像质量下降和伪像，然而，散射可以成为新开发的回声增强型穿刺针的优势。当多个界面在彼此之间和超声探头之间反射超声束时，称为混响（图 4.21）。如果超声波偏离其入射路径并从更深的结构被反射，则称为折射。衰减是导致超声束减弱的另一个因素。衰减是指通过特定的组织类型时超声信号强度或幅度的降低，可以由上述许多因素引起，包括反射、折射和散射。衰减、异常反射和折射的附加或扭曲效应使显示的超声图像失真，并可能导致无法正确识别穿刺针和周围的解剖结构，以

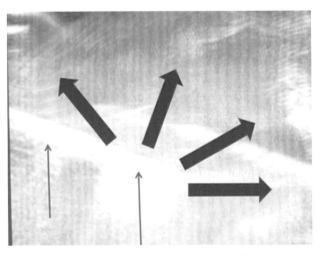

图 4.20　散射降低针的可见度。针散射会降低针的显示。红长箭表示超声束散射，可能会引起伪像，并影响针（蓝长箭）的显示。这里针被插入水浴中

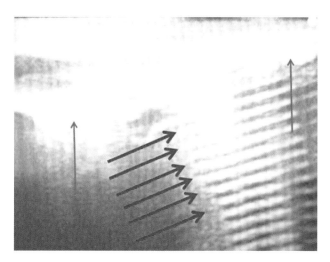

图 4.21　混响降低针的可见度。混响会导致穿刺针的反射遮挡深方结构，并降低针的可见度。此处针（蓝长箭）被放置在手术凝胶垫模型中，出现清晰的伪像，称为混响（红长箭）。手术凝胶模型

及针与其他组织结构的邻近程度。

不同超声模式对穿刺针可见度的影响

声束偏转和不同频率的空间和频率复合重建成像

为克服穿刺针反射超声信号的偏转问题，常用解决方案是使用声束偏转超声系统，产生空间复合成像。声束偏转超声系统本质上是通过改变内部超声束的入射角度，将从穿刺针反射的声束转向超声探头（图 4.22）。旧的超声探头仅限于机械性偏转，新的现代超声仪器配备宽带探头，具有可以改变发射声束焦点的特殊功能。宽带探头允许超声探头在自动模式下产生和接收不同角度的超声信号，从而形成更好的超声图像[42]。

空间复合成像　通过计算过程实现，由机械性声束偏转完成，将来自不同转向角度的许多帧图像中的 3 帧图像组合成单帧图像。空间复合成像可以获得更高的清晰度、分辨率和更好的穿刺针轮廓界定[43]。

频率复合超声　获得不同频率的扫描，每一帧中均产生不同的斑点伪像。然后进行平均，这就减少了在常规超声中观察到的斑点和颗粒状外观。这一结果改善了组织结构的解剖超声图像，但并不提高穿刺针的成像质量[44]。

超声探头频率、声功率和增益

超声引导介入操作时最常用的超声探头是 5 ～ 10 MHz 频率探头。这种特定的超声探头频率

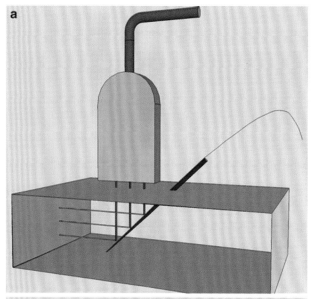

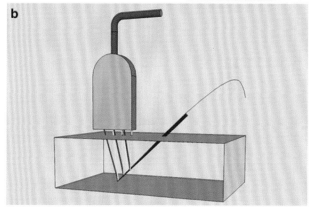

图 4.22　声束偏转可以提高针的可见度。声束偏转通过增加探头与针之间的入射角度而增加针的可见度。a. 声束没有偏转朝向针，蓝色的超声束很少反射回探头，呈红色。b. 蓝色的超声束偏转朝向针，呈黄色反射回来

（也可称为深度）可以在 1 ～ 5 cm 深度为神经和神经丛提供良好的空间分辨率[45]。较低的频率——2 ～ 5 MHz 超声探头常用于显示更深的神经和神经丛结构。然而，随着深度的增加和低频超声探头的使用，解剖结构和穿刺针的分辨率都变得不确定。高频超声探头频率高达 18 MHz，最常用于最浅表的结构（如手和前臂神经）的介入操作[46]。超声设备控制可以调节深度、声功率和增益，能够聚焦超声束到最佳水平，并提供改进的超声图像。然而，超声仪器的这种调整潜力除了对超声图像的常规优化外，可能对穿刺针的显示只有有限的影响。

时间增益补偿和谐波成像

超声仪器上时间增益补偿控制选项能够在不同深度调节图像亮度。此外，对增益补偿的改变和调

节可能会减少超声束通过皮肤和其他浅层时产生的许多超声伪像。时间增益补偿控制选项不仅可以减少组织伪像产生的噪声，还可以减少穿刺针的明显回声带来的伪像。

现代超声设备的另一个功能是谐波成像。它能够抑制由皮肤和体壁结构产生的混响和其他几种类型的噪声伪像。谐波成像技术基于这样一种理解，即身体组织产生一种微弱但可用的谐波信号，可以被超声探头检测和放大。谐波成像功能利用这些检测到的谐波信号，并抑制低频高幅噪声，可用于改善超声图像[47]。谐波成像对穿刺针可视化的研究结果褒贬不一，与没有谐波成像功能的传统超声设备相比，穿刺针图像有改善的，也有差的[44, 48]。新型谐波成像、宽带技术对穿刺针可视化的影响有待探索。

亮度、运动和多普勒模式

传统的 B 型（B 代表亮度）是目前使用的灰阶超声设备模式，通常在进行超声引导介入操作时使用。M 型（M 代表运动）超声模式用于评估体内结构的移动。通常，现代超声仪器在进行 M 型超声检查时，会把初始 B 型图像缩小，并在其旁显示 M 型图像。当使用二维超声设备时，M 型取样线聚焦在目标结构上，并将移动的组织结构随时间变化的移动形式转化成波动线显示。M 型在超声引导介入操作时的使用有限，并且也不影响或改善穿刺针的显示。

现代超声仪器中配备的第三种成像方式是多普勒模式，包括多普勒敏感性和能量多普勒。多普勒模式可以将血管中的血流与其他类似的组织结构区分开，并且理论上可以用来预防穿刺针无意中穿透血管或造成创伤，因为它可以帮助识别血管（图4.23）。多普勒功能还可与增强穿刺针显示相关部分中描述的其他方法和工具一起，用于提高穿刺针成像的质量和清晰度。

三维和四维超声成像

典型的二维超声成像在两个平面上获取并显示平面超声图像，类似或相当于目前的透视。三维超声技术可以在多个平面和不同角度获取图像，被扫描结构的三维图像可以显示为三维立体形式或不同切面图解的形式。Clendenen 等描述了静态三维成像的优点，比较了普通 X 线成像（类似于二维超声）和传统计算机断层扫描（类似于静态三维超声成像）之间的差异[49]。实时三维超声成像（动态三维，有时称为四维成像）将时间作为第四个轴添加到传统的 X、Y 和 Z 轴上。动态三维成像（四维）允许实时显示介入过程，与实时 CT 或 MRI 技术相当，但其简便性、安全性和成本水平却非后两者可比。目前的四维超声技术在扫描和显示浅表介入方面存在局限性，这是基于与三维超声探头频率相同的局限性[49]。然而，我们最近已经见证了超声技术的明显改进，并预计这种技术将继续快速提高。

三维超声成像最初是通过常规的二维超声探头在皮肤上自由移动产生，之后是重建过程，类似于计算机断层扫描，但繁琐且耗时[50]。尽管在超声探头内引入了装有旋转接收器的特殊二维传感器，并提供了出色的双平面和多平面三维图像，但生成

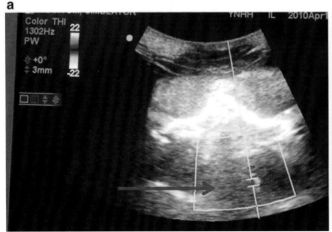
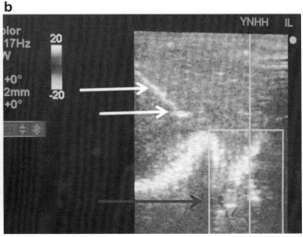

图 4.23　多普勒有助于防止意外的血管穿透或血管内注射（**a**、**b**）。进行超声引导操作时使用多普勒可以辅助显示血管以避开。图 **a** 显示俯卧位颈椎 C7 水平采用多普勒检测椎动脉血流（红长箭）。图 **b** 显示穿刺针（白长箭）在多普勒超声上从外侧避开先前识别的血管（红长箭）。超声和透视联合模型用于颈椎经椎间孔注射

的图像是静态的，而非实时成像。在四维超声成像中，穿刺针的实时三维成像有短暂但明显的滞后。此外，使用特殊的二维超声探头在穿刺针显示方面没有明显的优势[31]，并且这些探头用于超声引导介入操作非常麻烦。

目前三维超声探头的技术局限性源于难以生产能够容纳必要和先进的扫描机械设备的小型可操作超声探头（图 4.24）。不过，使用这些类型的超声探头实时追踪穿刺针可能优于当前超声技术产生的图像，特别是在有丰富经验的操作者手中（图 4.25）。

三维超声技术的另一个最新进展是矩阵阵列探头。使用矩阵阵列探头的三维和四维超声图像的开发已经独立于机械控制的偏转超声探头。这些探头更小、更轻，并且具有更好的人体工程学特征。矩阵阵列超声探头的研发产生了更小的探头，同时也

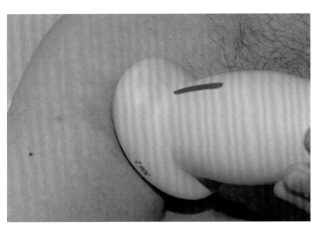

图 4.24　三维超声和穿刺针的可见度。这是一个三维超声探头。目前三维超声探头比二维超声探头大。新型更小的三维超声探头正在开发中

提高了数据获取和处理的速度，比传统的机械控制的偏转超声探头快约 3 倍。这将转化为真正的四维体验，并可能提高探头的控制能力和穿刺针的可见度[49, 51]。

超声成像和穿刺针可见度的最新进展

复杂的信号处理、宽带探头、增加的探头带宽、可升级的软件以及其他最新的技术发展，使超声图像质量在研究领域有了明显进展[52-54]。超声系统的声波频率增加到 50 MHz 可以提高图像质量，特别是当超声引导介入操作的目标结构位置浅表或用于儿童患者群体时[55]。将超声与其他成像技术相结合，包括透视、CT 和 MRI[56-57]，可能是超声引导介入操作过程中更好地定位穿刺针的一种高效方法。目前正在开发的最新的双成像系统之一是光声和超声成像结合[58]。这些进展以及超声成像的其他技术正在从研究过渡到可能的临床实践，而这些技术对穿刺针可见度的影响尚未确定。

为了获得最佳的穿刺针超声图像显示，最重要的是练习获得动手灵活性，应用先进的超声技术，并保持熟练的穿刺针 / 超声探头同步操作。辅助改进穿刺针可见度的额外措施是超声图像的自动优化技术，其已经被开发出来并配备在现代超声仪器上。这种自动优化技术允许操作者在优化的预设模式之间进行选择以显示某些组织和结构，如血管、肌肉、乳房和其他结构[59]。超声边界探测技术的最新进展产生了一种技术，可以识别并自动用颜色标记神经（黄色）、肌肉（棕色）、动脉（红色）和静脉（蓝色），可能在不久的将来应用于临床[60-61]。

超声引导介入操作系统纳入互联网可以提供

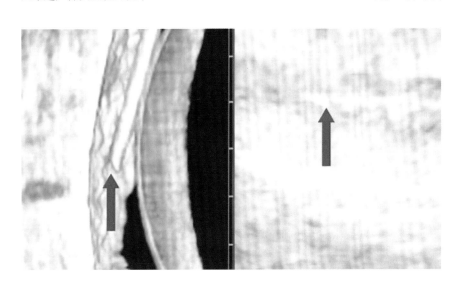

图 4.25　模型中穿刺针的三维图像。此处实时三维超声（也称为四维超声）下超声模型中显示穿刺针。左侧三维超声穿刺针清晰显示（左侧红长箭），右侧常规超声穿刺针显示较差（右侧红长箭）

特定的临床效益，包括疼痛治疗专家实时在线咨询、目标结构增强成像建议、辅助穿刺针可视化以及经验丰富的超声医生提供确认[62]。然而，超声目标结构的图像优化并不能自动提供足够的穿刺针可见度。尽管在超声成像技术方面取得了许多进步，但并不总能改善穿刺针可见度[31]。对于目标结构超声成像优化和穿刺针可见度改进之间的分离现象，一种可能的解释是超声在医学上的传统应用通常集中在成像和诊断。虽然仍在努力和尝试改进超声系统，以便使介入器具和穿刺针在超声成像下产生最佳可见度，但可惜的是，这类系统通常局限于改进手术器械或计算机辅助成像装置的超声可视化，以及针对超声引导介入操作的机器人系统的开发[63-66]。超声技术的进步和超声引导介入操作穿刺针的改进似乎完全脱节，可能是由于穿刺针和超声仪器制造商的专业所限。然而，由于在多个不同的医学领域开发了越来越多的穿刺针和超声引导介入操作，这一差距最近已经有所缩小。正在研发的技术可以减少射频消融气体产生的超声伪像，以及冷冻消融相关介入过程中产生的伪像，这些技术也与疼痛医学有关[29, 67]。

有理由相信，目前穿刺针和超声设备制造商正在通力合作，以改善超声引导介入操作过程中穿刺针的可见度。在研发上的努力很可能转化为专门为不断增长的介入疼痛医学领域设计的相关超声技术，并可能代表该专业一个充满前途、实用且科学的商机。目前存在关键性变化的重要问题仍然是需要开发更好的技术以确保穿刺针与超声探头的恰当匹配对位。这仍然是超声引导介入操作和疼痛介入医学的一个重要方面，只有掌握这一技术，才能为患者提供成功的介入操作[31]。

穿刺针–探头匹配对位

穿刺针和超声探头的匹配对位要求

超声探头发出的典型超声束宽度只有 1 mm 左右（图 4.26）。因此，在区域阻滞和超声引导介入操作的平面内法中，穿刺针的成像往往由于超声束和穿刺针的错位而变得复杂。在狭窄的超声束下，穿刺针相对容易偏离，所以仍然需要反复练习，因为即使超声探头或穿刺针的微小移动也会导致穿刺针图像在超声屏幕上丢失。如果无法保持穿刺针的

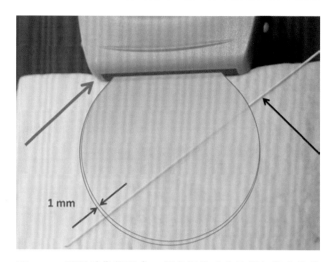

图 4.26　匹配对位的要求。超声探头（蓝长箭）发出非常狭窄的声束（圆形），宽度约 1 mm（红长箭），远离探头会变宽。如果对位不准，这么小的区域很难显示穿刺针（黑长箭）。豆腐模型

超声图像，区域阻滞和超声引导介入操作技术都可能使手术时间延长，或由于意外的组织和结构损伤而导致并发症发生率增加。因此，成功的穿刺针超声可视化仍然很重要，实时超声引导下仔细进行穿刺针定位、进针和操作至关重要[4, 31]。

平面内和平面外穿刺针入路：经典的探头–穿刺针插入

穿刺针的超声显示和成像有好几种方法，但有两种经典的技术称为平面内法和平面外法。平面内法是基于穿刺针显示为一条强回声亮线的概念。平面外法是将穿刺针垂直插入超声探头接触面中线下方（通常），在超声束短轴上针尖/针干表现为一个明亮的强回声点（图 4.27）。

平面内法的一个明显缺点是穿刺针可能更容易偏离狭窄的超声束，如果穿刺针在整个疼痛介入治疗过程中不能成像，将导致或引起潜在的并发症并延长阻滞操作时间。平面内法另一个潜在缺点是针干长轴产生的相关混响伪像，这可能会影响穿刺针针干下方结构的显示。平面外法的缺点是不能或难以准确地追踪穿刺针到选定目标。平面外技术另一个相关问题是不能保证或无法确认超声图像上看到的点状强回声是穿刺针针尖还是针干。在比较或选择两种技术（平面内法或平面外法）时，一个重要的考虑因素是与平面外法相比，平面内法需要插入 2 ～ 3 倍的长度才能达到预期的目标，并可能造

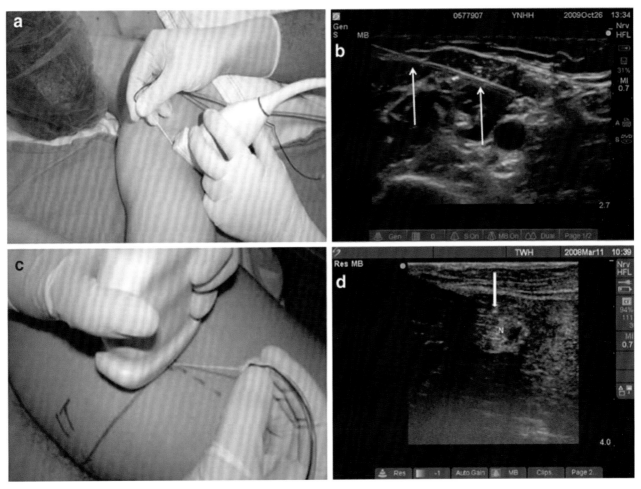

图 4.27 平面内和平面外技术。图 a 是平面内技术。穿刺针平行于探头插入。图 b 在超声上可以看到穿刺针长轴（白长箭）。图 c 显示平面外技术。平面外法是将穿刺针插入声束短轴，因此针尖（白长箭）表现为明亮的强回声点（**d**）。N，腘窝上方的坐骨神经

成患者额外的不适。很明显，在进行区域阻滞和超声引导介入操作时，平面内法和平面外法的穿刺针入路都存在一些缺点。因此，有必要掌握这两种方法，以便为每个特定操作选择最合适的技术。斜平面入路可作为另一种替代技术，在选择超声引导疼痛治疗时可以减少或消除平面内法或平面外法穿刺针显示的一些缺点。

超声引导疼痛治疗的斜平面穿刺针入路

斜平面入路是通过观察短轴上的目标解剖结构（包括神经和血管），并将穿刺针放置在超声探头长轴上来实现。这种方法使操作者能够获取深方目标和周围结构的最佳视图，同时在移动和操作过程中保持穿刺针和针干的连续显示[68-69]（图 4.28）。斜平面入路已被证明在某些操作中有用，在这些操作中，靶神经过去可能难以显示。例如，股神经

（股动脉外侧和下方）通常呈扁平状，因为它夹在髂肌和高回声筋膜之间，某种程度上可能妨碍超声成像。斜平面入路通常保留了平面外技术的优点，同时在推进过程中可以更清晰地看到穿刺针针干和针尖[68]。

超声引导疼痛治疗的穿刺针双平面显像

一些具有三维功能的二维超声仪器能够将不同平面的图像组合（"实时"）在同一超声屏幕上。这使得操作者可以同时在两个或多个平面上观察解剖结构和穿刺针。例如，可以在分屏的超声屏幕上同时显示血管的长轴或短轴。双平面探头用于二维超声图像，三维超声探头可产生多平面图像。双平面和多平面成像技术在提高穿刺针可见度和超声引导介入操作方面都有巨大的潜力，但由于该技术仍然相对较新，其实用性尚未确定。此外，双平面成像

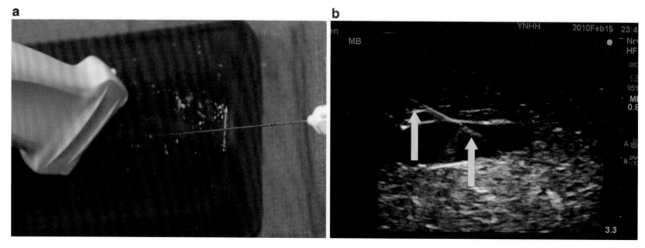

图 4.28 斜平面技术（**a**、**b**）。斜平面入路是通过观察短轴图像来显示目标解剖结构，包括神经和血管，但穿刺针在探头长轴上。图 **a** 显示斜平面视图的穿刺针和探头位置。图 **b** 显示超声上斜平面视图的穿刺针图像（箭头）。Blue Phantom

功能不太可能取代基本的穿刺针和探头的匹配对位技术，因为后者极大地提高了穿刺针针尖和针干的可见度[26]。

机械和光学穿刺针引导

穿刺针与超声探头声束匹配对位的重要性促使考虑和开发各种类型的穿刺针固定和路径引导装置。这些穿刺针引导装置用于针与超声探头位置的匹配对位和同步，并基本保持穿刺针路径在超声束下。已有几种类型的穿刺针引导装置被报道，如机械性穿刺针引导，这是一种直接附着于超声探头的设备，用于校准穿刺针，使其轨迹保持在超声束下。这种穿刺针引导装置被设计为与特定类型的超声探头相匹配，目的是随着穿刺针的推进，其被引导到超声束下的特定路径（图 4.29）。最初，这些类型的引导设备被引入临床主要进行活检，其有助于促进经验不足的医生进行操作[70]。文献中经常提到先进的超声引导穿刺针装置，描述了超声下为区域阻滞优化穿刺针可见度的技术[26]。

机械性穿刺针引导已被证明能显著减少（2 倍）安全进行超声引导介入操作所需的时间。当没有经验的住院医师在猪模型上模拟超声引导介入操作时，这种设备的使用也显示了优越的穿刺针可见度。事实证明，使用机械性穿刺针引导装置后，针的可见度提高了约 30%，学员对穿刺针引导装置的满意度明显优于"徒手"技术[13, 71]。然而，常规的超声引导介入操作通常需要频繁地调整穿刺针路径的方向，这可能是刚性机械性引导装置的一个潜

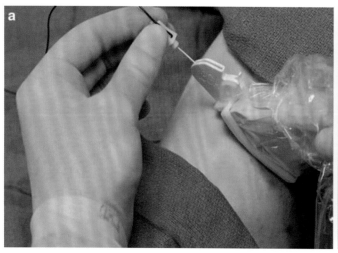
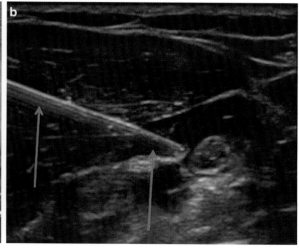

图 4.29 机械性穿刺针引导装置（**a**、**b**）。机械性穿刺针引导装置可以通过固定探头和针，显著提高穿刺针的可见度。图 **a** 显示 CIVCO 机械性穿刺针引导装置。图 **b** 显示机械性引导下的穿刺针（长箭）

在缺点。另外，使用刚性机械性引导装置可能不容易实现周围组织、神经靶结构和穿刺针方向的最佳可视化，因为通常需要在超声引导介入操作期间动态调整穿刺针[31]。因此，在疼痛介入治疗和操作过程中，刚性机械性穿刺针引导装置在促进穿刺针可视化方面的作用尚未确定[31]。

为了克服刚性机械装置的缺点，已经开发和试用了可调节机械性穿刺针引导装置[72]。各种类型的机械设备用于引导穿刺针，为促进机器人超声引导介入操作系统的产生奠定了基础。然而，机器人超声引导介入操作的实际应用目前仍有局限性。Tsui 研发了一种基于激光系统的装置，可能会解决各种穿刺针引导装置的不足。设计激光引导装置是为了便于超声引导介入操作中穿刺针和超声探头的匹配对位[73]。这一光学穿刺针引导由激光束组成，可以根据需要轻松调整穿刺针的位置（图 4.30）。现已确定，这种光学穿刺针引导可为准确的穿刺针－声束匹配对位提供清晰的视觉轨迹，因此可能有助于学员进行双手协调的培训和发展。使用这种激光装置时通常需要更长的穿刺针，因为在超声引导介入操作过程中穿刺针针干的大部分应突出留在皮肤外以便穿刺针和激光束对齐[31]。

高级穿刺针定位系统

大多数超声使用经验丰富的医生更喜欢使用"徒手"技术进行超声引导介入操作，操作者可以一只手自由控制超声探头，另一只手持穿刺针。徒手技术可以在插入和推进到目标结构时，灵活定位

穿刺针[31]。即使对经验丰富的操作者来说，有时也很难一边避开各种组织结构、血管和其他神经结构，一边同时保持穿刺针和目标在视野内[2-4, 74]。

改善医生预测穿刺针轨迹的一个潜在解决方案是使用光学或电磁追踪系统的高级定位系统[75-78]。这种特殊的追踪系统将一个传感器连接到超声探头上，另一个传感器连接到穿刺针针柄上。该装置使用电磁追踪系统并进行计算，可以预测穿刺针的轨迹，然后作为穿刺针的预期路径推算和显示在屏幕上。

电磁追踪系统最初开发作为一个独立的结构，用于从具有输出端口的传统超声仪器获取超声图像[79]。这种定位系统将重建从超声仪器获取的超声图像，并将这些真实图像与单独屏幕上预测的穿刺针路径结合起来。最新技术将高级定位系统纳入现有的超声仪器（图 4.31）。大多数超声设备制造商正在积极开发这种特定类型的技术进行高级定位，用于二维、三维和四维系统的超声引导介入操作。超声和 CAT 扫描或超声和 MRI 射频消融以及其他疼痛医学介入的联合可能在不久的将来会采用先进的介入定位工具系统[66-77]。

增强穿刺针可见度的"ART"扫查

穿刺针定位系统的进步使超声引导介入操作变得更高效、交互、安全和客观，因此它可能会弥补目前学习中的一些困难和缺点，超声引导介入操作将继续发展。然而，这种定位系统不太可能取代目前实用的穿刺针－探头匹配对位技术，因为它们仍然是超声引导介入操作的一个组成部分。Marhofer

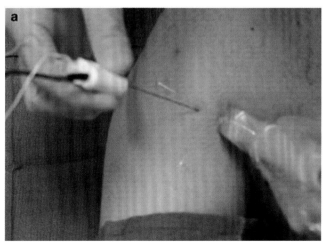
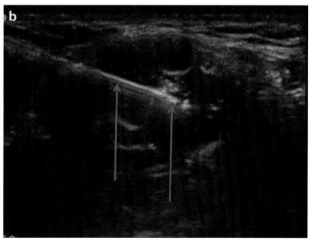

图 4.30　光学穿刺针引导（**a**、**b**）。Tsui 设备通过提高匹配对位来增加穿刺针显示。图 **a** 显示 Tsui 设备使用光束（红色）清晰地勾画了穿刺针插入角度和相对于探头的位置。图 **b** 显示光学引导下插入的穿刺针（长箭）

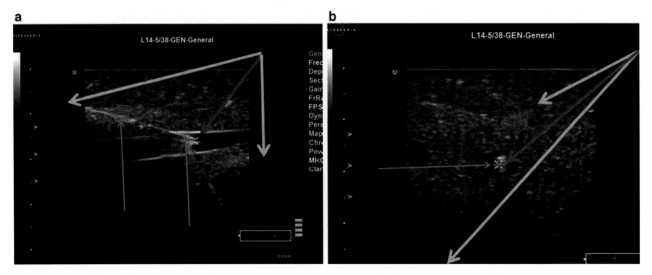

图4.31 超声高级定位系统（**a**、**b**）。超声高级定位系统使用光学或电磁追踪技术计算穿刺针的投影，然后预测穿刺针的路径并显示在屏幕上。图**a**显示斜平面入路的穿刺针（蓝长箭＋绿长箭），用绿色虚线显示推算出的穿刺针方向。针尖用红长箭标记。图**b**显示平面外入路的穿刺针，并再次推算针的方向（蓝长箭），用绿色虚线（绿长箭）表示。同样标记针尖（红长箭）。超声GPS，经Ultrasonix许可使用。Blue Phantom

和Chan描述了超声探头的各种移动可以提高穿刺针尖的显示，他们强调探头和穿刺针的这种移动应该保持审慎和缓慢。Marhofer和Chan进一步强调操作者一次只移动或操纵系统的一部分（例如，只移动超声探头或穿刺针，以优化穿刺针尖的显示）。这种缓慢和审慎的移动应保持分开或相互独立（移动穿刺针或探头），以减少可能延长超声引导介入操作时间的重新定位步骤或动作（探头滑动、倾斜、旋转）。本章继续描述"ART"超声扫查作为一个有用的工具进行有效的超声探头移动：①滑动是指匹配对位（Alignment，A），指平面内或平面外方式引导时，探头在皮肤表面滑动；②旋转（Rotation，R）是指超声探头顺时针和逆时针移动；③倾斜（Tilting，T）是指调整探头角度，尽可能保持90°入射角以最大化超声波信号（图4.32）。

更好显示穿刺针的人体工程学

在区域阻滞和超声引导介入操作中，无意的超声探头移动是学员的第二常见错误[3]。区域阻滞和超声引导介入操作时，对准备好的超声探头（涂有超声凝胶）的微小操作（滑动）就可能很容易迅速地失去目标结构（如神经）和穿刺针的超声图像。这些看似微小的超声探头移动通常是在试图获取更多图像时或糟糕的人体工程学引起的，是必须考虑的错误，以避免延长超声引导介入操作的时间。Sites等证明初学者会犯错误（约10%），包括糟糕

的人体工程学和操作者疲劳[3]。超声引导介入操作期间的操作者疲劳通常表现为在手术过程中需要更换持超声探头的手、需要使用双手持超声探头以及手抖或颤抖。这些疲劳事件和超声探头微小移动可能进一步影响穿刺针的显示以及超声引导介入操作的效率和成功率。

为了克服影响超声引导介入操作成功率的问题，应控制超声探头，并采取措施适当稳定超声探头，同时减少操作疲劳。为提高超声探头稳定技术，操作者应在超声引导介入操作中使用徒手技术。徒手技术是使操作者持超声探头的手作为超声探头稳定器，同时在超声图像屏幕上定位和保持目标结构。操作者也可以考虑使用其他手指保持超声探头向下按压，这可以降低探头的移动并减少操作者疲劳（图4.33）。徒手技术还可以减少超声探头在涂抹凝胶的皮肤表面滑动。

当进行超声引导介入操作时，术前对目标结构和周围组织区域进行超声扫查，然后（在患者皮肤上）标记或确定最佳探头位置，从而有助于更好地显示目标图像。这种快速、简单且有益的方法可以尽量减少或避免超声引导介入操作期间超声探头和穿刺针的过度移动，否则会使超声引导介入操作变得低效和耗时，并可能造成结构损伤（图4.34）。为了进一步优化穿刺针的超声显示和减少操作者疲劳，应采取简单的措施来改善操作者的人体工程学。如在超声探头准备并套好无菌套之前，先放置

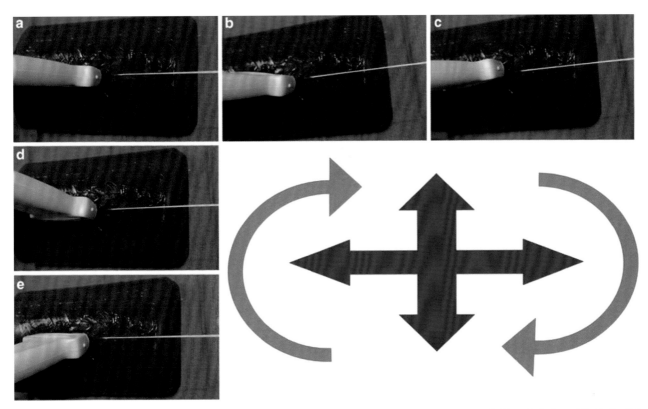

图 4.32　通过旋转、滑动和倾斜匹配对位探头和穿刺针。通过旋转、滑动和倾斜对位探头和穿刺针是成功显示针的重要因素。图 **a** 显示了平面内技术的探头和针对位。图 **b** 和 **c** 分别为顺时针和逆时针旋转探头。图 **d** 和 **e** 分别为前后倾斜探头。Blue Phantom

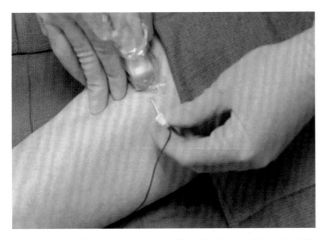

图 4.33　徒手技术。徒手技术是使操作者持超声探头的手作为超声探头稳定器，同时在超声图像屏幕上定位和保持目标结构。操作者也可以考虑使用其他手指保持超声探头向下按压，这可以降低探头的移动并减少操作者疲劳。徒手技术还可以减少超声探头在凝胶覆盖的皮肤表面滑动

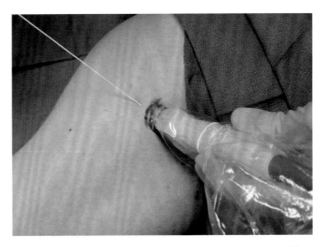

图 4.34　皮肤标记。患者皮肤部位的标记为操作者提供了更好的对位。尤其是在患者移动或失去先前的探头-针匹配对位的情况下

好所有必要的用品，并抬高患者检查床的高度以保持操作者适当的姿势。为了进一步提高穿刺针和超声探头的匹配对位，除了减少操作者疲劳外，还有专为超声引导介入操作设计的特制手推车、超声黏附凝胶和固定机械臂以减少超声探头移动（图 4.34）[60, 80-83]。

提高穿刺针定位的增强调节与技术

图像增强调节的基本超声效应

增强调节用于显示低声阻抗的组织发生了什么以及在超声图像上看到了什么，如血管结构内的血

液，增强其包含血管壁的超声信号，使其表现为高回声。同样，增强的概念也可以提高穿刺针在无血管结构或某些组织（如脂肪）中的显示，与穿刺针相比，它们具有较低的声阻抗（图 4.35）。

在超声引导介入操作过程中穿刺针定位和追踪困难的情况下，理解和应用图像增强调节的概念可以提供帮助。即使使用了回声增强型穿刺针和先进的超声技术，以及熟练和经验丰富的穿刺针和超声探头操控，在很多情况下进行超声引导介入操作时，仍不一定都能成功完成[4, 26, 31, 84]。合理应用增强调节和下述其他技术可能有利于增强超声下穿刺针的定位。

填充、插入引导针芯和振动进行增强

在某些情况下，尽管穿刺针和超声探头正确对位和定位，穿刺针可能仍难以显示。在一些难以保持穿刺针可视化的情况下，只需移动一下穿刺针（或在针腔内放置针芯 / 导丝）就能帮助定位。Chapman 等描述了插入的穿刺针进行"侧向"和"进-退"方向的微小移动，使邻近组织轻度位移，可能会提高穿刺针路径和轨迹的显示[26]。然而，整个穿刺针移动可能会引起患者额外的不适，如果针尖看不到，还可能会导致无意的组织结构损伤[31]。

当连续超声扫查穿刺针插入和朝向目标结构的过程不成功时，可以通过在穿刺针内插入小的导丝或针芯来定位针尖。Chapman 等描述了将穿刺针浸在无菌水中使针管填充液体，在超声扫查时可以增强穿刺针的显示强度[26]。另一种可用技术是利用超声仪器的多普勒功能来检测穿刺针的振动[85]。当超声装置的彩色血流多普勒功能激活后，穿刺针中插入一个稍弯曲的针芯，然后旋转，引起针的侧向振动。这种穿刺针的振动可以通过彩色血流多普勒进行检测和显示，并可能有助于在实时超声屏幕上提高穿刺针的可见度（图 4.36）。现在市场上可以买到这种利用振动穿刺针的原理来提高穿刺针可见度的设备。这种技术是将小的装置连接在穿刺针针干上，激活后可以在针尖产生微小振动（最大振幅 15 mm，感受不到），随后产生彩色多普勒可探及的信号[31]。

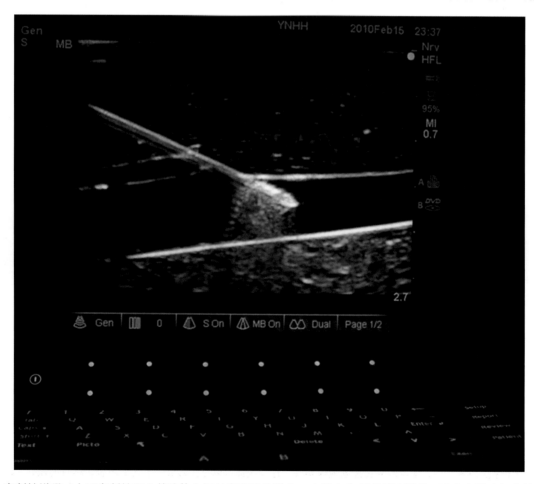

图 4.35 穿刺针增强。由于穿刺针和血管液体之间的声阻抗差增大，血管内出现穿刺针增强。进入血管壁部位的穿刺针针干不像血管内的针尖那样明亮

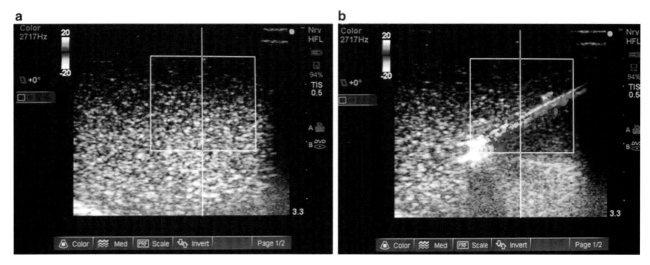

图 4.36 在多普勒超声下提高穿刺针可视化（**a**、**b**）。振动有针芯的穿刺针，将导致针轻微移动并提高多普勒超声下的可视化。图 **a** 显示穿刺针在超声下没有振动。图 **b** 显示针芯移动时的彩色多普勒信号

还有一种可能提高穿刺针可视化的方法（同样使用多普勒）是通过对目标结构周围的组织而不是穿刺针施加振动来实现。通过激活彩色血流多普勒选项，超声探头或传感器被激活，以不同的频率振动。然后，使用内置在超声仪内的定量能量多普勒算法，测量超声探头在每个频率下引起的组织振动量[86]。这种先进的超声成像技术可以帮助实现更好的穿刺针定位，并可能在许多疼痛治疗操作和介入中发挥潜在的作用。

穿刺针的水定位

有几项研究描述了通过穿刺针注射少量液体（0.5 ～ 1 ml），以帮助确认穿刺针针尖的定位或位置。这种操作通常是先移动插入的穿刺针，观察周围组织的活动，然后通过注射液体在穿刺针针尖部位寻找低回声或无回声区[5-6, 87-88]。Bloc 等给这一方法命名为水定位[88]，可使用无菌水、生理盐水、注射局麻药或 5% 葡萄糖（图 4.37）。在周围神经阻滞期间为了保持运动功能和反应，使用 5% 葡萄糖溶液是联合超声引导和神经刺激技术的最佳选择[83, 89-90]。

使用混合溶液或超声造影剂提高穿刺针可见度

与上文描述的水定位类似，使用少量搅拌的生理盐水通过穿刺针注射微泡。这种技术可能有助于超声引导下的针尖可见度，并可以进一步改善穿刺针或螺纹导管的显示和定位（图 4.38）[91-92]。利用

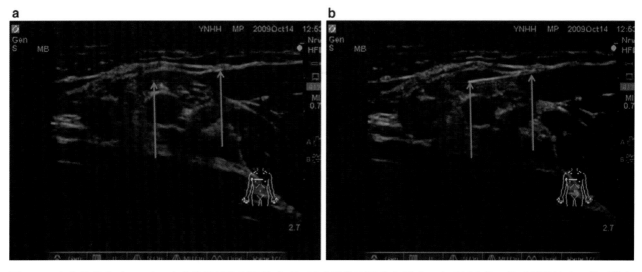

图 4.37 水定位技术（**a**、**b**）。水定位通过注射液体实现，这些液体可以首先形成一个无回声袋，然后增强针尖，从而提高针尖的可见度。图 **a** 显示穿刺针（右长箭）的针尖（左长箭）难以显示。注射液体，如图 **b** 所示，使穿刺针（右长箭）的针尖（左长箭）很容易定位

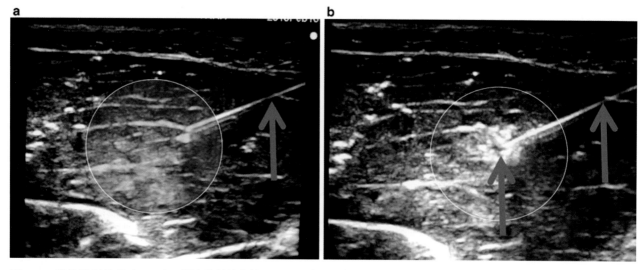

图4.38 微泡注射技术（**a**、**b**）。微泡注射技术使用少量混合生理盐水通过针尖注射，可以进一步提高针的显示和定位。图**a**显示注射前的针。图**b**显示注射微泡后的针尖及周围区域。微泡可以影响图**b**中微泡深方结构的显示。猪肉模型

注射微泡与周围组织之间的声阻抗不匹配，微泡可产生穿刺针增强[93]。然而，微泡注射技术在实施超声引导介入操作过程中受到了一些批评，因为它具有潜在的缺点，会产生声影并可能会模糊目标结构的图像[31]。

微泡是超声造影介质之一。预先制作的超声造影剂在市场上有售，它们通常使用封装的脂基纳米颗粒或聚合物胶囊[93]。这些可注射的造影剂能够显著增加超声背向散射成像的数量，并可以提高常规超声或彩色血流多普勒下的穿刺针可见度。注射造影剂的缺点是造影剂相关的成本，因为造影剂很昂贵而且需要额外的静脉注射。目前还没有研究描述这些造影剂在区域阻滞或疼痛医学中用于提高穿刺针可见度，但如果用于超声引导介入操作，其可能会有潜在的优势。一般认为如果超声造影技术得到发展，这项技术可能会成为一种有用的辅助手段或工具以提高穿刺针针尖的可见度。

神经刺激辅助定位穿刺针针尖

众所周知，在超声屏幕上有时很难确定穿刺针针尖与目标神经结构的接近程度。Tsui等报道神经刺激可用于辅助超声引导介入操作训练，并帮助验证穿刺针针尖相对于神经结构的位置[89-90]。Chantzi等已证实，同时使用超声和经皮神经刺激联合技术可作为穿刺针针尖位置验证的可靠方法[94]。在穿刺针针尖定位困难的情况下，麻醉住院医师和不熟悉超声引导操作或几乎没有超声经验的操作者联合

超声和神经刺激技术，能够提高他们识别神经结构的能力。超声引导介入操作联合神经刺激已被证明可以提高疼痛介入治疗的成功率[95-96]。

另外，由于神经刺激技术中使用的穿刺针带有聚合物涂层，它们具有明确的回声，因此仍然可用于超声引导介入操作（图4.17）。这种技术的缺点之一是，因为结合了超声引导介入操作和神经刺激，它需要超声仪器和必要的神经刺激设备，这些设备还必须保持在无菌条件下。该组合技术的另一个潜在缺点是，神经刺激控制和超声图像屏幕位于两个独立的显示面板（超声和神经刺激器）上，这可能导致难以在两个独立的设备上进行显示和同时校准。仪器调节控制的设置和改变过程可能会导致穿刺针或超声探头的意外移动。这个问题的潜在解决方案是一台包含神经刺激器的超声仪器[97]。因此，在神经阻滞技术中，当刺激针和神经周围导管为确定解剖位置和与目标部位的接近程度时，可以同时控制的辅助超声和神经刺激会增加额外的收益[98]。此外，当穿刺针和目标都充分成像时，神经刺激作为超声引导的辅助手段可能作用有限，因为对神经刺激的阳性运动反应不会增加阻滞的成功率。另外，神经刺激与超声引导介入操作联合使用时确实有很高的假阴性率，这表明即使没有运动反应，这些阻滞通常也是有效的[99-100]。当与超声引导介入操作联合应用时，超声凝胶也可能给适当的神经刺激带来潜在问题。当使用5%葡萄糖时，作为非导电介质，其在电刺激时不影响电导。因此，避免使用生理盐

水或凝胶作为声介质很重要，因为它可能会阻碍后续神经的电刺激[90]。

总结

为了在超声下清晰可见并有效操控穿刺针，操作者需要掌握一套新技能。这些技能非常重要，不太可能被先进的超声技术和增强型穿刺针所取代。本章中讨论的技术旨在帮助提高超声引导介入操作期间的穿刺针可视化。操作者应根据操作的性质和部位联合使用这些技术。

参考文献

1. Peng PW, Narouze S. Ultrasound-guided interventional procedures in pain medicine: a review of anatomy, sonoanatomy, and procedures: part I: nonaxial structures. Reg Anesth Pain Med. 2009;34(5):458–74.
2. Sites BD, Gallagher JD, Cravero J, Lundberg J, Blike G. The learning curve associated with a simulated ultrasound-guided interventional task by inexperienced anesthesia residents. Reg Anesth Pain Med. 2004;29(6):544–8.
3. Sites BD, Spence BC, Gallagher JD, Wiley CW, Bertrand ML, Blike GT. Characterizing novice behavior associated with learning ultrasound-guided peripheral regional anesthesia. Reg Anesth Pain Med. 2007;32(2):107–15.
4. Sites BD, Brull R, Chan VW, et al. Artifacts and pitfall errors associated with ultrasound-guided regional anesthesia. Part II: a pictorial approach to understanding and avoidance. Reg Anesth Pain Med. 2007;32(5):419–33.
5. Dessieux T, Estebe JP, Bloc S, Mercadal L, Ecoffey C. Evaluation of the learning curve of residents in localizing a phantom target with ultrasonography. Ann Fr Anesth Reanim. 2008;27(10):797–801.
6. Bloc S, Mercadal L, Dessieux T, et al. The learning process of the hydrolocalization technique performed during ultrasound-guided regional anesthesia. Acta Anaesthesiol Scand. 2010;54(4):421–5.
7. Ivani G, Ferrante FM. The American Society of Regional Anesthesia and Pain Medicine and the European Society of Regional Anaesthesia and Pain Therapy Joint Committee recommendations for education and training in ultrasound guided regional anesthesia: why do we need these guidelines? Reg Anesth Pain Med. 2009;34(1):8–9.
8. Bennett S. Training guidelines for ultrasound: worldwide trends. Best Pract Res Clin Anaesthesiol. 2009;23(3):363–73.
9. Sites BD, Chan VW, Neal JM, et al. The American Society of Regional Anesthesia and Pain Medicine and the European Society of Regional Anaesthesia and Pain Therapy Joint Committee recommendations for education and training in ultrasound-guided regional anesthesia. Reg Anesth Pain Med. 2009;34(1):40–6.
10. Pollard BA. New model for learning ultrasound-guided needle to target localization. Reg Anesth Pain Med. 2008;33(4):360–2.
11. Tsui B, Dillane D, Pillay J, Walji A. Ultrasound imaging in cadavers: training in imaging for regional blockade at the trunk. Can J Anaesth. 2008;55(2):105–11.
12. Xu D, Abbas S, Chan VW. Ultrasound phantom for hands-on practice. Reg Anesth Pain Med. 2005;30(6):593–4.
13. van Geffen GJ, Mulder J, Gielen M, van Egmond J, Scheffer GJ, Bruhn J. A needle guidance device compared to free hand technique in an ultrasound-guided interventional task using a phantom. Anaesthesia. 2008;63(9):986–90.
14. Bruyn GA, Schmidt WA. How to perform ultrasound-guided injections. Best Pract Res Clin Rheumatol. 2009;23(2):269–79.
15. Keegan B. Anthropomorphic phantoms and method. US Patent Application 2005/0202381. 2005.
16. Zhu Y, Magee D, Ratnalingam R, Kessel D. A training system for ultrasound-guided needle insertion procedures. Med Image Comput Comput Assist Interv. 2007;10(pt 1):566–74.
17. Magee D, Zhu Y, Ratnalingam R, Gardner P, Kessel D. An augmented reality simulator for ultrasound guided needle placement training. Med Biol Eng Comput. 2007;45(10):957–67.
18. Gurusamy KS, Aggarwal R, Palanivelu L, Davidson BR. Virtual reality training for surgical trainees in laparoscopic surgery. Cochrane Database Syst Rev. 2009;1:CD006575.
19. Grottke O, Ntouba A, Ullrich S, et al. Virtual reality-based simulator for training in regional anaesthesia. Br J Anaesth. 2009;103(4):594–600.
20. Ullrich S, Grottke O, Fried E, et al. An intersubject variable regional anesthesia simulator with a virtual patient architecture. Int J Comput Assist Radiol Surg. 2009;4(6):561–70.
21. Galiano K, Obwegeser AA, Bale R, et al. Ultrasound-guided and CT-navigation-assisted periradicular and facet joint injections in the lumbar and cervical spine: a new teaching tool to recognize the sonoanatomic pattern. Reg Anesth Pain Med. 2007;32(3):254–7.
22. Matveevskii AS, Gravenstein N. Role of simulators, educational programs, and nontechnical skills in anesthesia resident selection, education, and competency assessment. J Crit Care. 2008;23(2):167–72.
23. Phelan MP, Emerman C, Peacock WF, Karafa M, Colburn N, Buchanan K. Do echo-enhanced needles improve time to cannulate in a model of short-axis ultrasound-guided vascular access for a group of mostly inexperienced ultrasound users? Int J Emerg Med. 2009;2(3):167–70.
24. Steadman RH. The American Society of Anesthesiologists' national endorsement program for simulation centers. J Crit Care. 2008;23(2):203–6.
25. Friedman Z, Siddiqui N, Katznelson R, Devito I, Bould MD, Naik V. Clinical impact of epidural anesthesia simulation on short- and long-term learning curve: high- versus low-fidelity model training. Reg Anesth Pain Med. 2009;34(3):229–32.
26. Chapman GA, Johnson D, Bodenham AR. Visualisation of needle position using ultrasonography. Anaesthesia. 2006;61(2):148–58.
27. Sites BD, Brull R, Chan VW, et al. Artifacts and pitfall errors associated with ultrasound-guided regional anesthesia. Part I: understanding the basic principles of ultrasound physics and machine operations. Reg Anesth Pain Med. 2007;32(5):412–8.
28. Schafhalter-Zoppoth I, McCulloch CE, Gray AT. Ultrasound visibility of needles used for regional nerve block: an in vitro study. Reg Anesth Pain Med. 2004;29(5):480–8.
29. Campos NA, Chiles JH, Plunkett AR. Ultrasound-guided cryoablation of genitofemoral nerve for chronic inguinal pain. Pain Physician. 2009;12(6):997–1000.
30. Liang P, Gao Y, Wang Y, Yu X, Yu D, Dong B. US-guided percutaneous needle biopsy of the spleen using 18-gauge versus 21-gauge needles. J Clin Ultrasound. 2007;35(9):477–82.
31. Chin KJ, Perlas A, Chan VW, Brull R. Needle visualization in ultrasound-guided regional anesthesia: challenges and solutions. Reg Anesth Pain Med. 2008;33(6):532–44.
32. Tsui BC, Doyle K, Chu K, Pillay J, Dillane D. Case series: ultrasound-guided supraclavicular block using a curvilinear probe in 104 day-case hand surgery patients. Can J Anaesth. 2009;56(1):46–51.
33. Nichols K, Wright LB, Spencer T, Culp WC. Changes in ultrasonographic echogenicity and visibility of needles with changes in angles of insonation. J Vasc Interv Radiol. 2003;14(12):1553–7.
34. Deam RK, Kluger R, Barrington MJ, McCutcheon CA. Investigation of a new echogenic needle for use with ultrasound peripheral nerve blocks. Anaesth Intensive Care. 2007;35(4):582–6.
35. Simonetti F. A guided wave technique for needle biopsy under ultrasound guidance. Proc SPIE. 2009;7261:726118.
36. Culp WC, McCowan TC, Goertzen TC, et al. Relative ultrasonographic echogenicity of standard, dimpled, and polymeric-coated needles. J Vasc Interv Radiol. 2000;11(3):351–8.

37. Perrella RR, Kimme-Smith C, Tessler FN, Ragavendra N, Grant EG. A new electronically enhanced biopsy system: value in improving needle-tip visibility during sonographically guided interventional procedures. AJR Am J Roentgenol. 1992;158(1):195–8.

38. Klein SM, Fronheiser MP, Reach J, Nielsen KC, Smith SW. Piezoelectric vibrating needle and catheter for enhancing ultrasound-guided peripheral nerve blocks. Anesth Analg. 2007;105(6):1858–60. table of contents.

39. Maecken T, Zenz M, Grau T. Ultrasound characteristics of needles for regional anesthesia. Reg Anesth Pain Med. 2007;32(5):440–7.

40. Takayama W, Yasumura R, Kaneko T, et al. Novel echogenic needle for ultrasound-guided peripheral nerve block "Hakko type CCR". Masui. 2009;58(4):503–7.

41. Daoud MI, Lacefield JC. Distributed three-dimensional simulation of B-mode ultrasound imaging using a first-order k-space method. Phys Med Biol. 2009;54(17):5173–92.

42. Bertolotto M, Perrone R, Bucci S, Zappetti R, Coss M. Comparison of conventional ultrasound and real-time spatial compound imaging in evaluation of patients with severe Peyronie's disease. Acta Radiol. 2008;49(5):596–601.

43. Cheung S, Rohling R. Enhancement of needle visibility in ultrasound-guided percutaneous procedures. Ultrasound Med Biol. 2004;30(5):617–24.

44. Mesurolle B, Bining HJ, El Khoury M, Barhdadi A, Kao E. Contribution of tissue harmonic imaging and frequency compound imaging in interventional breast sonography. J Ultrasound Med. 2006;25(7):845–55.

45. Brull R, Perlas A, Chan VW. Ultrasound-guided peripheral nerve blockade. Curr Pain Headache Rep. 2007;11(1):25–32.

46. Ricci S, Moro L, Antonel li Incalzi R. Ultrasound imaging of the sural nerve: ultrasound anatomy and rationale for investigation. Eur J Vasc Endovasc Surg. 2010;39(5):636–41.

47. Yen CL, Jeng CM, Yang SS. The benefits of comparing conventional sonography, real-time spatial compound sonography, tissue harmonic sonography, and tissue harmonic compound sonography of hepatic lesions. Clin Imaging. 2008;32(1):11–5.

48. Cohnen M, Saleh A, Luthen R, Bode J, Modder U. Improvement of sonographic needle visibility in cirrhotic livers during transjugular intrahepatic portosystemic stent-shunt procedures with use of real-time compound imaging. J Vasc Interv Radiol. 2003;14(1):103–6.

49. Clendenen SR, Riutort KT, Feinglass NG, Greengrass RA, Brull SJ. Real-time three-dimensional ultrasound for continuous interscalene brachial plexus blockade. J Anesth. 2009;23(3):466–8.

50. Kwak J, Andrawes M, Garvin S, D'Ambra MN. 3D transesophageal echocardiography: a review of recent literature 2007–2009. Curr Opin Anaesthesiol. 2010;23(1):80–8.

51. French JL, Raine-Fenning NJ, Hardman JG, Bedforth NM. Pitfalls of ultrasound guided vascular access: the use of three/four-dimensional ultrasound. Anaesthesia. 2008;63(8):806–13.

52. Hansen R, Masoy SE, Johansen TF, Angelsen BA. Utilizing dual frequency band transmit pulse complexes in medical ultrasound imaging. J Acoust Soc Am. 2010;127(1):579–87.

53. Huijssen J, Verweij MD. An iterative method for the computation of nonlinear, wide-angle, pulsed acoustic fields of medical diagnostic transducers. J Acoust Soc Am. 2010;127(1):33–44.

54. Martinez-Graullera O, Martin CJ, Godoy G, Ullate LG. 2D array design based on Fermat spiral for ultrasound imaging. Ultrasonics. 2010;50(2):280–9.

55. Foster FS, Mehi J, Lukacs M, et al. A new 15–50 MHz array-based micro-ultrasound scanner for preclinical imaging. Ultrasound Med Biol. 2009;35(10):1700–8.

56. Gebauer B, Teichgraber UM, Werk M, Beck A, Wagner HJ. Sonographically guided venous puncture and fluoroscopically guided placement of tunneled, large-bore central venous catheters for bone marrow transplantation-high success rates and low complication rates. Support Care Cancer. 2008;16(8):897–904.

57. Phee SJ, Yang K. Interventional navigation systems for treatment of unresectable liver tumor. Med Biol Eng Comput. 2010;48(2):103–11.

58. Vaithilingam S, Ma TJ, Furukawa Y, et al. Three-dimensional photoacoustic imaging using a two-dimensional CMUT array. IEEE Trans Ultrason Ferroelectr Freq Control. 2009;56(11):2411–9.

59. Nelson BP, Melnick ER, Li J. Portable ultrasound for remote environments, part I: feasibility of field deployment. J Emerg Med. 2010 (In press).

60. Sites BD, Spence BC, Gallagher J, et al. Regional anesthesia meets ultrasound: a specialty in transition. Acta Anaesthesiol Scand. 2008;52(4):456–66.

61. Palmeri ML, Dahl JJ, MacLeod DB, Grant SA, Nightingale KR. On the feasibility of imaging peripheral nerves using acoustic radiation force impulse imaging. Ultrason Imaging. 2009;31(3):172–82.

62. Meir A, Rubinsky B. Distributed network, wireless and cloud computing enabled 3-D ultrasound: a new medical technology paradigm. PLoS One. 2009;4(11):e7974.

63. Linguraru MG, Vasilyev NV, Del Nido PJ, Howe RD. Statistical segmentation of surgical instruments in 3-D ultrasound images. Ultrasound Med Biol. 2007;33(9):1428–37.

64. Boctor EM, Choti MA, Burdette EC, Webster Iii RJ. Three-dimensional ultrasound-guided robotic needle placement: an experimental evaluation. Int J Med Robot. 2008;4(2):180–91.

65. Freschi C, Troia E, Ferrari V, Megali G, Pietrabissa A, Mosca F. Ultrasound guided robotic biopsy using augmented reality and human-robot cooperative control. Conf Proc IEEE Eng Med Biol Soc. 2009;1:5110–3.

66. Wood BJ, Locklin JK, Viswanathan A, et al. Technologies for guidance of radiofrequency ablation in the multimodality interventional suite of the future. J Vasc Interv Radiol. 2007;18(1 pt 1):9–24.

67. Hiraoka A, Hirooka M, Koizumi Y, et al. Modified technique for determining therapeutic response to radiofrequency ablation therapy for hepatocellular carcinoma using US-volume system. Oncol Rep. 2010;23(2):493–7.

68. Fredrickson M. "Oblique" needle-probe alignment to facilitate ultrasound-guided femoral catheter placement. Reg Anesth Pain Med. 2008;33(4):383–4.

69. Phelan M, Hagerty D. The oblique view: an alternative approach for ultrasound-guided central line placement. J Emerg Med. 2009;37(4):403–8.

70. Phal PM, Brooks DM, Wolfe R. Sonographically guided biopsy of focal lesions: a comparison of freehand and probe-guided techniques using a phantom. AJR Am J Roentgenol. 2005;184(5):1652–6.

71. Wang AZ, Zhang WX, Jiang W. A needle guide can facilitate visualization of needle passage in ultrasound-guided nerve blocks. J Clin Anesth. 2009;21(3):230–2.

72. Buonocore E, Skipper GJ. Steerable real-time sonographically guided needle biopsy. AJR Am J Roentgenol. 1981;136(2):387–92.

73. Tsui BC. Facilitating needle alignment in-plane to an ultrasound beam using a portable laser unit. Reg Anesth Pain Med. 2007;32(1):84–8.

74. Sites BD, Brull R. Ultrasound guidance in peripheral regional anesthesia: philosophy, evidence-based medicine, and techniques. Curr Opin Anaesthesiol. 2006;19(6):630–9.

75. Wood BJ, Zhang H, Durrani A, et al. Navigation with electromagnetic tracking for interventional radiology procedures: a feasibility study. J Vasc Interv Radiol. 2005;16(4):493–505.

76. Levy EB, Tang J, Lindisch D, Glossop N, Banovac F, Cleary K. Implementation of an electromagnetic tracking system for accurate intrahepatic puncture needle guidance: accuracy results in an in vitro model. Acad Radiol. 2007;14(3):344–54.

77. Krucker J, Xu S, Glossop N, et al. Electromagnetic tracking for thermal ablation and biopsy guidance: clinical evaluation of spatial accuracy. J Vasc Interv Radiol. 2007;18(9):1141–50.

78. Glossop ND. Advantages of optical compared with electromagnetic tracking. J Bone Joint Surg Am. 2009;91(suppl 1):23–8.

79. Paltieli Y, Degani S, Zrayek A, et al. A new guidance system for freehand, obstetric ultrasound-guided procedures. Ultrasound Obstet Gynecol. 2002;19(3):269–73.

80. Marhofer P, Chan VW. Ultrasound-guided regional anes-

thesia: current concepts and future trends. Anesth Analg. 2007;104(5):1265–9.

81. Molnar J. Regional anesthesia system and cart. US Patent 2009275892. 2009.

82. Hickey K, Parashar A, Sites B, Spence BC. Biomedical positioning and stabilization system. US Patent 2007129634. 2007.

83. Tsui BC. Dextrose 5% in water as an alternative medium to gel for performing ultrasound-guided peripheral nerve blocks. Reg Anesth Pain Med. 2009;34(5):525–7.

84. Sites BD, Spence BC, Gallagher JD, Beach ML. On the edge of the ultrasound screen: regional anesthesiologists diagnosing non-neural pathology. Reg Anesth Pain Med. 2006;31(6):555–62.

85. Faust AM, Fournier R. Color Doppler as a surrogate marker of needle-tip location in ultrasound-guided regional anesthesia. Reg Anesth Pain Med. 2009;34(5):525.

86. Greenleaf JF, Urban MW, Chen S. Measurement of tissue mechanical properties with shear wave dispersion ultrasound vibrometry (SDUV). Conf Proc IEEE Eng Med Biol Soc. 2009;1:4411–4.

87. Chung HH, Cha SH, Lee KY, Kim TK, Kim JH. Fluid infusion technique for ultrasound-guided percutaneous nephrostomy. Cardiovasc Intervent Radiol. 2005;28(1):77–9.

88. Bloc S, Ecoffey C, Dhonneur G. Controlling needle tip progression during ultrasound-guided regional anesthesia using the hydro-localization technique. Reg Anesth Pain Med. 2008;33(4):382–3.

89. Tsui BC, Kropelin B. The electrophysiological effect of dextrose 5% in water on single-shot peripheral nerve stimulation. Anesth Analg. 2005;100(6):1837–9.

90. Tsui BC, Kropelin B, Ganapathy S, Finucane B. Dextrose 5% in water: fluid medium for maintaining electrical stimulation of peripheral nerves during stimulating catheter placement. Acta Anaesthesiol Scand. 2005;49(10):1562–5.

91. Dhir S, Ganapathy S. Use of ultrasound guidance and contrast enhancement: a study of continuous infraclavicular brachial plexus approach. Acta Anaesthesiol Scand. 2008;52(3):338–42.

92. Swenson JD, Davis JJ, DeCou JA. A novel approach for assessing catheter position after ultrasound-guided placement of continuous interscalene block. Anesth Analg. 2008;106(3):1015–6.

93. Kang E, Min HS, Lee J, et al. Nanobubbles from gas-generating polymeric nanoparticles: ultrasound imaging of living subjects. Angew Chem Int Ed Engl. 2010;49(3):524–8.

94. Chantzi C, Saranteas T, Paraskeuopoulos T, Dimitriou V. Ultrasound and transcutaneous neurostimulator combined technique as a training method for nerve identification in anesthesia residents. Reg Anesth Pain Med. 2007;32(4):365–6.

95. Dingemans E, Williams SR, Arcand G, et al. Neurostimulation in ultrasound-guided infraclavicular block: a prospective randomized trial. Anesth Analg. 2007;104(5):1275–80.

96. Dufour E, Quennesson P, Van Robais AL, et al. Combined ultrasound and neurostimulation guidance for popliteal sciatic nerve block: a prospective, randomized comparison with neurostimulation alone. Anesth Analg. 2008;106(5):1553–8.

97. Urbano J, Cannon M, Engle L. Integrated nerve stimulator and ultrasound imaging device. US Patent 2008119737. 2008.

98. de Tran QH, Munoz L, Russo G, Finlayson RJ. Ultrasonography and stimulating perineural catheters for nerve blocks: a review of the evidence. Can J Anaesth. 2008;55(7):447–57.

99. Beach ML, Sites BD, Gallagher JD. Use of a nerve stimulator does not improve the efficacy of ultrasound-guided supraclavicular nerve blocks. J Clin Anesth. 2006;18(8):580–4.

100. Chan VW, Perlas A, McCartney CJ, Brull R, Xu D, Abbas S. Ultrasound guidance improves success rate of axillary brachial plexus block. Can J Anaesth. 2007;54(3):176–82.

第二部分

脊柱超声解剖与超声引导脊柱注射

第5章

脊柱超声解剖

Bernhard Moriggl

概述

在充分理解其可行性之前，首先且最重要的是认识到脊柱、相关间隙和关节进行超声成像的局限性。因此，一些已经发表的脊柱（和骨盆）部分超声入路的描述经不住严格的分析也就不足为奇了。此外，在疼痛医学应用超声时，与身体其他部位比较，脊柱超声更需要熟悉在不同患者和不同环境中使用正确的探头（频率）。按照这种思路，所有可用的探头、技术和可能的频率都将在正确的脊柱成像中发挥实际作用。最后，脊柱的位置、运动及变化（以及年龄）的影响巨大，可能给超声成像带来挑战，甚至无法完成操作。

因此，本章将首先简要介绍从颅骨到尾骨的相关解剖特征和变异，这对于理解进行阻滞和注射时各自的可能性/局限性绝对是基础。在整个超声相关图像的第二部分，重点将区分"浅表"[即骨轮廓（主要是后外侧）或滑膜关节囊/入口]和"深部"（即关节突关节和骶髂关节的关节腔、椎管、硬膜外间隙、椎旁间隙、椎间孔及神经根、骶孔和椎动脉。

通常，只有存在（或创造）"声窗"的情况下，上述意义上的深层结构或间隙才能通过超声可靠地显示并且正确使用。

一般来说，超声无法进入胸椎和骶骨的椎体或椎间盘和椎间孔（即神经根）。在腰椎中上述结构部分可见，但可靠的显示与 BMI 和（或）不同个体间高度不同的组织特性密切相关，不同的组织特性显著影响回声强弱。以至于除了颈部以外，超声直接观察交感神经干是不可能的。在颈椎，更广泛的前侧入路——包括椎间盘——是可能的，但部分受到气道和下颌骨的限制。

尽管有上述困难，但如果我们熟悉并认识到内在局限性，使用超声进行脊柱成像（即脊柱超声解剖学）是挑战，但也极具吸引力。

脊柱解剖基础（图 5.1 ～ 5.13）

颈椎

所有颈椎（即 C1 ～ C7）横突都有横突孔——C6 以上有椎动脉和交感神经丛通过，只有 C3 ～ C6 恒定存在前结节（通常较大）和后结节，其间的浅沟有脊神经通过。通常，C3 ～ C5 的后结节位于前结节的下方和外侧。与脊柱其他部分形成鲜明对比的是，颈椎横突位于椎体旁，并略微向下和向前（图 5.1 和 5.2）。因为横突是定位的关键标志，需要补充以下知识要点：

除了寰椎（C1）和 C7 外，其他所有颈椎的横突都相对较短（图 5.1b）。

C1 横突比其他所有横突都更向外侧突出（图 5.1b）。

C2 横突通常发育不良，因为前结节发育不明显（图 5.1a 和 5.2a、b）。

C6 横突的前结节——通常认为是最大的（"颈动脉结节"，Chassaignac 结节）——即使在同一个体的两侧，在大小可能也有很大的差异（图 5.1a）。

C7 横突没有前结节（图 5.1a，5.2a、b，5.23c 和 5.24b），所有横突的大小和长度都可能不同。

C3 ～ C6（7）椎体存在另一个值得注意的、恒定的形态特征，即在横突基底部有明显但未命名

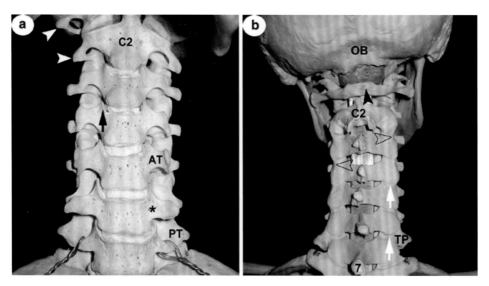

图 5.1　a. 颈椎前面观。C2，枢椎；白箭头指示寰椎和枢椎横突及其横突孔；黑星表示 C6 横突基底部凹陷；AT，C5 左侧前结节。注意：在这一个体中，C5 前结节比 C6 的要大，尤其是右侧。C7 只有后结节（PT）；从 C5 到 C3，所有的后结节都比前结节低并向外侧；黑长箭指示钩状突。b. 颈椎后面观。OB，枕骨；椎体突起的 7 个棘突；C2（枢椎）伴棘突末端分叉；黑箭头指示寰椎细长后弓发育不全的后结节。空箭头指示关节柱的腰部，白长箭指示颈椎关节突关节的后方入路。注意 C2 ～ C6 节段横突（TP）长度的不对称性。更多细节请参见正文

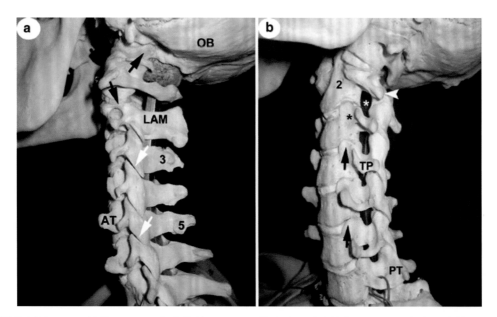

图 5.2　a. 颈椎外侧观。OB，枕骨；LAM，枢椎椎板；C3、C5 棘突的不对称结节；AT，C5 较大的前结节；白长箭指示颈椎关节突关节，黑长箭分别指示寰枕关节和寰枢关节间隙。注意它们的不同方向和间隙宽度。b. 颈椎前外侧视图。PT，C7 后结节；TP，C4 横突；黑长箭指示钩突；黑星表示 C3 横突基底部凹陷，白星表示 C2/3 椎间孔。2 表示枢椎椎体；白箭头指示枢椎发育不良的横突；注意与图 a 相比，颈椎只有从前外侧和稍下方（C5/6 和 C6/7 显示不全）观察时，椎间孔才能完全可见。更多细节请参见正文

的沟。在这个沟上方，尸体解剖发现 C3 ～ C7 的上表面呈唇状突起，形成钩状突。它们可以向头侧到达上一椎体的下缘，所以完全覆盖（并保护）整个椎间盘的侧面（图 5.1 和 5.2b）。

如果横突的肋骨原基保持独立，则可能会出现不同长度和粗细的颈肋（图 5.3），最常见的是双侧（如果是单侧，则多见于左侧）。如果感觉障碍与臂丛神经有关，就应该考虑这种情况。

椎间孔（最大的位于 C2 和 C3 之间）从正侧方观察不能显示（图 5.2a、b）。

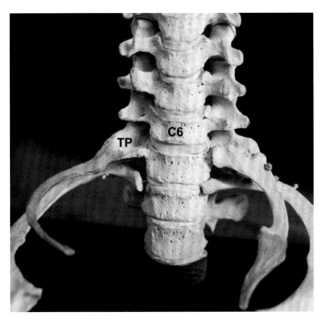

图 5.3　双侧颈肋（末端延伸的部分为韧带样结构）。较小的颈肋与 C7 横突（TP）强直融合。注意从 C6 向上各椎体的横突不对称，尤其比较前结节时

与 C7 不同，在大多数个体中，棘突尖出现分叉，但通常不对称，大小不等且发育不良，或仅在 C5 和 C6 出现。此外，棘突经常会向右或向左偏（图 5.1b）。

颈椎关节突关节，又称"小关节"，是一种平面关节，其下关节面向前和向下，与上关节面向后和向上一致。一般来说，狭窄的关节间隙最好在侧

面观察。只有 C2 和 C3 之间不同，因为 C3 的两个表面彼此之间的角度为 142°（图 5.1b，5.2a 和 5.4a、b）。从后面、上面或下面观察，每个椎体（"关节柱"）的上、下关节突和它们之间明显的腰，形成了颈椎 C2 ～ C7 外侧边界的波浪状外观（图 5.1b）。

由于同时缺乏椎体和棘突，寰椎在椎体中是独一无二的。寰椎有前、后两个弓。后弓通常非常纤细，它的高度大约只有规则椎板一半大小，而它的"内侧"后结节通常发育不良或缺失。因此，寰枕关节和寰枢关节间隙（声窗）与 C2 ～ C7 椎板和棘突之间相比要宽得多（图 5.1b 和 5.2a）。从皮肤到后弓的距离差别显著，尤其受脑颅个体形状的影响。

最后，寰枕关节和寰枢关节、"上头关节"和"下头关节"在颈椎关节中也独一无二：前者是椭圆关节，后者部分（功能上）是旋转关节，关节间隙相当宽。重要的是，寰枢关节由 C2 背根神经节（后内侧）和椎动脉（外侧）形成其边界，椎动脉通常位于寰枕关节的下方和内侧（图 5.2a 和 5.4a、b）。椎动脉过长的情况下，也可以在背侧越过两个关节（图 5.17a 底部）。

总之，所有上述颈椎解剖特征应该提醒超声使用者：①个体内部存在不对称性；②个体间在实践中存在变异（William Osler 爵士："……因为没有面

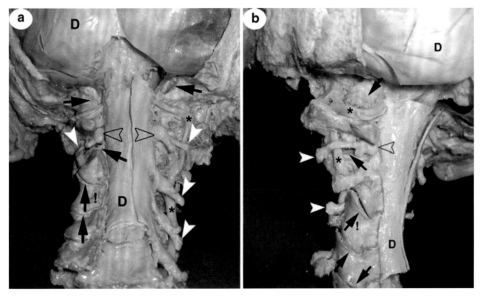

图 5.4　a. 寰枕关节、寰枢关节和颈椎关节突关节后面观。寰椎后弓、棘突、C2 ～ 5 椎板及枕骨切除。D，硬膜；黑长箭表示寰枕关节、寰枢关节和 C3/4 及 C2/3 的关节突关节。白箭头表示颈脊神经的腹侧支，空箭头表示第二背根神经节。注意椎动脉（黑星）相对于寰枕关节和寰枢关节以及神经根的走行。b. 图 a 标本的后外侧观。标记符号同图 a。注意寰枢关节间隙的宽度。更多细节请参见正文

孔是一样的，所以没有两个身体是一样的……"）。必须特别注意寰椎和枢椎及它们相应的关节。

胸椎

第2至第10胸椎（T2～T10）被认为是"典型的"。与颈椎情况相反，胸椎坚固的横突位于关节突的外侧和稍后端，并指向上方（T10除外）和后方。它们与各自肋骨的结节相连，肋骨颈部位于横突前方（因此隐藏），直到T4。从那里到T9，肋骨颈部逐渐突出了横突（图5.5a），这对椎旁阻滞（窄声窗）很重要。这些横突的大小和长度几乎相同。相比之下，T11和T12的横突通常发育不良，像在腰椎中一样，显示不同程度和形状的副乳突和乳突。此外，T12经常有发育不良的肋突（图5.5b）。

第2至第9胸椎的棘突呈叠瓦状排列。T5～T9最突出，形成一个骨性屏障（没有声窗）。因此，通过一个给定椎体两个横突的横切面将显示更高节段的棘突（图5.5a）。与颈椎的情况非常相似，胸椎（非常规则）的棘突经常是偏离的，这意味着

它们的尖端处于旁正中方向，有时在某些部分甚至每个节段轮流偏离（图5.5a、b）。T10的棘突方向多变，最常见的是仅轻微向下，而T11和T12的棘突直接向背侧延伸，使得这些椎体的棘突之间存在空间（可以获得更好的入路）（图5.5b）。

T1～T10的典型特征是它们的椎板宽度超过了椎体（图5.6a）。与棘突一起，椎体的两侧椎板形成一个弓形。而T11和T12却不一样（因为它们与腰椎相似，见下文）：其椎板坚固而狭窄，基本上朝向后方（图5.5b）。

胸椎关节突关节与颈椎关节一样是平面关节（具有类似的狭窄关节腔），但关节面的位置代表相应的节段（T11和T12除外）：在上位胸椎，关节突关节面朝后略向外，在下位胸椎，则朝前并向内。就像在颈椎中一样，下关节突几乎完全覆盖了下一椎体的上关节突（T12/L1并非如此）。与更暴露的肋横突关节相比，这种排列阻碍了大部分关节入路（图5.6b）。所有肋横突关节的滑膜囊都包绕着相当坚固的韧带结构。在T11和T12处没有这种关节（发育不良的横突和肋11、肋12没

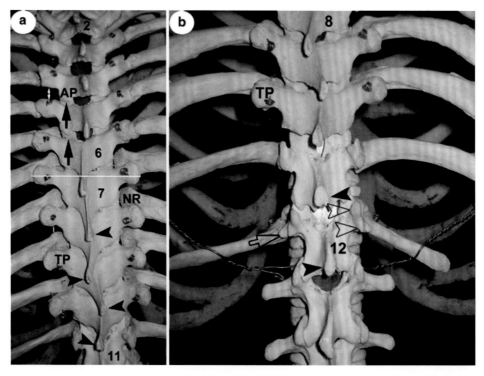

图5.5 **a**. 胸椎T2～T11后面观。2、6、7、11分别为各自胸椎椎板；AP，T4下关节突；黑长箭指示胸椎关节突关节后入路。注意胸椎上部和下部的差异。TP，T9的横突；NR，第8肋的颈部；白双箭头表示不同胸椎水平的不同"声窗"；黑箭头表示棘突尖端，T8～T11；通过T7两个横突的白线经过T6的棘突。**b**. 8、12为各自胸椎椎板；TP，T10的横突；T11和T12的横突发育不良，但清楚地显示乳突及副乳突（空箭头）；空长箭指示T12与腰椎肋突相对应的结构。注意T11/12水平椎板和棘突之间的宽度与以上节段的对比。更多细节请参见正文

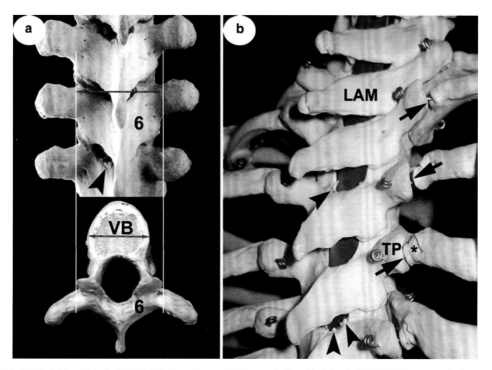

图 5.6 **a**. 胸椎中部后面观，附有典型胸椎插图。6 指 T6 椎板，双箭头比较椎板及其椎体的宽度，黑箭头指示 T7 椎体上缘的典型骨刺（部分黄韧带骨化）。（**b**）上胸椎后侧位观。LAM，T1 椎板；星号指第 4 肋骨结节，TP，T4 横突；黑细箭表示肋横突关节，黑箭头表示黄韧带开始骨化。注意在这部分胸椎椎板之间声窗相对较宽（与图 5.5a、b 相比）。更多细节请参见正文

有肋结节）。

由于上述解剖特点，胸椎是超声探查的一个难点，我们必须考虑最上、最下和中间部分的差异。

腰椎

除了第 5 腰椎外，L1 ～ L4 表现出相似的特征，因此具有代表性。它们的肋突或"横突"（见下文）通常又细又长，基本上指向外侧。肋突的背侧面严格朝向后面。与胸椎明显不同的是，腰椎肋突位于上关节突前面。这是因为它们被视为肋骨的同源物（因此"肋突"是目前最准确的术语）。在与椎体不融合的情况下，大约 8% 的个体发生腰肋。除此之外，肋突的长度、宽度 / 高度和"体积"也存在显著的差异。这包括在不同水平以及单个脊柱两侧的显著不同。特别是发育不良（非常短和细长）的肋突具有实际意义，最常见于 L4（图 5.7 和 5.9b）。不受这种变异的影响，大多数情况下每个肋突根部都有一个小但坚实的副突。连同上关节突背侧缘的另一个突起，即乳突，它们是真正横突的残余，只在胸椎中看到（图 5.5b、5.7 和 5.8b）。通常两者都是使用超声检查区分。L5 的一个突出征象是其较大的肋突（图 5.8a 和 5.9b）。此外，其背侧面看起

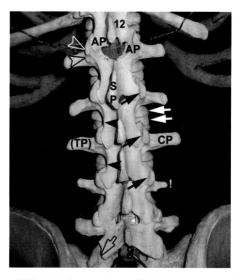

图 5.7 腰椎后面观。12 指 T12 椎板；AP，T12（下关节突）和 L1（上关节突）相对的关节突；空箭头表示上关节突处的乳突和肋突（CP）（"横突"，TP）根部的副突；SP，L1 的棘突；黑细箭指示腰椎关节突关节，白细箭分别表示 L2 椎体和椎间盘；黑箭头在 L2 和 L3 椎板的基部。注意 L4 发育不良的肋突和整个腰椎中不同"形状"的肋突。空长箭指示不同于上面的腰椎关节突关节。更多细节请参见正文

来略向上。

腰椎棘突粗大（与其肋突相比 L5 是最小的），呈矩形和矢状方向。棘突的上缘与两个肋突的下缘

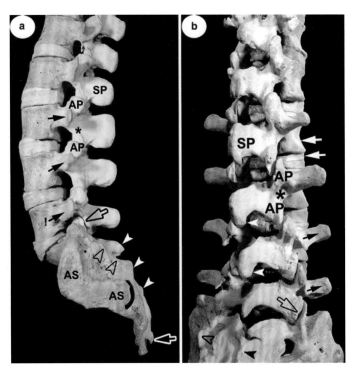

图 5.8　**a**. 腰椎和骶骨侧面观。SP，L2 的棘突；AP，L3 的上、下关节突，两者之间是"关节间部分"（星号）；黑细箭表示 L3 ～ L5 肋突，L5 比其他所有的都大。黑空长箭指示腰骶关节突关节间隙（腰椎关节突关节不可见）。AS，关节面；弓形线标记后缘（与图 5.11b 比较）；标记骶正中嵴（白箭头）和骶外侧嵴（空箭头）；白空长箭指示（左）骶角。注意，骶外侧嵴和关节面之间（骶骨粗隆）的距离和面积都很大。更多细节请参见正文。**b**. 腰椎（和骶骨）后外侧观。与图 **a** 相比，脊柱前凸的消除使棘突间和椎板间间隙扩大。白箭头表示棘突的尾侧延伸，白长箭分别表示 L2 椎体和椎间盘；空箭头表示骶外侧嵴，黑箭头表示骶正中嵴。L3 和 L5 在肋突根部有特别突出的副突（与图 5.7 相比）。注意 L5 椎板的形状和方向，与其他有很大不同。骶骨：注意骶正中嵴上部的不全融合。更多细节请参见正文

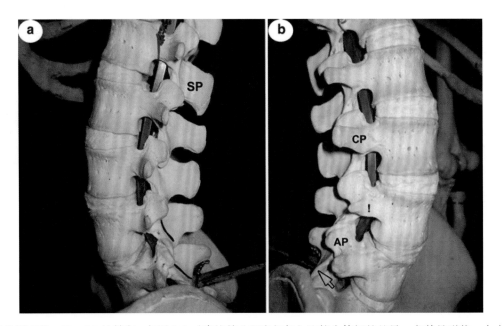

图 5.9　**a**. 腰椎侧面观。SP，L1 的棘突；与图 5.8a（脊柱前凸程度相似）比较个体间的差异，尤其是形状、大小等方面以及 L1 ～ L5 棘突的方向。这些导致棘突间间隙的不同。注意 L4 和 L5 椎板的方向（轮廓）。**b**. 腰椎前外侧观（L2 ～ L5）。AP，L5 上关节突；CP，L3 肋突；与图 **a** 和图 5.7（同一人）比较侧面差异，尤其是 L2 ～ L5 肋突的形状、大小和方向。空长箭指示 L5 下关节突的关节面（方向）。更多细节请参见正文

大致一致，下缘至少达到了椎间盘的水平（投影水平位）。背侧缘增厚，通常显示向尾侧延伸（图5.8a、b 和 5.9b）。

与胸椎相反，高且坚实的 L1～L4 椎板，其宽度比其椎体宽度要小。因此，在背侧视图上可以看到相当一部分椎体和椎间盘的背侧面。在所谓的关节间部分，所有的椎板在上、下关节突之间最窄，显示一个清晰的腰部（图 5.7）。同时，该腰部表示腰背根神经节的水平和位置。L1 到 L3 椎板朝后，L4 椎板向后并略向上，而 L5 椎板明显宽大且低，看起来更朝向上方而非向后（图 5.8b 和 5.9a）。

腰椎关节突关节的关节面主要是凸（下关节突）和凹（上关节突），基本上分别朝向外侧和内侧。这就是为什么关节间隙在从后面的视图中显示最好（图 5.7）。然而，关节面的位置明显多变，双侧不对称且成角并不少见。关节突关节周围非常坚固的韧带结构使得关节活动受到限制，尤其是通过横向方向的背侧关节囊韧带（图 5.10）。在腰骶关节，"关节突关节"位于 L5 的下关节突和骶骨的上关节突之间，关节面的变异性更高（不对称性为60%），但 L5 下关节突的关节面主要是朝向前外侧

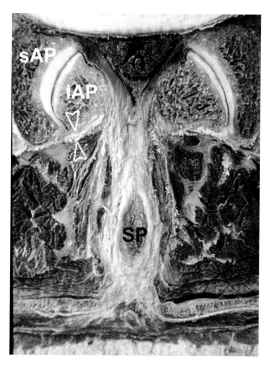

图 5.10 L3 和 L4 之间腰椎关节突关节横断面。SP 和 iAP 分别指 L3 的棘突和下关节突，sAP 指 L4 上关节突。注意与右侧相比，左侧关节突关节呈钩状，以及关节囊韧带的厚度（空箭头）

（图 5.7，5.8a、b 和 5.9b）。强壮的髂腰韧带还可以防止关节超负荷。

腰椎解剖显示，与胸椎部分相比，脊柱的这一部分对超声检查更"开放"，更不用说还可以通过移动增强声窗。然而，超声扫查感兴趣的结构位置也更深。此外，对解剖变异的充分掌握至关重要。

骶骨

弯曲的骶骨是由 5 块骶椎与其各自的椎间盘和韧带融合而成。这解释了为什么融合完成后，我们看不到外侧突起（既没有横突也没有肋突），而是骨盆面的外侧部分和背侧凸面的骶外侧嵴（图 5.8a 和 5.11a、b），这对超声来说显然更重要。虽然上述代表横突残余的嵴总是清晰可见（因此在超声图像中是很好的标志），但中间的骶骨嵴通常发育不良（代表关节突的愈合）。骶正中嵴由 S1～S4 的棘突融合形成，因此是所有纵嵴中最突出的。这种融合通常只包括三个棘突或在整个中线上呈不完全融合（图 5.12a、b）。50 岁成人中 10% 出现不完全融合，其中骶管表现为部分开放（与腰椎的椎管相当）。然而，骶骨第 5 节段的椎板通常不在中线融合，从而形成通向骶管的骶管裂孔。裂孔的高度和形状取决于融合棘突的数量和模式（见上文），但在其尾部总是侧面与骶角相邻，这是所有可触及的体表标志中最重要的（图 5.11a）。所有骶骨成分的完全骨性闭合最晚发生在 25～35 岁，但在一些个体中不发生闭合，这解释了所有形式的变异为何如此频繁发生，因此具有实际意义（图 5.11a 和 5.12b）。

除了上述变异，骶后孔或背侧孔的大小和数量也不同（图 5.11a、b 和 5.12a）。后者在人群中的发生率约为 1/3，是由于腰椎或尾骨的骶化（两侧各有五个骶孔），这在男性中更为常见。骶前孔或骶后孔不应被误认为等同于脊柱其他部位的椎间孔。它们位于骶管内，成为其外侧开口。

最重要的是应认识到骶骨背侧表面相当大的区域被髂骨翼覆盖，覆盖的区域大致相当于骶骨粗隆。由于粗隆主要位于关节面上方，大部分骶髂关节腔也被完全遮挡（图 5.13a、b）。因此，从后面只有关节腔（间隙）的最后部分可见（图 5.11b），这对超声入路很重要。

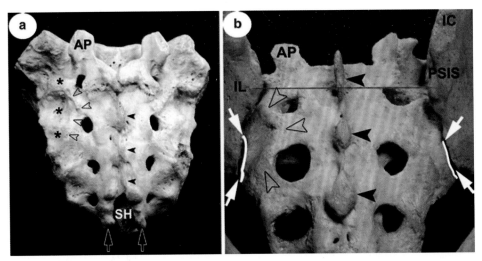

图 5.11　**a**.游离的骶骨，背侧面，与图 5.8a 对比。AP，上关节突；SH，骶骨裂孔；空箭头表示骶外侧嵴，黑箭头表示骶正中嵴；黑长箭指向骶角；星号表示骶骨粗隆。注意与图 **b** 相比该标本中的骶后孔较小。**b**.原位保留骶髂关节的骶骨，背侧观。IL，髂骨；IC，髂嵴；PSIS，髂后上棘；白长箭勾勒出骶髂关节腔最后面部分的入路（直接显示）；曲线标记骶骨关节面的后缘，如图 5.8a 所示（与之对比）。注意上面看到的间隙并不完全对应骶髂关节。穿过两侧髂后上棘的横线表示图 5.13a 中横断面的水平。更多细节请参见对应图片和正文。其他标记符号同图 **a**

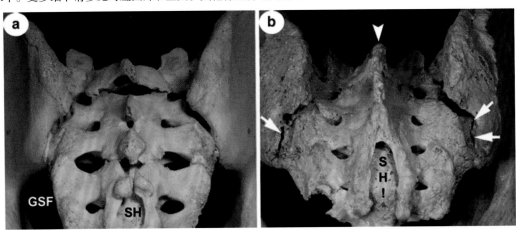

图 5.12　**a**.原位骶骨，背侧面。SH，骶骨裂孔；GSF，坐骨大孔。注意不全骨化伴骶管部分开放和 S1 段未融合。**b**.原位骶骨，背侧面。注意由于 S4 椎板未融合，骶骨正中嵴突出但缩短（白箭头）导致非常高的骶管裂孔。骨化使进入骶髂关节（白细箭）的入口部分模糊。将图 **a** 和图 **b** 与图 5.11a、b 进行对比。更多细节请参见正文

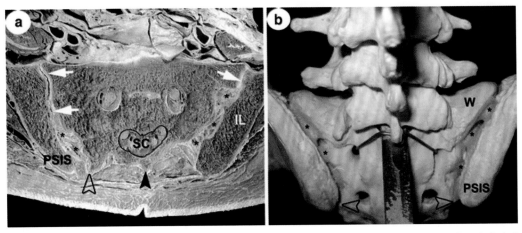

图 5.13　**a**.髂后上棘水平通过骨盆的横断面。SC，骶管；黑箭头指示骶正中嵴，空箭头指示骶外侧嵴（非常突出）。注意在这个水平，骶髂关节的关节腔（白细箭）距离身体背侧面很远。从关节腔到骶外侧嵴的间隙充满了附着于髂骨和骶骨结节的骨间韧带（星号），与图 **b** 比较其几乎完全被髂骨（IL）翼覆盖。**b**.从上面看原位骶骨。PSIS，髂后上棘；W，髂骨翼；空箭头指示骶外侧嵴；星号为骨间韧带

虽然骶骨背侧面大部分通过超声很容易显示，但骶骨的解剖受到其多变的骨化（融合）和非骨化过程的影响巨大。

颈椎超声解剖

浅表（图 5.14 ～ 5.21）

虽然没有机会从腹侧成像寰椎（C1）和枢椎（C2），但解剖部分（见上文）提到的 C2 后弓及其典型的特征，C2 的关节柱、椎板以及分叉棘突（两个结节）很容易看到，可以作为理想的体表标志。跟 C2 一样，C6 也是如此（图 5.14a ～ c）。此外，超声配备合适的探头也可以很好地显示枕骨，因此寰枕和寰枢声窗也容易检测到（图 5.15a、b）。举个实际的例子，这些骨表面可以作为接近寰枢关节和寰枕关节以及更中央的枕大神经的标志（图 5.16a ～ c，5.17a、b 和 5.18a ～ c）。与颈椎关节突关节相比，上述关节相对较深，并与椎动脉相邻。颈椎关节突关节可以从外侧或后侧定位，而关

节囊韧带在较坚固的地方可以检测到。可以看到第三枕神经和 C3、C4"内侧支"直接位于骨上（图 5.19a ～ c）。C3 ～ C6 横突的轮廓（包括前、后结节）可从外侧显示，因此是最有价值的体表标志，如神经根的位置及其通常的走行方向（图 5.20a ～ c 和 5.24a）。

前方纵向扫查可显示典型的前纵韧带覆盖的椎体（和其间椎间盘的前面）形状，横向可见 C3 ～ C6 横突的前结节和横突基底部明显的沟。由于 C7 缺乏前结节，其横突看起来完全不同，而椎动脉在该节段没有骨覆盖（图 5.21a ～ c，图 5.23c 和 5.24b）。

深部（图 5.22 ～ 5.25）

硬膜外间隙、硬膜和脊髓的显示可以从后方，尤其是后方旁正中切面获取，寰椎与枢椎和寰椎与枕骨之间提供了最大的声窗。不过，在最大前屈条件下，其他椎板间间隙也可以充分显示（图 5.22a、b，并与图 5.15a、b 比较）。椎动脉穿过横突孔走行，

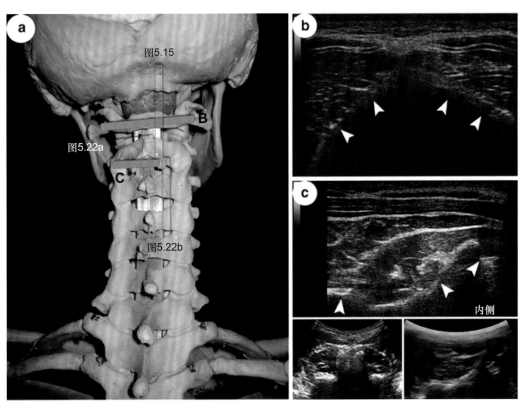

图 5.14　**a**. 颅骨和上颈椎的后面观，显示超声图像 **b** 与 **c** 和图 5.15 以及图 5.22 的扫查平面。**b**. 寰椎后弓的背侧面（箭头）。注意图像质量取决于高度变化的骨弯曲度。**c**. 枢椎（C2）的骨轮廓。箭头从内侧到外侧依次表示：分叉棘突、椎板和下关节突。为了更好地显示脊椎，推荐使用凸阵探头；请参见底部插图，右侧探头为旁正中，左侧探头为正中位置。更多细节请参见正文

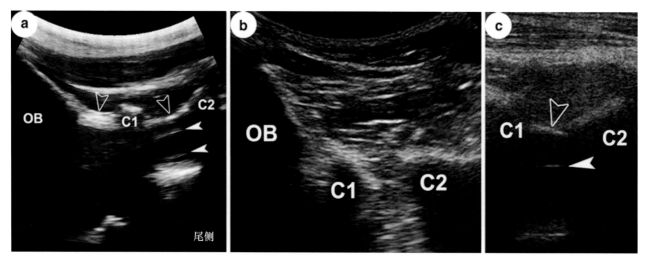

图 5.15 a. 扫查平面见图 5.14a。所有标记也适用于图 b 和图 c。OB，枕骨；C1，寰椎后弓；C2，枢椎椎板；空箭头分别指示寰枕膜和寰枢膜；白箭头表示硬脊膜（详见图 5.22 图例）。注意图 b 中的狭窄骨间隙是由于后屈。更多细节请参见正文

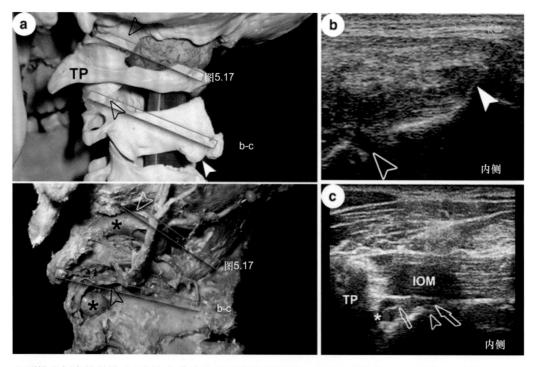

图 5.16 a. 上颈椎和颅底的骨骼（上图）和特殊处理的组织（下图），以及超声图像 b、c 和图 5.17 的扫查平面。空箭头表示寰枢和寰枕关节，白箭头表示 C2 棘突的左侧结节，星号表示椎动脉。注意椎动脉较长，所以部分寰枕关节被掩盖；TP，寰椎横突；所有标记也适用于图 b 和图 c。b. 显示寰枕间隙。c. IOM，头下斜肌。注意与图 b 相比，这一扫查更为水平且更向外侧（未看到棘突），可显示横突、椎动脉以及第二背根神经节和腹侧支（空长箭）。更多细节请参见图 5.4b（基础解剖）和正文

它有限的"自由"部分很容易通过前方纵向检测到（图 5.23a ～ c）。虽然具有挑战性，但在大多数病例都能够显示椎动脉与寰椎关节和寰枢关节的关系（图 5.16c 和 5.17b、c）。脊神经的腹侧支至少可以追踪到它们在 C3 到 C7 椎体各自神经沟内的位置（图 5.24a、b：超声 C3 和 C7）。此外，在上述节段通常可以显示神经与椎动脉的位置关系；神经位于椎动脉背侧，可以追踪到其椎间孔出口处（图 5.25a、b）。至少从 C3/4 水平向下，可以看到椎间盘的前部（图 5.21b），但它们的前外侧缘不能被

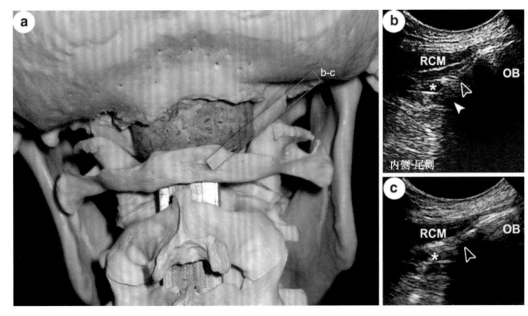

图 5.17　（a）枕骨（OB）和上颈椎以及超声图像 b 和 c 的扫查平面，对比图 5.16a。b 和 c. 寰枕关节间隙（空箭头）的不同外观，注意正常情况下椎动脉（星号）位于关节下内侧；b 中白箭头表示寰椎侧块的骨声影；RCM，头后大直肌。更多细节请参见正文

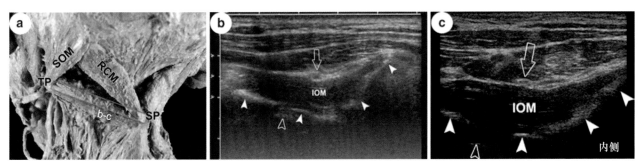

图 5.18　（a）颈部短肌解剖标本的后外侧观以及超声图像 b 和 c 的扫查平面；空条框在头下斜肌上；SOM，头上斜肌；RCM，头后大直肌；TP，寰椎横突；SP，枢椎棘突。b 和 c. 白箭头从内侧到外侧分别表示：棘突、椎板、寰椎上关节突和寰椎外侧块。第三枕神经（空长箭）位于头下斜肌（IOM）的"顶部"。注意这两张图中也可见寰枢关节（空箭头）。更多细节请参见正文

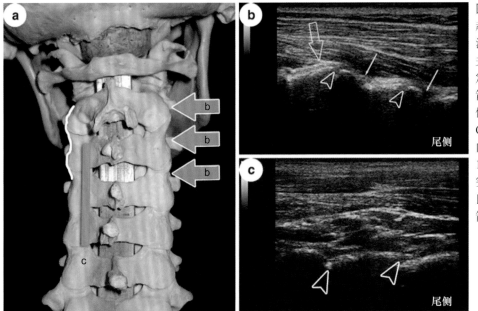

图 5.19　（a）颈椎后面观以及超声图像 b 和 c 的扫查平面。注意颈椎外侧的波浪状轮廓由关节柱的典型形状（白线）确定。b. 关节间隙（入口）（空箭头所示）的能见度取决于外侧扫查的倾斜度，细长箭表示 C3 和 C4 内侧支，空长箭指向第三枕神经。这张图片是用 18MHz 探头获得。c. 扫查关节突背侧面。注意间隙（与 b 相比）仅显示为"台阶样"（空箭头）。更多细节请参见正文

图 5.20 （a）颈椎前外侧观以及超声图像 b 和 c 的扫查平面。b 和 c. C5 和 C6 的横突（在其外侧），星号标记前、后结节，空长箭指示腹侧支。注意 c 中的镜面伪像（！），这可能被误认为真正的神经。更多细节请参见图 5.24 和正文

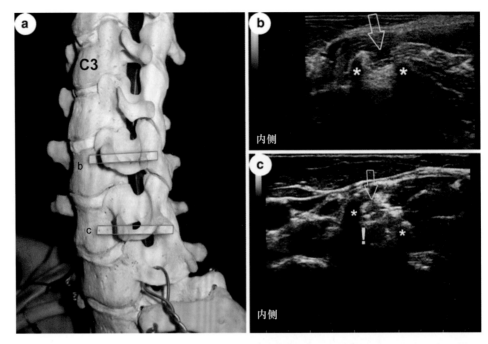

图 5.21 （a）颈椎前面观以及超声图像 b 和 c 的扫查平面。b. C4 和 C5 的相应椎体，白箭头表示前纵韧带，空箭头表示椎间盘。c. TP，横突；颈长肌上的星号表示横突基底部的沟；T，甲状腺。更多细节请参见正文

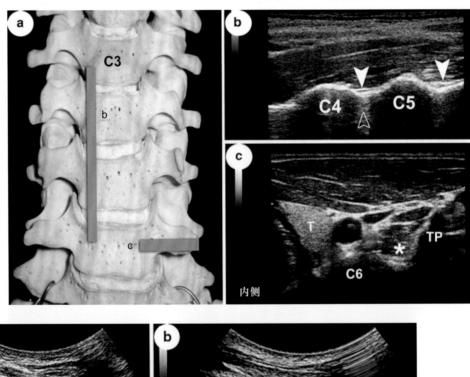

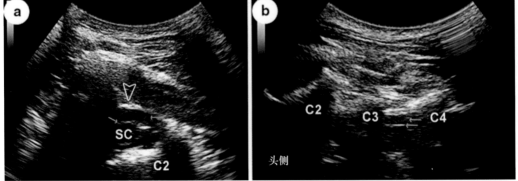

图 5.22 　a. 经寰枢间隙横断扫查椎管及脊髓（SC），细长箭分别指向硬膜和硬膜外间隙。后者背侧末端止于寰枢膜（空箭头）；C2 为寰椎体和上关节突的骨声影。b. 旁正中纵向扫查显示椎管和脊髓。C2 为枢椎棘突的右侧结节，C3 和 C4 为相应椎体的椎板，细长箭指向从浅到深：黄韧带（双轮廓）、硬膜外间隙和硬膜囊背侧面。扫查平面参见图 5.14 并与图 5.15 比较，更多细节参见正文

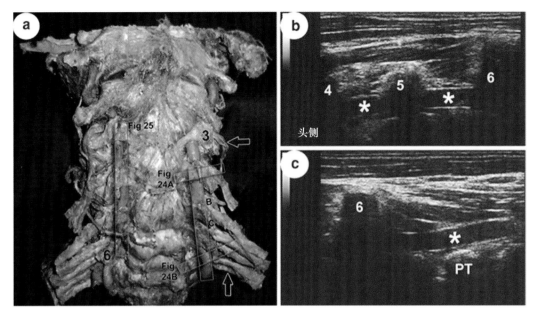

图 5.23　a. 颈椎解剖学标本前面观，有已注射（红色乳胶）的椎动脉和脊神经 C3～T1 腹侧支（空长箭），超声图像 b 和 c 以及图 5.24 和图 5.25 的扫查平面。3 和 6 为相应椎体横突的前结节。b 和 c. 下颈椎和椎前部分的椎动脉（星号）；PT，第 7 颈椎横突后结节。更多细节请参见正文

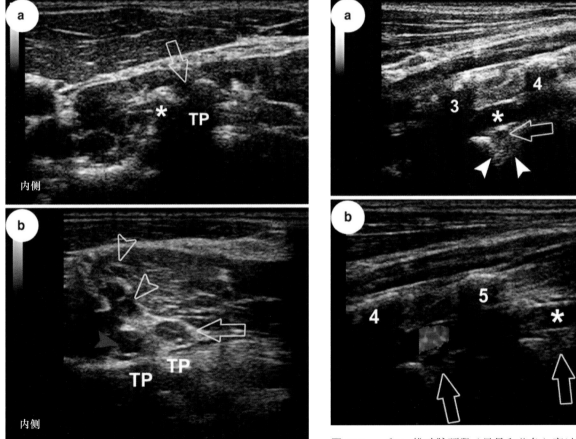

图 5.24　扫查平面见图 5.23a。a 和 b. 横突（TP）处的 C4 和 C7 神经根（空长箭）。注意相对于 C4，C7 椎体横突更突出且缺乏前结节（星号）。这就是为什么在这个水平横断视图椎动脉（红箭头）容易显示。注意与神经根的关系，不要将两者与其他的"黑球"（C5 和 C6 神经根，空箭头）混淆。更多细节请参见正文

图 5.25　a 和 b. 椎动脉颈段（星号和蓝色）穿过第 3 至第 6 椎骨横突，扫查平面见图 5.23a。注意神经根位于动脉背侧，图 a 中还可以看到椎间孔的轮廓。更多细节请参见正文

显示，因为如上所述被钩突骨性覆盖。

胸椎超声解剖

浅表（图5.26和5.27）

胸椎的背侧面都可以使用超声观察。特别是横突和关节突以及肋颈部，是寻找进入椎旁间隙声窗的理想标志。在T4或T5水平以下超声纵向扫查可以看到"横突间窗"的肋骨，因为它们从横突发出（图5.26a～c）。同样，超声显示肋横突关节通常是可能的，外侧肋横突韧带可清晰检测到；而胸椎

关节突关节则无法显示（图5.27a、b）。由于T11和T12椎体的横突较小，可能导致最下部胸椎结构的识别和（或）定位困难（图5.27c）。

深部（图5.28和5.29）

除了T11/12和T12/L1之间的间隙外，脊柱的这部分通常不能通过正中扫查显示椎管及其内容物。从T1到T4以及从T10到T12，旁正中有限的显示是可行的（图5.28a～c）。然而，考虑到畸形或骨化往往会导致额外狭窄（例如，通常是黄韧带，见解剖图5.6b），超声的应用具有挑战性，甚

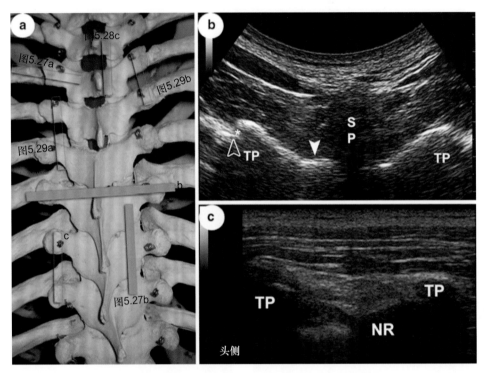

图5.26 a.胸椎后面观，以及超声图像 b 和 c 的扫查平面。（b）T7横突（TP）背侧面，SP 为 T6 棘突声影。白箭头指示 T7 椎板，空箭头指示第 7 肋骨结节。注意横突和结节之间的间隙（可进入肋椎关节，星号）。（c）TP，T8 和 T9 横突；NR，第 9 肋颈。更多细节请参见正文

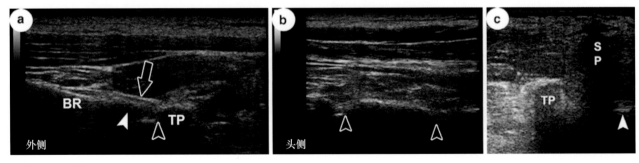

图5.27 a 和 b 的扫查平面见图5.26a，c 的超声图像扫查平面见图5.28a。（a）TP，T4横突；BR，肋骨体；白箭头标记肋骨结节；空箭头指示肋横突关节（间隙）；空长箭表示肋横突外侧韧带。（b）扫查关节突背侧面，注意间隙（与 a 相比）仅表现为"台阶样"（空箭头）。（c）TP，T11 发育不良的横突；SP，T10 棘突骨声影；箭头指示右侧椎板。更多细节请参见正文

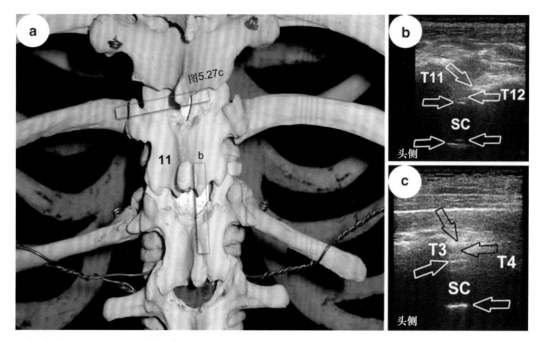

图 5.28 **a**. 下部胸椎后面观，以及超声图像 **b** 的扫查平面；11 是指胸椎 T11 的椎板。超声图像 **c** 的扫查平面见图 5.26a。在 **b** 和 **c** 中，T11 和 T12 以及 T3 和 T4 标记相应椎体的椎板，旁正中纵向扫查显示椎管和脊髓（SC），箭头指示从浅到深：黄韧带（双轮廓）、硬膜外间隙、背侧（和腹侧）硬膜囊表面、后纵韧带。更多细节请参见正文

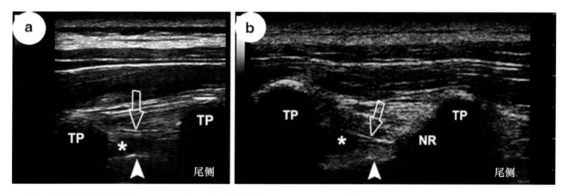

图 5.29 **a** 和 **b** 的扫查平面见图 5.26a。**a** 和 **b** 分别为椎体 T4/T5 和 T5/T6 横突（TP）之间的纵向扫查。空长箭指示肋横突上韧带。注意在 **a** 中，肋骨颈（NR）不可见。白箭头表示胸膜，星号为胸椎旁间隙。更多细节请参见正文

至往往不可能。相反，使用超声进行椎旁阻滞很有前景（见"浅表"），因为可以成像上肋横韧带和胸膜，尽管我们必须承认追踪显示针尖或置管存在局限性（图 5.29a、b）。

腰椎超声解剖

浅表（图 5.30 ~ 5.33）

腰椎的背侧面都可以使用超声观察。定位可以从中线棘突开始，向外侧越过关节突，一直到肋突（图 5.30b、c 和 5.31b）。在进行小关节疼痛内侧支阻滞时，正确定位尤其有价值。腰神经

后内侧支位于椎体乳突和副突之间的纤细骨纤维管内（乳突 - 副突韧带为顶）（图 5.30a）。这一解剖细节很重要，因为这是太靠近尾侧进行阻滞可能会失败的原因之一，尤其是当韧带骨化时。尽管后内侧支本身看不见，但超声引导下阻滞的准确性接近透视。然而通常被忽视的是，除了需要在纵向和横向平面上进行扫查以获得有意义的图像和最佳方位外，轻微倾斜扫查有时是有帮助的，尤其是由于横突方向的个体差异（图 5.30a 和 5.31b）。同样值得注意的是，尽管有人提出，但仍不应该使用线阵探头。鉴于超声波的物理特性和特定的腰椎解剖，使用线阵探头并不合适，也是腰椎超声扫查中一个常见的错误。相反，由于横

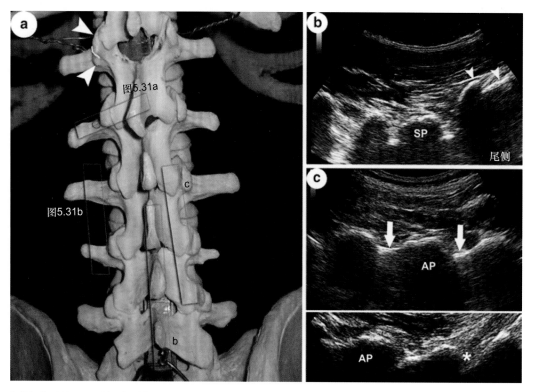

图 5.30 **a**. 腰椎后面观，以及超声图像 **b** 和 **c** 的扫查平面。白箭头指示乳突和副突，黄线表示腰神经后内侧支在其间的走行，圆圈表示内侧支阻滞的靶点；见图 5.31。**b**. 从骶正中嵴（白箭头）开始中线纵向扫查显示（并计数）腰椎棘突（SP 为 L5 棘突）。**c**. 扫查关节突（AP）上部和下部显示出典型但不同的外观，取决于腰椎的个体解剖和探头方向。注意与上图相比，下图中椎板的白色轮廓（白长箭）全程并不连续（星号）。更多细节请参见腰椎解剖的正文

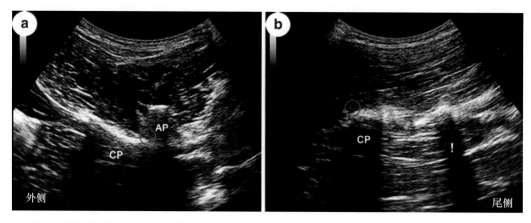

图 5.31 **a** 和 **b** 的扫查平面见图 5.30a。**a**. 轻微倾斜扫查显示 L1 和 L2 关节突关节，CP 为 L2 肋突。**b**. 外侧纵向扫查显示不同宽度肋突（！）的典型声影，CP 为 L3 肋突。圆圈表示内侧支阻滞靶点

突非常细和（或）短（发育不良）的正常变异导致定位失败也是常见的典型陷阱（图 5.7）。

超声可以定位腰椎关节突关节，关键是要理解这些关节的特点：①相对牢固的微动关节并有致密的韧带限制；②关节面的形状以及方向在不同个体以及同一个体的两侧常存在变异（图 5.32a 和关于腰椎解剖部分正文）。因此，实际应用时的结果是：超声引导腰椎关节突关节注射应该被认为主要是关

节周围的注射。两个关节突表面轮廓中断处的低-无回声间隙代表两个连接椎体关节的内侧关节面和外侧关节面最后面骨质部分之间的距离。由此，它也表示进入腰椎关节突关节的背侧入口点（图5.32b）。在理想条件下，可以看到覆盖的韧带（关节囊）为高回声结构（图5.32b 和 5.33a）。但超声不能显示关节间隙本身的延伸，无论是放射学（骨质之间的间隙）还是真正的解剖学（软骨之间的间

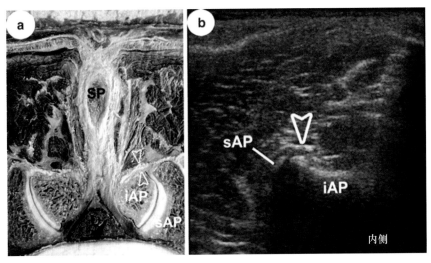

图 5.32　a. 经过 L3 和 L4 之间腰椎关节突关节的横断面。L3 棘突（SP）和下关节突（iAP），L4 上关节突（sAP）。注意与右侧相比，左侧腰椎关节突关节呈钩状以及关节囊韧带厚度（空箭头）。b. 对应 a 中解剖横断面并同样标记的超声横断图像。注意骨轮廓之间的无回声间隙并不代表真正的解剖学关节间隙。更多细节请参见正文

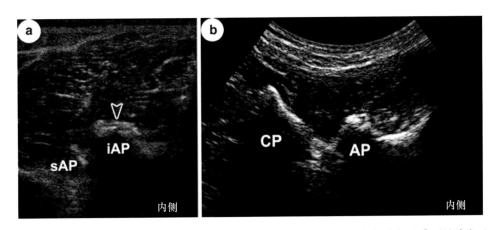

图 5.33　a 和 b. 不同个体和条件下腰椎关节突关节入路示例。b. 使用凸阵探头从外侧斜向扫查［可见肋突（CP）］。相关标记请参见图 5.32。注意与图 5.32b 相比，a 中的狭窄间隙。b 中未发现间隙，病理性突起导致关节突（AP）骨性表面不规则。更多细节请参见正文

隙）。总之，超声可以准确地定位腰椎关节突关节，但不能对关节深部成像。除此之外，最后强调一点，在腰椎关节突关节发生病理改变的情况下，例如关节间隙消失，试图使用超声寻找间隙可能很困难（图 5.33b）。

深部（图 5.34 ～ 5.36）

为了观察和辨认椎管内结构，最好使用旁正中纵向切面，脊柱屈曲以增宽声窗。因此，即使是 L5 椎板和骶骨之间的入路也是可行的（图5.34a ～ c）。此外在腰椎，黄韧带钙化虽然较少见，但是发生骨化就可能阻碍超声探查和进入。因此建议在棘突（译者注：原著此处为横突，但参照本句后面提到的图 5.35，应该是棘突，而非横突）之间

寻找正中声窗，并接受可能会显著下降的图像质量（图 5.35a、b）。

由于肋突之间的窗口相对较宽且椎板非常薄，超声扫查可能显示相当深方的结构，尤其是当超声探头位于"椎旁"，扫查指向前内侧方向时。这样，就可以看到相当一部分的椎体（和椎间盘）（图 5.36a ～ c）。然而有必要说明的是，这里所说的所有"深部结构"在明显肥胖患者中往往并不可行。

骶骨和骶髂关节超声解剖

浅表（图 55.37 ～ 5.40）

骶骨背侧面通常成像质量较好。超声可以清晰地显示骶骨背侧孔及其韧带覆盖物，是理想的定位

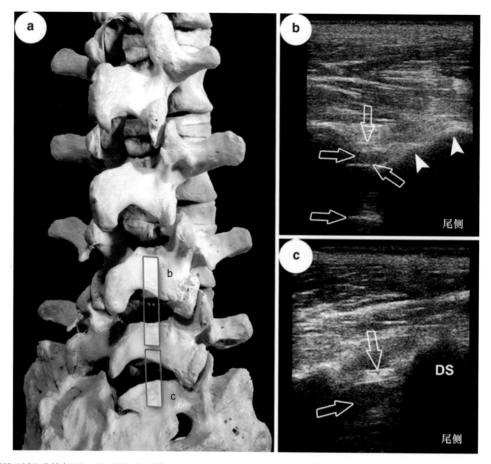

图 5.34　**a**. 腰椎下部后外侧观，以及超声图像 **b** 和 **c** 的扫查平面。注意 S1 椎板未融合。**b** 和 **c** 分别显示位于 L4/L5 椎板和 L5/骶骨之间节段的椎管。DS 为骶骨背侧面；注意 L5 椎板的方向（白箭头）。空长箭指示从浅到深：黄韧带（双轮廓）、硬膜外间隙（背侧和腹侧）和硬膜囊表面。注意下段黄韧带厚度。更多细节请参见正文

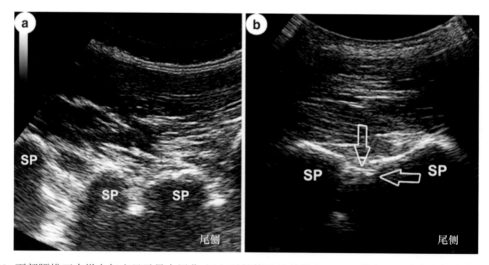

图 5.35　**a** 和 **b**. 下部腰椎正中纵向扫查显示最大屈曲（**b**）对椎管显示的影响。SP，棘突。只有在良好条件下，图 **b** 中才能显示结构，但质量较差（与图 5.34b 相比）。至少黄韧带和硬膜外间隙可以识别（空长箭）。更多细节请参见正文

标志。更突出的骶嵴也是如此（图 5.37a 至 5.40c）。临床上，我们需要识别所有这些结构，因为它们可以引导到更深的结构（如经骶骨阻滞、尾侧硬膜外或骶髂关节注射）。除此之外，通过计数这些骶孔，我们可以发现骶骨延长，这意味着腰椎或尾骨成分融合。最后，超声很容易发现异常（如脊柱裂），

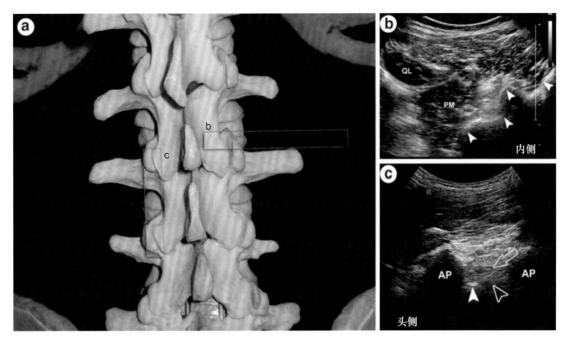

图 5.36　a. 腰椎后面观，以及超声图像 b 和 c 的扫查平面。b. 探头定位在"椎旁"，扫查方向为前内侧获取横向图像。白箭头从深到浅表示：椎体前外侧、关节间部分外侧缘、关节突和椎板；QL，腰方肌；PM，腰大肌。（c）两个关节突（AP）之间的纵向扫查，紧邻椎板。空长箭指示 L3 腰神经根出椎间孔处，白箭头指示椎体背侧面，空箭头指示椎间盘。更多细节请参见正文

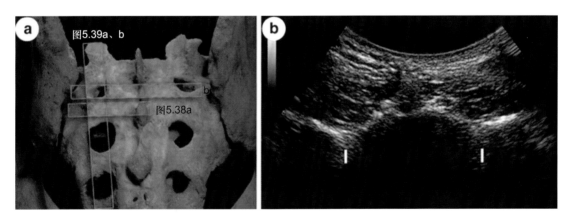

图 5.37　a. 超声图像 b、图 5.38a 和图 5.39a、b 的扫查水平。b. 第 1 骶后孔（I）背侧面横向超声扫查。注意是切迹而不是嵴。更多细节请参见正文

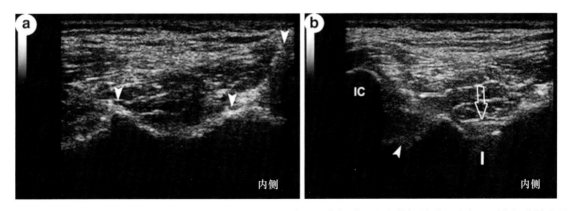

图 5.38　a. 骶嵴的超声显示。从内到外，白箭头表示骶正中、中间和外侧嵴。注意外侧嵴明显升高。更多细节请参见正文。b. 扫查平面见图 5.42a。在背侧骶后孔（I）水平轻微倾斜扫查髂骨、髂嵴和骶外侧嵴。空长箭指示骶孔覆盖的韧带，白箭头指示骶骨粗隆。更多细节请参见正文

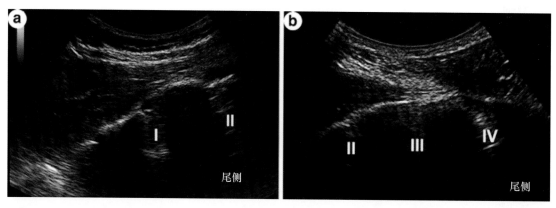

图 5.39　图像 a 和 b 显示第 1～4 骶后孔（Ⅰ～Ⅳ）。注意它们的大小差异和骶骨背侧面的整体凸度。更多细节请参见正文

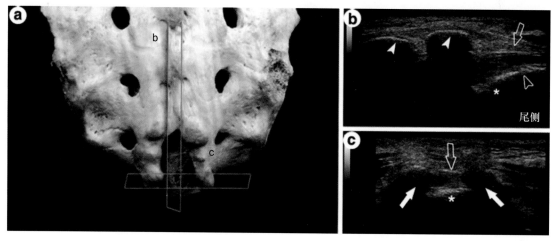

图 5.40　超声图像 b 和 c 的扫查平面，骶骨下 1/3 及骶骨裂孔的后面观。b. 超声在骶正中嵴（白箭头）末端和骶骨裂孔上；后者在人体由骶尾韧带（空长箭）封闭，星号表示裂孔骨性基底，空箭头表示骶尾间隙。c. 骶角（白长箭）横向扫查。更多细节请参见正文

可以检测到所有形式的变异和不完全骨化。

深部（图 5.41 和 5.42）

对于"骶髂关节"的术语和定义，经常存在误解或混淆。这往往导致对文献中描述的方法进行不适当的比较 / 判断，尤其是涉及超声入路的内容。

所以为了清晰起见，在后文中主要指的是髂骨和骶骨之间的滑膜关节或微动关节。

因为骶髂关节的大部分区域都隐藏在骨盆结构的深方（见解剖图 5.13），超声引导下的骶髂关节腔注射只能进入到骶髂关节腔的最后面部分（图 5.41a、b）。并且，无法实现关节间隙内针的显示。由于有通过坐骨大孔刺入骨盆及其内容物的潜在危险，因此正确的穿刺针方向和同时显示髂骨臀面至关重要。在中线附近骶骨部分未融合的情况下，超声引导下骶管注射可能与超声引导脊柱硬膜外入路相当（图 5.42a、b）。

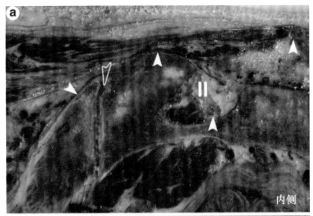

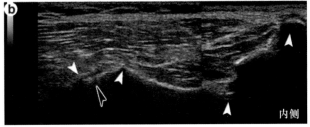

图 5.41　**a**.穿过骶髂关节最后面部分的横断面。在这个横断面上看到的以下标志（白箭头）超声是可以检测到的，参见 **b** 中具有相同标记的对应图像，它们的识别是安全穿刺入路所必需的，从内到外：骶正中嵴、第 2 骶后孔、骶外侧嵴和髂骨臀面。关节这一部分的入口非常小（空箭头）。注意解剖标本中骶外侧嵴和髂骨之间的沟。如果对此解剖标本扫查，超声检查很容易将沟误认为是关节间隙。更多细节请参见正文

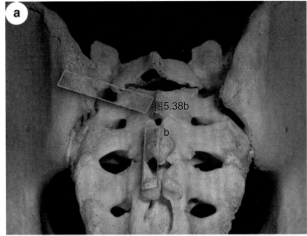

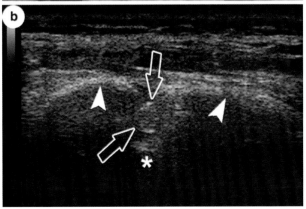

图 5.42　**a**.超声图像 **b** 和图 5.38b 的扫查平面；骶骨后面观，不全骨化使得超声能够通过，声像图显示呈骶管后壁上的一个个"窗户"。**b**.骶管骨性基底（星号上方）以及该个体中向尾侧延伸的硬膜囊末端（空长箭）均清晰可见。白箭头指示相当于椎板位置

第6章

超声引导第三枕神经和颈神经后内侧支阻滞

Andreas Siegenthaler，Urs Eichenberger

解剖

颈椎关节突关节是由下方颈椎的上关节突与上方颈椎的下关节突在椎板和椎弓根交界处连接形成的联动关节。关节面的角度向尾侧逐渐增大，在上颈椎水平与横断面约成45°，而到上胸椎水平呈更垂直的位置。上关节突在上颈椎水平更朝向后内侧，而在下颈椎水平则转为朝向后外侧，C6是最常见的过渡节段[1-2]。

每个关节突关节都有纤维囊，内衬滑膜。关节内还含有不同数量的脂肪和纤维组织，形成不同类型的滑膜褶皱，导致关节功能障碍的不同病理生理表现[3]。

颈椎关节突关节由颈神经后支的内侧支衍生的关节支支配。C3～C7后支起自它们各自的脊神经，并向背侧越过相应的横突根部。颈神经后支的内侧支横向经过相应的关节柱中心，与关节柱的后外侧骨面有恒定的关系，因为它们通过封套筋膜与骨膜结合，并由头半棘肌的肌腱固定[4]。内侧支走行的变异通常分布在关节柱高度的中1/4处。当内侧支走行至关节柱后面时发出两支关节支，一支支配上面的关节，而另一支支配下面的关节。因此，C2～C3以下每个典型的颈椎关节突关节都有双重神经支配，来自其位置上方和下方的内侧支。

C3颈神经后支的内侧支解剖有所不同。内侧深支绕过C3关节柱腰部，与其他典型内侧支类似，并支配C3～C4关节突关节；而C3的内侧浅支较粗，被称为第三枕神经。它围绕C2～C3关节突关节的外侧及其后面，并发出关节支支配关节。在C2～C3关节突关节上方，第三枕神经在枕下区域变为皮支。

另一个解剖例外是C7颈神经后内侧支的走行。C7后内侧支更偏头侧且更接近C7椎间孔，经过C7椎体的三角形上关节突。

颈神经后内侧支阻滞的适应证

颈椎关节突关节与椎间盘在承受颈椎的轴向压力负荷方面很重要，特别是在压力负荷较高时[5]。关节突关节和关节囊也是抵抗颈椎剪切力的重要因素，切除、移位甚至关节囊破裂都会增加颈椎的不稳定性[6-7]。

关节突关节和关节囊紧邻半棘肌、多裂肌和颈旋转肌，约23%的关节囊区有这些肌纤维附着，当肌肉过度收缩会导致其损伤[8-9]。关节和关节囊已被证实含有疼痛成分，这表明它们可能是一个独立的疼痛发生因素[10]。颈椎关节退变在老年人中几乎普遍存在[11]，慢性颈部疼痛累及颈椎关节的发生率据报道为35%～55%[12-13]，使其成为介入疼痛治疗的重要目标。

颈椎关节神经阻滞适用于保守治疗无效，并有临床和（或）影像学证据表明可能有颈椎关节受累的轴性颈痛。挥鞭样损伤相关障碍是颈部疼痛患者中的一种特殊情况，也是各种创伤事件的常见后果，如车祸。挥鞭样损伤后的颈部疼痛与颈椎关节过度受压和关节囊韧带扭伤有关[14]。挥鞭样损伤后的慢性颈部疼痛保守治疗往往长期预后较差[15]。其中一个可能的原因是没有进行解剖学诊断并且没有专门针对疼痛的病因治疗。由于缺乏可靠的临床或影像学表现来确定相关的颈椎关节，颈神经后内侧支的诊断性阻滞是诊断关节突关节疼痛的唯一有效的方法[16-17]。由于单次阻滞的假阳性率为 38%[18]，应在另一天进行第二次验证阻滞以尽量减少假阳性反应的机会[19]。如果使用诊断性阻滞，超过 50% 的患者疼痛来源可以追溯到一个或多个颈椎关节突关节[20]。这些患者随后可以进行经皮射频神经毁损治疗。射频神经毁损由 Sluijter 和 Koetsveld-Baart 于 1980 年提出[21]，已被证实是治疗关节突关节疼痛的一种非常有效的方法[22]。射频神经毁损只适用于两次注射后均获得阳性反应时。第三枕神经毁损已被证实可有效治疗源于 C2 ～ C3 关节突关节并由第三枕神经引起的头痛[23]。此外，最近的一项研究表明，无论是否使用类固醇，重复治疗性后内侧支阻滞都有治疗效果[24]。

为什么进行超声引导下颈椎关节神经阻滞？——文献和我们的经验

在一项针对志愿者的研究中，我们证明可以显示和阻滞第三枕神经[25]。

通常情况下，诊断性阻滞是在透视（或 CT）引导下进行。然而，透视或 CT 都不能显示神经。在我们的研究中，我们验证了支配 C2 ～ C3 关节突关节和小片皮肤区域的第三枕神经可以通过超声显示，也可以在超声引导下注射局麻药阻滞。使用 15 MHz 探头，超声检查 14 名健康志愿者的 C2 ～ C3 关节区域。采用双盲、随机的方式，注射生理盐水或局麻药。针的位置可通过透视验证。受神经支配皮肤区域的感觉通过针刺和寒冷测试。在所有 14 名志愿者中，颈椎超声检查是可行的，双侧 28 次扫查中有 27 次成功显示第三枕神经。在大多数病例，第三枕神经表现为椭圆形低回声结构伴内部点状高回声。这是周围神经的典型超声表现[26-27]。

第三枕神经的中位直径为 2.0 mm（范围 1.0 ～ 3.0 mm），中位深度为 20.8 mm（范围 14.0 ～ 27.0 mm）。所有受试者中只有 1 例未出现皮肤麻醉，而生理盐水注射后均未观察到麻醉。针位置的放射影像分析显示，28 次中有 27 次正确定位 C2 ～ C3 关节突关节，28 次中 23 次针放置正确（82%）。

虽然在上述研究中，我们报道了识别第三枕神经的可行性，但目前还没有其他关于超声引导低位颈神经内侧支阻滞的可行性研究。尽管这项技术已有描述[28-29]。

关于颈椎关节支配神经的超声显示问题目前正在我们的疼痛中心进行验证，迄今为止的结果是很有希望（Siegenthaler 等，未发表数据）。在患有慢性颈部疼痛的患者中，绝大多数病例颈神经内侧支的超声可见性被描述并归类为良好。唯一的例外是 C7 内侧支，它很难显示。原因可能是 C7 内侧支比其头侧的内侧支被更厚的软组织覆盖，以及（或）其不同的解剖走行。这些神经直径只有 1 ～ 1.5 mm 左右，需要高频率超声产生足够的分辨率来确定这么小的结构，因此对于 C7 内侧支可能难以穿透目标。

超声引导颈椎关节神经阻滞的可能优势

后内侧支阻滞通常在透视下进行，然而，也有少数疼痛医生使用 CT。菱形关节柱的中心（或 C7 的上关节突）作为骨性标志，在侧位很容易通过透视识别。此时，后内侧支位于脊神经和椎动脉的安全距离内，可以引导针来阻滞神经（仅根据上述骨性标志）。由于经常需要数次阻滞来确定有症状的关节，或排除关节突关节疼痛，该操作可能使患者和操作者暴露于大量的放射剂量[30]。与此相反，超声没有辐射暴露。

超声可以识别肌肉、韧带、血管、关节和骨性表面。重要的是，如果应用高分辨率探头，就可以显示细小的神经。透视和 CT 都不具备这一特征，这是超声在介入性疼痛治疗中具有巨大潜力的主要原因。不同于透视和 CT，超声不会使患者和工作人员受到辐射。而且可以进行连续成像。注射的液体主要以实时的方式显示。因此，当确定目标神经后，超声提供了唯一的机会，可以在给药期间确保注射溶液在阻滞部位的扩散，没有辐射暴露且无需注射造影剂，而且可以显示血管，使用多普勒超声检查时最清晰。因此，血管内注射局麻药或血管损伤的风险最小。超声比 CT 便宜，而且根据设备类型的不同，可能比透视还便宜。

超声的局限性

超声的主要局限性是细针的显示较差。然而，在进针的同时，组织的移动为有经验的操作者提供了针尖位置的可靠信息。由于骨反射超声波，位于后面的结构，如骨赘深方不能用超声可靠地显示。必须使用高频探头，以获取合适的分辨率来识别小的神经。然而，使用的频率越高，超声束穿透的组织越少（可能的工作深度受限）。这意味着不可能显示距离体表几厘米深的细小神经。

超声引导第三枕神经和颈神经后内侧支阻滞技术

注射前扫查

患者处于左侧或右侧卧位。通常，我们在皮肤消毒和用无菌塑料覆盖超声探头之前进行超声检查以确定所有重要结构。

识别正确节段：方法 1

使用高分辨率超声成像仪（我们使用 Sequoia 512® 超声系统，15MHz 高分辨率线阵超声探头，15L8w，Acuson Corporation，Mountain View，CA），超声检查开始于探头头端放置于乳突上，纵向几乎平行于深方脊柱（图 6.1）。缓慢前、后（到乳突）移动探头并向尾侧移动几毫米，可以看到上颈椎最浅表的骨性标志，即 C1 横突。随着探头的轻微旋转，在同一超声图像中向尾侧移动约 2 cm 查看 C2 横突。所有这三个骨性标志都相对表浅（取决于患者体型），产生明亮的反射及典型骨性结构的背侧声影。在 C1 和 C2 横突之间，1～2 cm 深度，可

以看到椎动脉的搏动。这时使用多普勒超声可能有助于识别这一重要的标志。在这个位置椎动脉穿过 C1～C2 关节前外侧部分。

将探头向后移动约 5～8 mm，可见寰椎弓（C1）和图像尾侧 1/3 的 C2 关节柱（C2～C3 关节的头侧）（探头位置如图 6.2）。现在，探头相对于颈部仍然是纵向的，可以向尾侧移动将 C2～C3 和 C3～C4 关节引入超声图像的中心。此刻超声探头的大致位置如图 6.3 所示，得到的超声图像为 6.4。此时，探头需要轻微旋转移动来识别越过 C2～C3 关节的第三枕神经。因为已知第三枕神经在这个平面越过 C2～C3 关节突关节，平均距离骨面约 1 mm[31]，我们在这个位置寻找一个有典型超声形态学表现的细小周围神经。此时，神经以大约 90° 的角度穿过超声平面，如本例所示。与沿扫查平面纵向走行的神经相比，横向穿过超声平面的神经更好识别。它通常表现为椭圆形的低回声区伴点状高回声，被一个高回声的边界所包绕[26-27, 32]。

可以同样方式扫查其尾侧颈神经后内侧支。一旦我们确定了 C2～C3 关节，探头就缓慢地向尾侧方向移动。关节柱骨性反射的最高点代表关节位置。

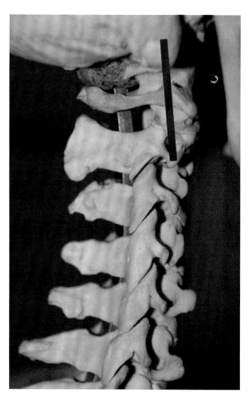

图 6.1 识别 C2～C3 关节，超声检查开始于探头头端放置于乳突上，纵向平面几乎平行于深方脊柱。蓝色矩形显示在这一起点探头相对于深方脊柱的位置

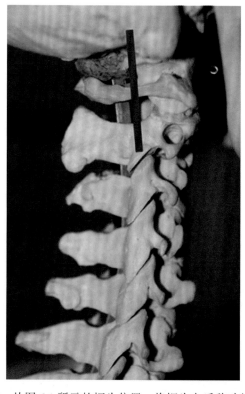

图 6.2 从图 6.1 所示的探头位置，将探头向后移动约 5～8 mm 至如图所示位置。寰椎（C1）弓以及图像尾侧 1/3 处的 C2 关节柱可以显示

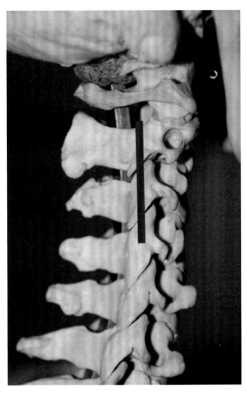

图 6.3　探头相对于深方颈椎的最终位置，用于识别 C2 ～ C3 关节。探头从图 6.1 中位置移动至图 6.3 中的最终位置，正文中进行了详细描述

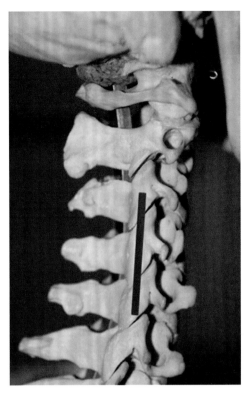

图 6.5　探头相对于深方颈椎的位置以获取图 6.7 的图像

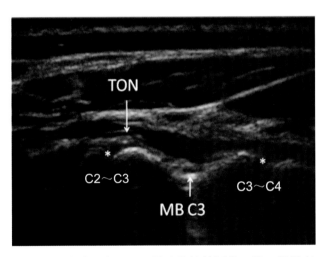

图 6.4　探头位置如图 6.3 所示获得的图像。第三枕神经（TON）越过 C2 ～ C3 关节，而 C3 后内侧支（MB C3）穿过 C2 ～ C3 和 C3 ～ C4 关节之间最深点。可以看到神经具有典型的超声形态学外观：椭圆形低回声（黑色）结构伴其内点状高回声（白色），周围有高回声包绕

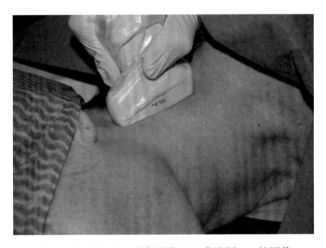

图 6.6　探头相对于颈部的位置以获取图 6.7 的图像

心，我们能够看到支配关节的两个后内侧支。只有 C2 ～ C3 关节受单一神经（第三枕神经）支配。所有尾侧关节都由两个内侧支支配，起源于两个根，一个关节头侧和一个关节尾侧。与第三枕神经不同的是，后内侧支不经过关节的最高点，而是在相应关节柱的前后之间的最深点，可以在那里显示（图 6.7）。

识别正确节段：方法 2

　　尤其是在下颈椎，计数和识别斜角肌区域的神经根是一个很好的选择，然后追踪它们到相应的骨

从 C2 ～ C3 开始，我们向尾侧移动探头来数"山峰"——相对于颈部，探头仍然在纵向方向——直到我们所需的颈椎关节水平。探头位置如图 6.5 和 6.6 所示，将获得 C3 ～ C4 和 C4 ～ C5 水平的图像，如图 6.7 所示。将关节置于超声图像的中

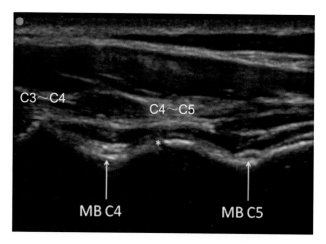

图 6.7　C3 ~ C4 和 C4 ~ C5 关节骨表面典型的白色（强回声）反射。可见 C4 内侧支（MB C4）在 C3 ~ C4 和 C4 ~ C5 关节之间最深点，几乎与骨面接触。C5 内侧支（MB C5）位于骨表面最深点更靠近尾侧 C4 ~ C5 关节

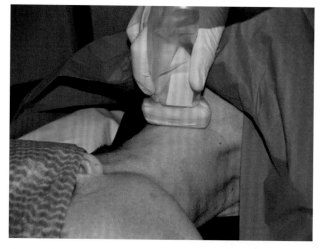

图 6.8　如图 6.9a、b 所示扫查 C7 神经根的探头位置，以识别椎体水平

性颈椎水平。如果神经根显示困难，可以首先识别 C5、C6 和 C7 的横突作为解剖标志寻找神经根，然后向远端追查。通常 C6 横突是最突出的一个，显示令人印象深刻的前、后结节（U 形）和骨背侧声影。在两个结节之间可以看到神经根的前部。沿着这个根向远端，我们可以识别斜角肌区域，即使这两个斜角肌很难通过超声识别。

　　在 C7 水平，前结节缺失，通常可见椎动脉位于神经根稍前方。图 6.8 显示探头位置，以获取 C7 神经根和椎动脉的超声图像（图 6.9a）。建议使用彩色多普勒来更好地识别椎动脉（图 6.9b）。这有

助于识别正确的椎体节段和相应的神经根，但必须注意可能的解剖变异。

　　对工作区域和探头进行无菌准备后，在感兴趣的水平标记皮肤可能有助于成功识别结构。

阻滞实践操作

　　扫查颈部并识别目标神经后，对皮肤进行消毒，探头用无菌塑料罩包裹并使用无菌超声耦合凝胶。如图 6.10 所示，穿刺针从超声探头的正前方进入，垂直于声束（"短轴"）缓慢推进。使用短针尖斜面的 24 G 穿刺针并通过延长管连接到注射器，另一人持注射器进行注射。针尖向前推进，直到其

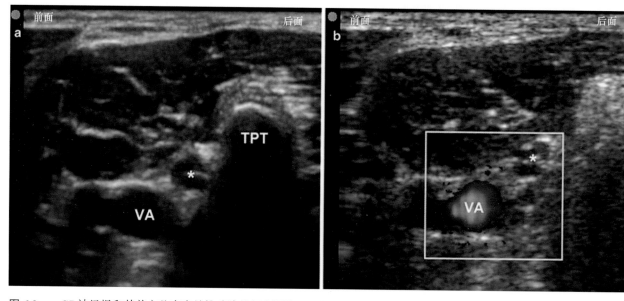

图 6.9　**a**. C7 神经根和其前方几毫米处椎动脉的超声图像。星号为 C7 神经根，VA 为椎动脉，TPT 为 C7 横突后结节。**b**. 图 a 同一超声图像使用多普勒超声

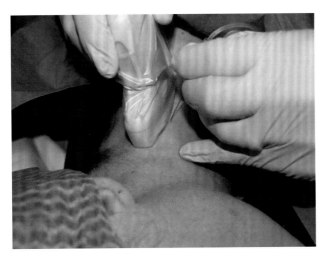

图 6.10　在 C4 ~ 5 水平进行超声引导颈后内侧支阻滞时针与探头的位置关系。探头位于颈部纵向位置，针从超声探头正前方进入并缓慢推进

恰在神经旁。在此处，注射 0.1 ml 局麻药直至充分包绕神经。如有必要，可稍微调整针尖位置。传统透视引导的第三枕神经阻滞技术需要穿刺针置入三个目标点，每个点注射 0.3 ml（总计 0.9 ml）局麻药。我们的经验表明，使用超声引导 0.5 ml 足以阻滞第三枕神经，阻滞其他内侧支通常使用 0.3 ml 局麻药就足够。所需的总体积取决于局麻药的扩散。我们推荐每个神经注入不超过 0.5 ml 的局麻药，因为更高的量会降低神经阻滞的特异性，可能会麻醉内侧支附近的其他疼痛相关结构。

我们总是将针从前向后插入，因为所有易损伤结构都位于颈椎关节突前面（例如椎动脉和神经孔）。这降低了针尖未被正确识别的情况下，意外穿刺这些结构的风险。然而，不推荐没有超声引导注射经验的人员执行这种操作，只有在有足够的穿刺针引导经验和训练后才能进行。随着我们在超声识别神经走行方面获得越来越多的经验，超声引导射频消融才可行，并可能会减少掌握这一技术所需的病变数量。此外，在拍摄 X 线图像前，可以通过超声引导使射频针接近神经，从而减少辐射暴露。

总结

本章阐释了超声的潜在应用，并描述了第三枕神经和颈神经后内侧支阻滞技术。与透视和 CT 相比，超声可以显示大多数患者的颈神经后内侧支，因此局麻药可以尽可能地注射到目标神经附近。然而，超声有其局限性。根据患者的体型，不可能在所有病例中都能看到非常细小的神经，尤其是在 C7 水平。

超声检查颈后内侧支等小的神经需要丰富的解剖学知识和经验。对神经的识别往往很困难。因此，使用超声进行此类操作前，必须进行充分的训练。缺乏培训会使操作无效和不安全，尤其是在颈部区域，因为附近有多个重要结构。

这一领域的进一步研究应提供证据，证明超声在诊断或治疗颈椎关节神经介入的有效性和安全性方面至少等同于或优于透视或 CT 等传统成像技术。

参考文献

1. Pal GP, Routal RV, Saggu SK. The orientation of the articular facets of the zygapophyseal joints at the cervical and upper thoracic region. J Anat. 2001;198(pt 4):431–41.
2. Yoganandan N, Knowles SA, Maiman DJ, Pintar FA. Anatomic study of the morphology of human cervical facet joint. Spine (Phila Pa 1976). 2003;28(20):2317–23.
3. Inami S, Kaneoka K, Hayashi K, Ochiai N. Types of synovial fold in the cervical facet joint. J Orthop Sci. 2000;5(5):475–80.
4. Bogduk N. The clinical anatomy of the cervical dorsal rami. Spine. 1982;7(4):319–30.
5. Teo EC, Ng HW. Evaluation of the role of ligaments, facets and disc nucleus in lower cervical spine under compression and sagittal moments using finite element method. Med Eng Phys. 2001;23(3):155–64.
6. Raynor RB, Pugh J, Shapiro I. Cervical facetectomy and its effect on spine strength. J Neurosurg. 1985;63(2):278–82.
7. Zdeblick TA, Abitbol JJ, Kunz DN, McCabe RP, Garfin S. Cervical stability after sequential capsule resection. Spine (Phila Pa 1976). 1993;18(14):2005–8.
8. Siegmund GP, Myers BS, Davis MB, Bohnet HF, Winkelstein BA. Mechanical evidence of cervical facet capsule injury during whiplash: a cadaveric study using combined shear, compression, and extension loading. Spine (Phila Pa 1976). 2001; 26(19):2095–101.
9. Winkelstein BA, McLendon RE, Barbir A, Myers BS. An anatomical investigation of the human cervical facet capsule, quantifying muscle insertion area. J Anat. 2001;198(pt 4):455–61.
10. Kallakuri S, Singh A, Chen C, Cavanaugh JM. Demonstration of substance P, calcitonin gene-related peptide, and protein gene product 9.5 containing nerve fibers in human cervical facet joint capsules. Spine (Phila Pa 1976). 2004;29(11):1182–6.
11. Kettler A, Werner K, Wilke HJ. Morphological changes of cervical facet joints in elderly individuals. Eur Spine J. 2007;16(7):987–92.
12. Barnsley L, Lord SM, Wallis BJ, Bogduk N. The prevalence of chronic cervical zygapophysial joint pain after whiplash. Spine. 1995;20(1):20–6.
13. Manchikanti L, Boswell MV, Singh V, Pampati V, Damron KS, Beyer CD. Prevalence of facet joint pain in chronic spinal pain of cervical, thoracic, and lumbar regions. BMC Musculoskelet Disord. 2004;5:15.
14. Pearson AM, Ivancic PC, Ito S, Panjabi MM. Facet joint kinematics and injury mechanisms during simulated whiplash. Spine. 2004;29(4):390–7.
15. Radanov BP, Sturzenegger M, Di Stefano G. Long-term outcome after whiplash injury. A 2-year follow-up considering features of injury mechanism and somatic, radiologic, and psychosocial findings. Medicine (Baltimore). 1995;74(5):281–97.
16. Barnsley L, Lord S, Bogduk N. Comparative local anaesthetic

blocks in the diagnosis of cervical zygapophysial joint pain. Pain. 1993;55(1):99–106.

17. Barnsley L, Bogduk N. Medial branch blocks are specific for the diagnosis of cervical zygapophyseal joint pain. Reg Anesth. 1993;18(6):343–50.

18. Barnsley L, Lord S, Wallis B, Bogduk N. False-positive rates of cervical zygapophysial joint blocks. Clin J Pain. 1993;9(2):124–30.

19. Bogduk N. International spinal injection society guidelines for the performance of spinal injection procedures. Part 1: zygapophysial joint blocks. Clin J Pain. 1997;13(4):285–302.

20. Lord SM, Barnsley L, Wallis BJ, Bogduk N. Chronic cervical zygapophysial joint pain after whiplash. A placebo-controlled prevalence study. Spine. 1996;21(15):1737–45.

21. Sluijter ME, Koetsveld-Baart CC. Interruption of pain pathways in the treatment of the cervical syndrome. Anaesthesia. 1980;35(3):302–7.

22. Lord SM, Barnsley L, Wallis BJ, McDonald GJ, Bogduk N. Percutaneous radio-frequency neurotomy for chronic cervical zygapophyseal-joint pain. N Engl J Med. 1996;335(23):1721–6.

23. Govind J, King W, Bailey B, Bogduk N. Radiofrequency neurotomy for the treatment of third occipital headache. J Neurol Neurosurg Psychiatry. 2003;74(1):88–93.

24. Manchikanti L, Singh V, Falco FJ, Cash KM, Fellows B. Cervical medial branch blocks for chronic cervical facet joint pain: a randomized, double-blind, controlled trial with one-year follow-up. Spine. 2008;33(17):1813–20.

25. Eichenberger U, Greher M, Kapral S, et al. Sonographic visualization and ultrasound-guided block of the third occipital nerve: prospective for a new method to diagnose C2-C3 zygapophysial joint pain. Anesthesiology. 2006;104(2):303–8.

26. Martinoli C, Bianchi S, Dahmane M, Pugliese F, Bianchi-Zamorani P, Valle M. Ultrasound of tendons and nerves. Eur Radiol. 2002;12(1):44–55.

27. Silvestri E, Martinoli C, Derchi LE, Bertolotto M, Chiaramondia M, Rosenberg I. Echotexture of peripheral nerves: correlation between US and histologic findings and criteria to differentiate tendons. Radiology. 1995;197(1):291–6.

28. Gofeld M. Ultrasonography in pain medicine: a critical review. Pain Pract. 2008;8(4):226–40.

29. Siegenthaler A, Narouze S, Eichenberger U. Ultrasound-guided third occipital nerve and cervical medial branch nerve blocks. Tech Reg Anesth Pain Manag. 2009;13:128–32.

30. Fishman SM, Smith H, Meleger A, Seibert JA. Radiation safety in pain medicine. Reg Anesth Pain Med. 2002;27(3):296–305.

31. Lord SM, McDonald GJ, Bogduk N. Percutaneous radiofrequency neurotomy of the cervical medial branches: a validated treatment for cervical zygapophysial joint pain. Neurosurg Q. 1998;8(4):288–308.

32. Fornage BD. Peripheral nerves of the extremities: imaging with US. Radiology. 1988;167(1):179–82.

第 7 章

超声引导颈椎关节突关节内注射

Narouze N. Narouze

颈椎关节突关节解剖

颈椎关节突关节是由下方颈椎的上关节突与上方颈椎的下关节突在椎板和椎弓根交界处连接形成的联动关节。关节面的角度向尾侧逐渐增大，在上颈椎水平与横断面约成 45°，而到上胸椎水平呈更垂直的位置。上关节突在上颈椎水平更朝向后内侧，而在下颈椎水平则转为朝向后外侧，C6 是最常见的过渡节段[1-2]。

每个关节突关节都有纤维囊，内衬滑膜。关节内还含有不同数量的脂肪和纤维组织，形成不同类型的滑膜褶皱，导致关节功能障碍的不同病理生理表现[3]。

挥鞭样损伤后关节突关节过度受压和关节囊韧带拉伤导致颈部疼痛[4]。关节和关节囊已被证实含有疼痛成分，这表明它们可能是一个独立的疼痛发生因素[5]。颈椎关节突关节退变在老年人中几乎普遍存在，据报道，慢性颈部疼痛中关节突关节受累的发生率为 35% ～ 55%[6-7]。

颈椎关节突关节内注射的适应证

关节介导疼痛的诊断不能仅基于临床检查或影像学成像。颈椎关节突关节内注射已用于诊断和治疗小关节源性疼痛[8]。然而，缺乏颈椎关节突关节注射有效缓解颈部疼痛的证据[9-10]。颈神经后内侧支阻滞仍被认为是诊断关节突关节引起疼痛的金标准[11]。

超声引导颈椎关节突关节内注射的文献回顾

Galiano 等[12]报道了在尸体中使用外侧入路进行超声引导颈椎关节突关节内注射的可行性。40 例标本中有 36 例准确识别了 C2 ～ C3 到 C6 ～ C7 的关节突关节。CT 证实针尖放置在关节间隙内。同一研究组后来研究并提倡使用超声引导 CT 辅助导航系统作为关节突关节内注射的教学工具[13]。

Obernauer 等[14]进行了一项前瞻性随机临床试验，评估超声引导颈椎关节突关节内注射的准确性、时间节省、辐射剂量和疼痛缓解情况，并与 CT 介入对照。40 名成年患者被连续登记并随机分为超声或 CT 组。超声引导介入的准确性为 100%。最后针置入的平均时间（min/s）在一个注射节段，超声组为 04：46，而 CT 组为 11：12（$P < 0.05$），在两个注射节段，超声组为 05：49 而 CT 组为 14：32（$P < 0.05$）。两组均表现出相同的明显的视觉模拟评分（VAS）疼痛缓解。作者得出结论，超声引导颈椎关节突关节内注射显示出与 CT 引导关节内注射相同的治疗效果，并显著减少了操作时间且不暴露于辐射[14]。

超声引导颈椎关节突关节内注射技术

外侧入路

患者侧卧位并识别正确的颈椎节段（见第 8 章）。使用高频线阵探头获取短轴图像。形成关节的上关节突和下关节突表现为强回声，两者之间的关节间隙表现为无回声（图 7.1）。针从探头外侧插入，在实时超声下从后向前平面内推进至目标（关节间隙）[15]。

后方入路

后方入路比外侧入路更实用，因为患者处于俯

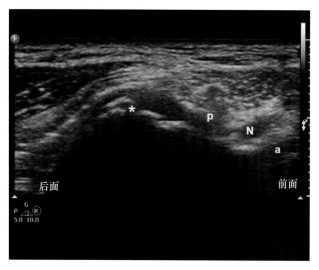

图 7.1 关节柱水平短轴（横向）超声图像显示 C5 ～ C6 关节间隙（星号）。a，前结节；N，神经根；p，后结节

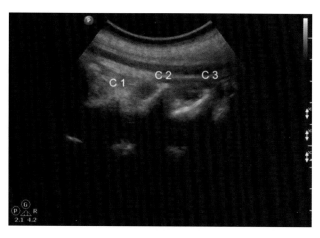

图 7.2 经过颈椎棘突水平的中线纵向扫查。注意与 C2 的分叉棘突相比，紧邻枕骨足侧的 C1 只有发育不良的棘突

卧位，可以进行双侧注射而不需要改变体位。首先在中线进行矢状面扫查，以识别正确的颈椎节段。C1 椎体没有或有发育不良的棘突，首先识别的分叉棘突属于 C2（图 7.2）。然后，以此继续向尾侧计数。根据患者的体型大小，可使用线阵或凸阵探头。首先在中线（棘突）纵向扫查，然后向外侧扫查，可以很容易看到椎板，再向外侧关节柱将出现在图像中，表现为特征性的"锯齿征"（图 7.3）。如果有疑问，可以进行更外侧扫查，直到关节突关节不在图像中，然后再向内侧回到关节突关节。上方的下关节突和下方的上关节突表现为强回声，两者之间的关节间隙表现为无回声（图 7.4）。在实时超声下，将针从探头足侧下方插入，自足侧向头侧

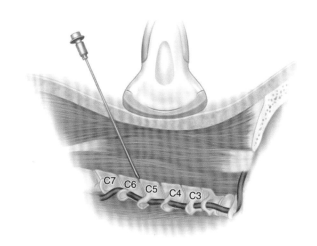

图 7.3 通过关节柱进行矢状位纵向扫查，如图所示超声探头在旁正中位置。针在平面内推进至 C5 ～ C6 关节

平面内进针至关节足侧（图 7.5）。我们认为这是后方超声入路的另一个优势，因为这种足侧到头侧方

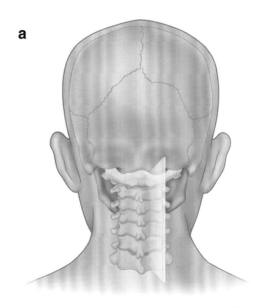

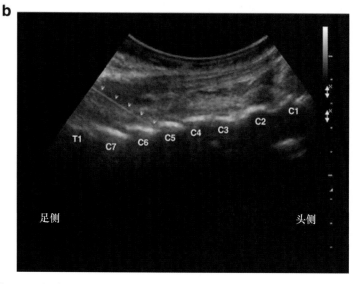

图 7.4 a 和 b. 矢状位纵向超声图像显示颈椎关节突关节的关节突表现为"锯齿征"

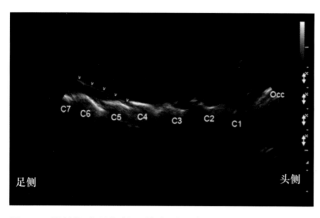

足侧　　　　　　　　　　　　　　　　　　　头侧

图 7.5　针从探头足侧插入并在平面内进入 C4 ～ C5 关节的足侧部分（箭头）。Ooc，后枕骨

向与颈椎关节突关节的足侧角度相匹配，使针更容易进入关节间隙[16]。

参考文献

1. Pal GP, Routal RV, Saggu SK. The orientation of the articular facets of the zygapophyseal joints at the cervical and upper thoracic region. J Anat. 2001;198:431–41.
2. Yoganandan N, Knowles SA, Maiman DJ, Pintar FA. Anatomic study of the morphology of human cervical facet joint. Spine. 2003;28:2317–23.
3. Inami S, Kaneoka K, Hayashi K, Ochiai N. Types of synovial fold in the cervical facet joint. J Orthop Sci. 2000;5:475–80.
4. Pearson AM, Ivancic PC, Ito S, Panjabi MM. Facet joint kinematics and injury mechanisms during simulated whiplash. Spine. 2004;29:390–7.
5. Kallakuri S, Singh A, Chen C, Cavanaugh JM. Demonstration of substance P, calcitonin gene-related peptide, and protein gene product 9.5 containing nerve fibers in human cervical facet joint capsules. Spine. 2004;29:1182–6.
6. Manchikanti L, Boswell MV, Singh V, Pampati V, Damron KS, Beyer CD. Prevalence of facet joint pain in chronic spinal pain of cervical, thoracic, and lumbar regions. BMC Musculoskelet Disord. 2004;5:15.
7. Barnsley L, Lord SM, Wallis BJ, Bogduk N. The prevalence of chronic cervical zygapophysial joint pain after whiplash. Spine. 1995;20:20–5.
8. Hove B, Gyldensted C. Cervical analgesic facet joint arthrography. Neuroradiology. 1990;32:456–9.
9. Barnsley L, Lord SM, Wallis BJ, Bogduk N. Lack of effect of intra-articular corticosteroids for chronic pain in the cervical zygapophysial joints. N Engl J Med. 1994;330:1047–50.
10. Carragee EJ, Hurwitz EL, Cheng I, Carroll LJ, Nordin M, Guzman J, Peloso P. Treatment of neck pain: injections and surgical interventions: results of the bone and joint decade 2000–2010 task force on neck pain and its associated disorders. Spine. 2008;33:S153–69.
11. Barnsley L, Medial BN. Branch blocks are specific for the diagnosis of cervical zygapophyseal joint pain. Reg Anesth. 1993;18:343–50.
12. Galiano K, Obwegeser AA, Bodner G, Ploner F. Ultrasound-guided facet joint injections in the middle to lower cervical spine: a CT-controlled sonoanatomic study. Clin J Pain. 2006;22:538–43.
13. Galiano K, Obwegeser AA, Bale R, Harlander C, Schatzer R, Schocke M, et al. Ultrasound-guided and CT-navigation-assisted periradicular and facet joint injections in the lumbar and cervical spine: a new teaching tool to recognize the sonoanatomic pattern. Reg Anesth Pain Med. 2007;32:254–7.
14. Obernauer J, Galiano K, Gruber H, Bale R, Obwegeser AA, Schatzer R, Loizides A. Ultrasound-guided versus computed tomography-controlled facet joint injections in the middle and lower cervical spine: a prospective randomized clinical trial. Med Ultrason. 2013;15:10–5.
15. Narouze SN, Provenzano DA. Sonographically guided cervical facet nerve and joint injections: why sonography? J Ultrasound Med. 2013;32:1885–96.
16. Narouze S, Peng P. Ultrasound-guided interventional procedures in pain medicine: a review of anatomy, sonoanatomy and procedures. Part II: axial structures. Reg Anesth Pain Med. 2010;35:386–96.

第8章

超声引导颈神经根阻滞

Samer N. Narouze

颈神经根解剖

颈脊神经位于椎间孔下部，而根周静脉在上部。起自椎动脉的根动脉、颈升动脉和颈深动脉紧邻脊神经。

Huntoon 在尸体上显示颈升动脉和颈深动脉构成脊髓前动脉，与椎动脉伴行。20% 的椎间孔解剖上有颈升动脉或颈深动脉分支，在经颈椎椎间孔操作针道的 2 mm 以内。1/3 的血管从后方进入椎间孔，可能形成神经根或脊髓的节段性供血血管，因此即使在正确的针置入过程中，也容易受到意外损伤或注射[1]。

在一项尸体研究中，Hoeft 等[2] 发现椎动脉的根动脉分支位于椎间孔的最前内侧面，不过，发自颈升动脉或颈深动脉的这些动脉具有显著的临床意义，因为它们一定在内侧走行并贯穿整个椎间孔。

适应证

颈神经根阻滞或经椎间孔硬膜外注射用于保守治疗无效的颈神经根性疼痛。

颈部硬膜外注射可采用椎板间或经椎间孔入路进行。由于颈神经根性疼痛常由椎间孔狭窄引起，经椎间孔入路可以最大限度地增加受累神经根的类固醇浓度，同时减少所需的注射量，这一入路已被证实能有效缓解根性症状[3-4]。

透视引导技术的局限性

颈部经椎间孔注射传统上一直使用透视或 CT 进行。然而，文献中很少有关于椎动脉损伤[5-6]及

（或）脊髓和脑干梗死[7-11]引起致命并发症的报道。损伤机制被认定为血管痉挛或意外动脉内注射后类固醇注射液颗粒物栓子形成[7-8]。

目前，颈部经椎间孔注射技术指南指出，在透视引导下针从椎间孔后面进入，斜位视图恰位于上关节突前方，以尽量减少损伤椎动脉或神经根的风险[12]。尽管严格遵守这些指南，但仍有不良结果的报道[7-8]。上述透视引导操作的一个潜在缺点是，针可能会穿刺位于椎间孔后部的脊髓前动脉的重要分支血管[1]。超声检查在这里可以发挥作用，因为它可以显示软组织、神经和血管以及注射液在神经周围的扩散，因此，它相对透视有潜在优势。

超声可在针穿刺前实时识别血管，这是相对透视引导最明显的优势。透视时只有造影剂注射后观察到异常血管摄取才能识别这种并发症。换句话说，超声可以"防止"血管内穿刺，而荧光造影剂可以在事后"检测"到血管内注射[13-14]。

超声引导颈神经根阻滞的优点及文献回顾

椎间孔外"根周"与经椎间孔扩散

超声引导技术中识别目标非常重要。目标就是神经根，或更具体来说是颈神经前支，位于横突前、后结节之间的沟内。因此对于超声，该操作是一种椎间孔外选择性神经根阻滞。这与透视引导技术相反，后者是经椎间孔硬膜外注射。

正如我们之前所述，采用超声入路，穿刺针被有意放置在椎间孔外以避开椎间孔内的血管。因此，由于横突的骨性伪像，监测注射液通过椎间孔

进入硬膜前间隙的扩散并不可行。因此，我们将这种方法称为选择性颈神经根阻滞，而不是颈部经椎间孔硬膜外注射[15]。

Yamauchi 等[16] 在一项临床和尸体研究中监测了超声引导下颈神经根阻滞的疗效和注射液扩散情况。

12 例患者和 10 具尸体中，所有目标神经根均被超声正确识别。这项研究表明，与传统经椎间孔透视技术相比，尽管注射液扩散主要在椎间孔外，但超声引导注射后的镇痛效果没有差异[16]。

Lee 等[17] 比较了超声引导颈神经根周围类固醇注射和传统透视引导经椎间孔硬膜外注射的技术差异和临床结果。他们的数据表明，超声引导颈神经根周围类固醇注射可以为颈神经根性疼痛治疗提供足够的局部扩散模式和组织穿透性[17]。

重要小血管的识别

Narouze 等[15] 报道了一项 10 名患者接受颈神经根注射的初步研究，使用超声作为主要成像工具，而以透视作为对照工具。在 4 名患者中，他们能够识别出椎间孔前部的血管，而 2 名患者在椎间孔后部有重要血管。此外，在 1 名患者中该动脉继续向内侧进入椎间孔，极有可能形成或连接节段性供血动脉。在这两个病例，这些血管在透视下正确放置穿刺针路径上很容易受损。

Jee 等[18] 在一项前瞻性随机盲法临床试验中，评价了超声引导颈神经根阻滞与透视引导下注射的有效性和安全性。共有 120 名患者被随机分配到透视或超声组。在第 2 周和第 12 周比较神经根阻滞后的治疗效果和功能改善情况，两组之间没有统计学差异[18]。

这项研究的作者在一个更大的患者队列中复制了 Narouze 等的发现。在超声组的 21 例患者中，在椎间孔前部发现血管，11 例患者在椎间孔后部有一条重要血管，5 例患者有一条动脉继续向内侧进入椎间孔。另一方面，透视组中观察到 5 例血管内注射。

Obernauer 等[19] 通过前瞻性随机临床试验评估了超声引导与 CT 引导颈神经根注射的准确性、省时性、辐射剂量、安全性和疼痛缓解情况。超声引导注射的准确性为 100%。超声组最终针置入的平均时间为 2：21±1：43 min，而 CT 组为 10：33±02：30 min。两组患者的疼痛视觉模拟评分均有显著改善[19]。

为什么选择超声?

- 无辐射成像。这对于颈椎注射尤其重要，因为此处 C 型臂的散射辐射增加[20]。
- 与 CT 相比操作时间短[19]。当确定无血管注射后，据报道透视时间明显增加[20]。
- 能够识别和避开针轨迹中的血管。

透视引导颈部经椎间孔注射中血管注射的发生率明显较高（表 8.1）[21-25]。这让一些人对该操作的安全性产生质疑。与之相对，报道的超声引导颈神经根注射的研究中血管注射的发生率为 0（表 8.2）[15, 18-19]。

在颈椎操作过程中，超声是一种极好的可视化工具并可以避免血管损伤，而对比透视只能检测到针尖在血管内。应该注意的是，透视可能无法检测到针已经穿过血管到达目标，而超声可能有助于避免这种并发症。

- 超声提供了颈椎的动态实时成像，从而避免了连续调整 C 型臂以获得颈椎真实的外侧或斜位椎间孔视图[14]。

表 8.1 透视引导颈部经椎间孔注射时血管注射的发生率

研究	注射病例，n	血管注射，%	同时使用 DSA，%
Smuck 等[21]	121	32.8%	—
Furman 等[22]	504	19.4%	—
Nahm 等[23]	136	20.6%	—
Kim 等[24]	71	63.4%	—
McLean 等[25]	134	17.9%	32.8%

注：DSA，数字减影血管造影

表 8.2 超声引导颈神经根注射时血管注射的发生率

研究	注射病例，n	超声引导血管注射发生率，%	对照组透视引导血管注射发生率，%
Narouze 等[21]	10	0	20
Jee 等[22]	60	0	9
Obernauer 等[23]	20	0	—

提高颈神经根注射安全性的要点：

- 实时对比透视。
- 数字减影血管造影（只要有）。
- 超声引导。
- 钝尖针。
- 使用测试剂量。
- 只用局麻药的诊断性阻滞。
- 使用非颗粒型类固醇进行治疗性阻滞。

颈椎超声解剖和颈椎节段识别

患者取侧卧位，超声检查使用高分辨率线阵探头。探头横向放置于颈部外侧以获得颈椎的短轴视图（图8.1）。我们可以很容易识别出颈椎横突前、后结节呈强回声结构，"双驼峰"征，以及两者之间低回声的圆形-椭圆形的神经根（图8.2）[15]。首先，通过识别第七和第六颈椎（C7和C6）的横突来确定颈椎节段。第七颈椎（C7）横突与以上水平不同，因为它通常有一个发育不良的前结节和一个突出的后结节（图8.3）[26]。通过向头侧移动探头，第六颈椎横突进入图像，具有特征性的尖锐的前结节（图8.4），之后就可以容易地识别出连续的颈椎节段。在C6以上水平，前结节变短等同于后结节，两者之间有浅沟（图8.2）。另一种确定颈椎节段的方法是沿着椎动脉。约90%的病例中，椎动脉在进入C6横突孔之前走行于C7节段前方（图8.3）。然而在大约10%的病例中，椎动脉在C5或更高节段进入横突孔（图8.5）[27]。

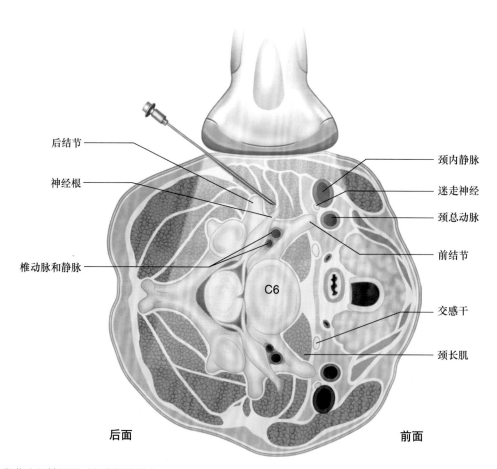

后结节

神经根

椎动脉和静脉

颈内静脉

迷走神经

颈总动脉

前结节

C6

交感干

颈长肌

后面　　　　　　　　**前面**

图 8.1　C6 节段获取短轴视图时超声探头的方向（Reprinted with permission，Cleveland Clinic Center for Medical Art & Photography© 2008—2010. All rights reserved）

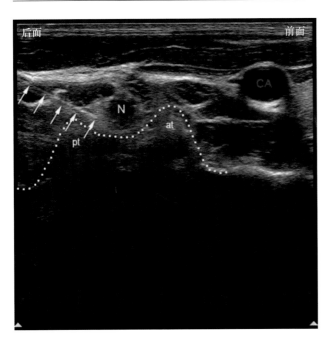

图 8.2　短轴横向超声图像显示 C5 横突的前结节（at）和后结节（pt）为"双驼峰征"。N，神经根；CA，颈动脉。实心箭指向位于椎间孔后面的针

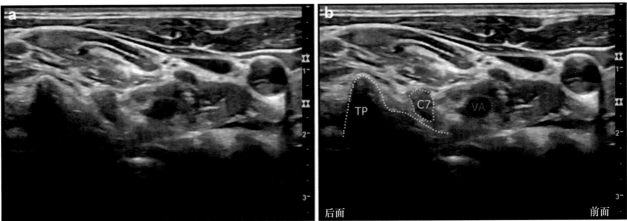

图 8.3　a 和 b. 短轴横向超声图像显示 C7 横突（TP）的后结节。注意椎动脉（VA）位于 C7 神经根前方。没有前结节（Reprinted with permission from Ohio Pain and Headache Institute）

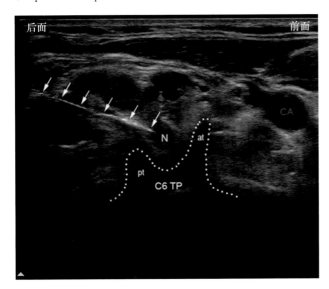

图 8.4　短轴横向超声图像显示 C6 横突（C6 TP）尖锐的前结节（at）。N，神经根；CA，颈动脉；pt，后结节。实心箭指向位于椎间孔后面的针

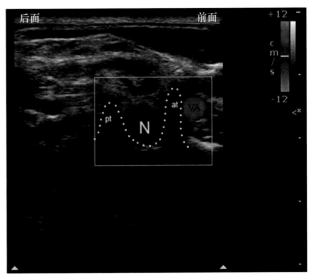

图 8.5　短轴横向超声图像显示 C6 横突尖锐的前结节（at），椎动脉（VA）位于前方。N，神经根；pt，后结节

超声引导选择性颈神经根阻滞技术

当确定适当的脊柱节段后，实时超声引导下从后向前平面内法引入 22 G 钝头针，对准椎间孔外口处横突前、后结节之间相应的颈神经根（从 C3 到 C8）（图 8.2）。颈神经周围注射液的扩散可以通过实时超声成功监测，而神经根周围没有扩散可能提示意外或无意的血管内注射。然而，由于横突的骨性伪像，很难监测注射液通过椎间孔扩散入硬膜外间隙。因此，我们认为这种方法是选择性颈神经根阻滞，而不是颈部经椎间孔硬膜外注射。

作者认为，这些小血管（神经根动脉）的显示非常具有挑战性，需要特殊训练和专业知识。当具备注射造影剂和数字减影的实时透视时，仍应使用这个工具，超声则作为辅助以帮助识别椎间孔附近的血管（图 8.6、8.7 和 8.8）。

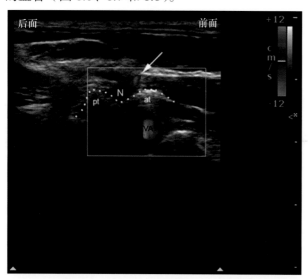

图 8.6 短轴横向超声图像，彩色多普勒显示椎间孔前面的小动脉。at，前结节；pt，后结节；VA，椎动脉；N，神经根。（Reprinted with permission from Ohio Pain and Headache Institute）

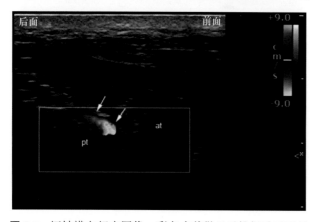

图 8.7 短轴横向超声图像，彩色多普勒显示椎间孔后面的小动脉。at，前结节；pt，后结节（Reprinted with permission from Ohio Pain and Headache Institute）

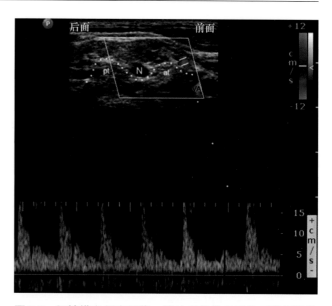

图 8.8 短轴横向超声图像，脉冲多普勒显示位于椎间孔前面小血管的动脉灌注。at，前结节；N，神经根；pt，后结节；VA 椎动脉

参考文献

1. Huntoon MA. Anatomy of the cervical intervertebral foramina: vulnerable arteries and ischemic neurologic injuries after transforaminal epidural injections. Pain. 2005;117:104–11.

2. Hoeft MA, Rathmell JP, Monsey RD, Fonda BJ. Cervical transforaminal injection and the radicular artery: variation in anatomical location within the cervical intervertebral foramina. Reg Anesth Pain Med. 2006;31:270–4.

3. Kolstad F, Leivseth L, Nygaard OP. Transforaminal steroid injections in the treatment of cervical radiculopathy: a prospective outcome study. Acta Neurochir. 2005;147:1065–70.

4. Slipman CW, Lipetz JS, Jackson HB, Rogers DP, Vresilovic EJ. Therapeutic selective nerve root block in the nonsurgical treatment of atraumatic cervical spondylotic radicular pain: a retrospective analysis with independent clinical review. Arch Phys Med Rehabil. 2000;81(6):741.

5. Wallace MA, Fukui MB, Williams RL, Ku A, Baghai P. Complications of cervical selective nerve root blocks performed with fluoroscopic guidance. Am J Roentgenol. 2007;188:1218–21.

6. Rozin L, Rozin R, Koehler SA, Shakir A, Ladham S, Barmada M, Dominick J. Death during transforaminal epidural steroid nerve root block (C7) due to perforation of the left vertebral artery. Am J Forensic Med Pathol. 2003;24:351–5.

7. Tiso RL, Cutler T, Catania JA, Whalen K. Adverse central nervous system sequelae after selective transforaminal block: the role of corticosteroids. Spine J. 2004;4:468–74.

8. Baker R, Dreyfuss P, Mercer S, Bogduk N. Cervical transforaminal injections of corticosteroids into a radicular artery: a possible mechanism for spinal cord injury. Pain. 2003;103:211–5.

9. Muro K, O'Shaughnessy B, Ganju A. Infarction of the cervical spinal cord following multilevel transforaminal epidural steroid injection: case report and review of the literature. J Spinal Cord Med. 2007;30:385–8.

10. Brouwers PJ, Kottink EJ, Simon MA, Prevo RL. A cervical anterior spinal artery syndrome after diagnostic blockade of the right C6-nerve root. Pain. 2001;91:397–9.

11. Beckman WA, Mendez RJ, Paine GF, Mazzilli MA. Cerebellar herniation after cervical transforaminal epidural injection. Reg Anesth Pain Med. 2006;31:282–5.

12. Rathmell JP, April C, Bogduk N. Cervical transforaminal injection

of steroids. Anesthesiology. 2004;100:1595–600.

13. Narouze S, Peng PWH. Ultrasound-guided interventional procedures in pain medicine: a review of anatomy, sonoanatomy and procedures. Part II: axial structures. Reg Anesth Pain Med. 2010;35:386–96.

14. Narouze SN, Provenzano DA. Sonographically guided cervical facet nerve and joint injections: why sonography? J Ultrasound Med. 2013;32:1885–96.

15. Narouze S, Vydyanathan A, Kapural L, Sessler D, Mekhail N. Ultrasound-guided cervical selective nerve root block: a fluoroscopy-controlled feasibility study. Reg Anesth Pain Med. 2009;34:343–8.

16. Yamauchi M, Suzuki D, Niiya T, Honma H, Tachibana N, Watanabe A, Fujimiya M, Yamakage M. Ultrasound-guided cervical nerve root block: spread of solution and clinical effect. Pain Med. 2011;12:1190–5.

17. Lee SH, Kim JM, Chan V, Kim HJ, Kim HI. Ultrasound-guided cervical periradicular steroid injection for cervical radicular pain: relevance of spread pattern and degree of penetration of contrast medium. Pain Med. 2013;14:5–13.

18. Jee H, Lee JH, Kim J, Park KD, Lee WY, Park Y. Ultrasound-guided selective nerve root block versus fluoroscopy-guided transforaminal block for the treatment of radicular pain in the lower cervical spine: a randomized, blinded, controlled study. Skelet Radiol. 2013;42:69–78.

19. Obernauer J, Galiano K, Gruber H, Bale R, Obwegeser AA, Schatzer R, et al. Ultrasound-guided versus computed tomography-controlled periradicular injections in the middle and lower cervical spine: a prospective randomized clinical trial. Eur Spine J. 2013;22:2532–7.

20. Giordano BD, Baumhauer JF, Morgan TL, Rechtine GR. Cervical spine imaging using standard C-arm fluoroscopy: patient and surgeon exposure to ionizing radiation. Spine (Phila Pa 1976). 2008;33:1970–6.

21. Smuck M, Tang CT, Fuller BJ. Incidence of simultaneous epidural and vascular injection during cervical transforaminal epidural injections. Spine (Phila Pa 1976). 2009;34:E751–5.

22. Furman MB, Giovanniello MT, O'Brien EM. Incidence of intravascular penetration in transforaminal cervical epidural steroid injections. Spine (Phila Pa 1976). 2003;28:21–5.

23. Nahm FS, Lee CJ, Lee SH, Kim TH, Sim WS, Cho HS, et al. Risk of intravascular injection in transforaminal epidural injections. Anaesthesia. 2010;65:917–21.

24. Kim do W, Han KR, Kim C, Chae YJ. Intravascular flow patterns in transforaminal epidural injections: a comparative study of the cervical and lumbar vertebral segments. Anesth Analg. 2009;109:233–9.

25. McLean JP, Sigler JD, Plastaras CT, Garvan CW, Rittenberg JD. The rate of detection of intravascular injection in cervical transforaminal epidural steroid injections with and without digital subtraction angiography. PM R. 2009;1:636–42.

26. Martinoli C, Bianchi S, Santacroce E, Pugliese F, Graif M, Derchi LE. Brachial plexus sonography: a technique for assessing the root level. Am J Roentgenol. 2002;179:699–702.

27. Matula C, Trattnig S, Tschabitscher M, Day JD, Koos WT. The course of the prevertebral segment of the vertebral artery: anatomy and clinical significance. Surg Neurol. 1997;48:125–31.

第 9 章

超声引导胸椎椎旁阻滞

Manoj Kumar Karmakar

概述

胸椎椎旁阻滞（thoracic paravertebral block，TPVB）是在胸椎椎体旁邻近脊神经自椎间孔发出的位置注射局麻药的技术。这会在多个相邻的胸椎皮节区产生单侧（同侧）、节段性、躯体性和交感神经阻滞[1-2]，可有效控制起源于单侧胸部和腹部的急、慢性疼痛[3]。近来，胸椎椎旁阻滞也被用于腹股沟疝修补术[4]和乳房手术[5-6]患者的手术麻醉，术后效果良好[3]。

解剖

胸椎椎旁间隙（thoracic paravertebral space，TPVS）是位于脊柱两侧的楔形间隙（图 9.1）[3]。其前外侧壁是壁层胸膜，而肋横突上韧带从上方横突下缘延伸到下方横突上缘，形成后界（图 9.1 和 9.2）[3]。楔形间隙的基底部由椎体后外侧面、椎间盘和椎间孔及其内容物形成[3]。位于壁层胸膜和肋横突上韧带之间的是纤维弹性结构，即"胸内筋膜"[3, 7-8]，它是胸深筋膜（图 9.1 ～ 9.3）[3, 7-8]，位于胸壁内侧。在壁层胸膜和胸内筋膜之间有一层疏松网状的"浆膜下筋膜"组织（图 9.1 和 9.2）[3, 7]。胸内筋膜将胸椎椎旁间隙分为两个潜在的筋膜间室，即前方的"胸膜外椎旁间室"和后方的"胸内筋膜下椎旁间室"（图 9.1）。胸椎椎旁间隙包含脂肪组织，肋间神经、脊神经后支、肋间血管和交感神经链位于其内。胸椎椎旁间隙通过椎前和硬膜外途径

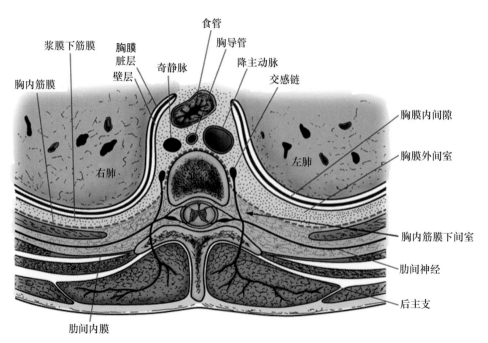

图 9.1　胸椎椎旁间隙解剖

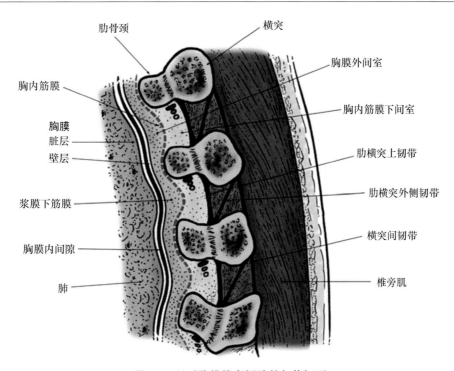

图 9.2　经过胸椎椎旁间隙的矢状切面

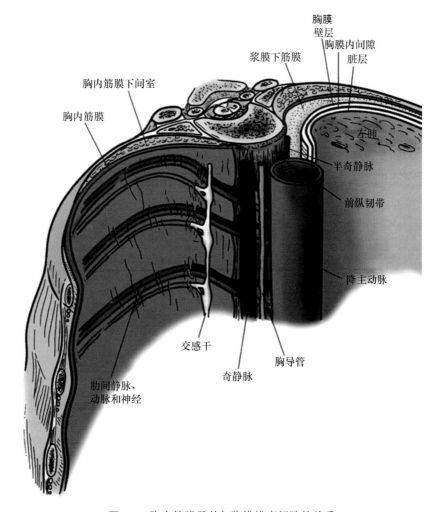

图 9.3　胸内筋膜及其与胸椎椎旁间隙的关系

与上下邻近间隙、内侧硬膜外间隙、外侧肋间间隙、对侧椎旁间隙相通，并通过内侧和外侧弓状韧带向下（下胸椎椎旁间隙）与横筋膜后方的腹膜后间隙相通[3, 8-9]。胸椎椎旁间隙的头侧延伸尚不明确，但我们在胸椎椎旁注射后的胸片观察到放射对比剂扩散到颈椎椎旁区域。

阻滞机制

胸椎椎旁注射产生同侧、节段性、胸部麻醉和镇痛的确切机制尚不清楚。胸椎椎旁注射可能局限于注射的间隙[10]，也可能扩散到上下邻近的间隙[8, 11-12]、外侧肋间间隙[3, 11-13]、内侧硬膜外间隙[11, 13]，或上述组合[3]。这就是同侧躯体神经和交感神经，包括后根主干在多个相邻胸部节段受到影响的方式[3]。胸椎椎旁注射后硬膜外扩散在感觉阻滞延长中的作用尚不清楚。大多数（70%）患者出现不同程度的硬膜外扩散[13]。然而，进入硬膜外间隙的注射量只占总注射量的一小部分[12]，并局限于注射侧[13]。感觉阻滞也是单侧的，在硬膜外扩散比仅在椎旁扩散范围稍大[13]。因此，目前的证据表明，胸椎椎旁注射后硬膜外扩散有助于胸椎椎旁阻滞的延伸[3]。

胸椎椎旁阻滞技术

有几种不同的技术用于胸椎椎旁阻滞，可以在患者坐位、侧卧位（阻滞侧向上）或俯卧位进行[3]。最常用的技术是引发"阻力消失"[14]。在合适的皮肤区无菌消毒后，距棘突最高点外侧2.5 cm插入22 G Tuohy针（单次注射），或者18 G或16 G Tuohy针（如插入导管），垂直于皮肤前进，直到接触横突。为了安全起见，在进一步推进针之前必须定位横突，以避免针插入过深和可能的意外胸膜穿刺。一旦定位横突，针就回撤到皮下组织，并沿头侧方向重新推进，穿过两个横突之间的间隙，直到针穿过肋横突上韧带出现阻力消失，通常距离横突1.5～2 cm以内。偶尔也会感觉到一种轻微的"啪啪"声。与硬膜外间隙位置不同，针进入胸椎椎旁间隙时阻力消失是主观和不确定的[14-16]。通常情况下，它通常是一种阻力的变化而不是一个明确的反馈。根据作者的经验，如果使用充满空气的玻璃注射器，阻力消失是最好的感受。Luyet等[17]

最近证实，在尸体的肋横突上韧带内侧和外侧部分之间存在一个间隙，他们认为这可能是并非所有病例都能引发阻力消失的一个原因[17]。

对于胸椎椎旁阻滞，阻滞针也可以通过固定的预设距离（1～2 cm）进针，以免针穿过横突且未能引发阻力消失[18]。这种方法已被非常有效地使用，包括气胸在内的并发症极少。其他已用于胸椎椎旁阻滞的技术包括"内侧入路""压力测量技术""椎旁-硬膜外阻滞""透视引导"和"开胸时直视下放置椎旁导管"[3]。目前尚不清楚进针时在横突上方或下方是否会影响胸椎椎旁阻滞的整体效果和质量[3]。

超声引导胸椎椎旁阻滞

胸椎椎旁阻滞传统上是使用体表解剖标志，虽然是一种盲视技术，但技术简单[3]，成功率高[3, 5, 19-20]，总体并发症发生率相对较低[3, 5, 19-21]。最近，人们对使用超声进行外周[22-24]和中枢神经阻滞[25-27]越来越感兴趣。然而，使用超声进行胸椎椎旁阻滞的数据有限，目前只有少数关于该主题的研究发表[17, 28-32]。

Pusch等[32]对计划在T4接受单次胸椎椎旁阻滞进行乳房手术的女性患者使用超声测量皮肤到横突和胸膜的距离，发现从皮肤到横突的针插入深度与使用超声测量的深度之间有良好的相关性[32]。他们还发现，超声测量的皮肤到壁层胸膜的距离与针置入后测量的皮肤到椎旁间隙的最终距离之间也存在良好的相关性[32]。Hara等第一次描述了超声引导胸椎椎旁阻滞（单次注射），他们成功地在25名接受乳房手术的女性患者中进行了这一操作[31]。他们在T4水平椎旁区域进行矢状面扫查，能够描绘出横突、韧带（横突间韧带和肋横突韧带）和胸膜，也能够在阻滞前测量皮肤到这些结构的距离[31]。超声引导下在超声短轴方向将阻滞针插入（平面外技术），直到其接触到横突[31]。在没有超声引导的情况下，通过横突上方进针引起生理盐水阻力消失，并使用超声实时观察注射局麻药的扩散情况[31]。Hara等报道，所有（100%）病例在注射位置超声均可以显示液体的湍流，以及4例（16%）病例壁层胸膜向前移位[31]。由于所有注射都成功阻滞，这些超声变化可以被认为是超声引导胸椎椎旁阻滞期间正确椎旁注射的客观证据。Hara等在他们的患者队列中进行的另一个值得注意的观察是，虽然他们能够在所有患者 T4 水平描绘出壁层胸膜，但不能在任一患者的 T1 水平上这样做[31]。这种差异的确切原因尚不清楚，但可能与上胸椎椎旁间隙的深度大于中胸椎区[33]以及使用高频超声有关，高频超声缺乏穿透力，因此不能显示深部结构（如胸膜）。未来的研究应探讨低频超声是否能解决上胸椎区这个问题，因为低频超声能穿透较深的组织。

Luyet 等最近描述了一项尸体研究，探讨进行超声引导胸椎椎旁阻滞和导管置入的可行性[17]。作者使用低频超声（2 ～ 5 MHz）在胸椎中段（T4 ～ T8）对椎旁区域进行矢状面扫查[17]，能够描绘出深方的椎旁解剖（横突、肋横突韧带和胸膜），并观察到探头略微倾斜能获得椎旁解剖的最佳视图，如在矢状轴探头上部稍微朝向内侧[17]。然后将 18 G Tuohy 针插入超声束平面（平面内技术），并在超声引导下进入胸椎椎旁间隙[17]。通过注射生理盐水并观察椎旁间隙扩张来确认穿刺针在椎旁间隙内的正确位置[17]，类似于 Hara 等的报道[31]。导管通过 Tuohy 针插入，经导管注射 10ml 稀释的造影剂，然后进行胸椎轴向 CT 扫描。导管本身无法显示，但 CT 扫描发现了各种类型的造影剂扩散：椎旁、硬膜外（仅）、肋间、椎前和胸膜[17]。使用超声技术的胸膜穿刺发生率（5%）[17]似乎高于报道的基于体表标志的技术（胸膜穿刺发生率为 1.1%）[21]。然而，在得出任何结论之前我们必须记住，这是一项尸体研究，其结果可能不会转化为临床实践。有必要进行进一步临床研究，评估 Luyet 等[17]描述的超声引导椎旁导管置入技术。

Shibata 和 Nishiwaki[30]及 Ben-Ari 等[28]描述了一种椎旁间隙的肋间入路。虽然上述两种方法[28, 30]有微小的差异，但基本上涉及使用高频线阵探头在所需水平对椎旁区域进行横向扫查，并在超声束平面上从外侧推进到内侧方向[28, 30]，直到阻滞针的尖端被确认在胸椎椎旁间隙的尖部[28, 30]。在横向超声图像上，胸椎椎旁间隙的尖部位于前方高回声壁层胸膜和后方肋间内膜之间的楔形低回声间隙，并与肋间后间隙在外侧连续[30]。因此，局麻药注射到肋间后间隙可向内侧扩散至胸椎椎旁间隙。通过观察壁层胸膜前移位[28, 30]和胸椎椎旁间隙尖部增宽来确认正确的注射。Shibata 和 Nishiwaki[30]认为，由于阻滞针沿胸膜切线插入，这种技术可以减少胸膜穿刺的风险。然而，根据我们的经验，这

种方法在进针时给患者造成明显的疼痛和不适，尤其是在胸椎椎旁阻滞多次注射进行乳房手术时，尽管使用了细阻滞针（22G）。这可能是因为与传统的基于体表标志的注射相比，阻滞针在进入胸椎椎旁间隙前必须经过更长的距离。因此，当使用这种方法进行阻滞或导管置入时，应该考虑镇静和镇痛使患者舒适。此外，由于阻滞针向椎间孔方向前进，需要更大规模的试验来确定这种肋间入路并发症的发生率，因为胸椎椎旁阻滞后中枢神经并发症更常见于朝向内侧的针[3]。

最近，O'Riain 等[29]在一项尸体和临床研究中描述了一种超声引导胸椎椎旁阻滞的平面内技术。高频线阵探头（5 ～ 10 MHz）置于距离棘突尖端 2.5 cm 处，进行胸椎椎旁间隙的旁正中矢状面扫查[29]。该研究作者将相邻的横突描述为两条暗线[29]。壁层胸膜位于横突深方，也被视为一个随呼吸运动的高回声结构[29]。肋横突上韧带不太清晰，但被认为是夹杂低回声区的多条线样高回声带，位于两个相邻的横突之间[29]。胸椎椎旁间隙被看作肋横突上韧带和壁层胸膜之间的一个低回声间隙[29]。对于此阻滞，探头的中点位于两个相邻的横突中间，将 Tuohy 针（18 G）朝头侧方向平面内插入，直到穿过肋横突上韧带[29]。注射生理盐水，通过显示壁层胸膜前移位来确定针的位置，以方便导管置入[29]。该研究作者评论说，很难追踪前进的针尖，他们将其归因于针插入的角度太小[29]。不过，他们在尸体研究中，10 次尝试中有 8 次成功放置了椎旁导管，临床研究中所有患者（n = 9）都有胸壁麻醉的证据，并提供了术后镇痛[29]。

除上述数据外，本章作者未发现有任何其他已发表的数据描述胸椎椎旁阻滞相关的超声解剖，或在临床环境中进行实时超声引导胸椎椎旁阻滞技术。以下部分是作者关于超声引导胸椎椎旁阻滞工作的总结。

胸椎椎旁阻滞的相关超声解剖

基本观点

胸椎椎旁阻滞的超声扫查可在横轴（横向扫查）或纵轴（矢状扫查）上进行，患者可以取坐位（作者偏好）、侧卧位或俯卧位。俯卧位对进行慢性疼痛操作的患者很有用，因为透视也可与超声成像联合使用。目前，还没有数据显示扫查或介入的最

佳方位，这通常是个人偏好和经验的问题。超声扫查的探头取决于患者的体型。高频超声比低频超声提供更好的分辨率，但其穿透性较差。此外，如果必须使用高频超声进行深度扫查，那么视野也会非常窄。在这种情况下，最好使用具有发散声束和宽视野的低频超声探头（2～5 MHz）。作者倾向于使用高频线阵探头（6～13 MHz）扫查胸椎椎旁区域，因为在中胸椎区，横突、肋横突韧带和胸膜位于较浅的深度。作者的实践是在超声引导介入前进行预扫查。扫查目的是预览解剖、识别潜在的无症状异常或变异、优化图像、测量到横突和胸膜的相关距离，并确定针插入的最佳位置和轨迹。扫查前，在注射水平胸椎椎旁区域的皮肤上应用大量超声凝胶进行声学耦合，而在超声引导介入期间必须使用无菌超声凝胶。通过对超声进行以下调节来优化超声图像：选择适当的预设（小器官或肌肉骨骼预设），设置适当的扫查深度（4～6 cm），选择宽带探头的"常规"优化（中频范围）选项，将"焦点"调整到与感兴趣区对应的正确深度，最后手动调节"增益""动态范围"和"压缩"设置以获得最佳图像。复合成像和组织谐波成像有助于提高图像的质量。

胸椎椎旁区域横向扫查

对于胸椎椎旁区域横向扫查，超声探头置于棘突外侧，定位标记指向患者右侧（图9.4）。在横向超声图像上，椎旁肌被清晰地描绘出来，位于横突表面（图9.5和9.6）。横突呈强回声结构，其后方有一个黑色声影，完全遮挡了胸椎椎旁间隙（图9.5）。在横突外侧，高回声胸膜随着呼吸运动，表现出典型的"肺滑动征"[34]，即胸膜表面在胸腔内相互运动的超声表现。彗星尾伪像，即混响伪像，也可以在胸膜深处和肺组织内看到，并且通常与呼吸同步[34]。在壁层胸膜和肋间内膜之间也可见一个低回声间隙（图9.5和9.6），即肋间内肌的内侧延伸，与肋横突上韧带的内侧连续（图9.7）。这一低回声间隙代表了肋间后间隙的内侧界或胸椎椎旁间隙的尖部，两者相互交通（图9.5～9.7）。因此，注射到胸椎椎旁间隙内侧的局麻药通常可以向外侧扩散，反之亦然；外侧注射的局麻药可以向内侧扩散到椎旁间隙是超声引导胸椎椎旁阻滞的基础[28, 30]，针从外侧到内侧方向在超声束平面内插入（见下文，技术3）。从上述扫查位置开始（如横突上），如果将探头稍微向头侧或尾侧滑动，就可以对椎旁区域进行横向扫查，超声束在两个横突之间。超声信号现在不受横突或肋横突连接的阻挡，部分壁层胸膜和"真正的"胸椎椎旁间隙现在可以隐约看到（图9.6和9.8）。形成胸椎椎旁间隙后界的肋横突上韧带也可看到，其与肋间内膜在外侧混合，形成肋间后间隙的后缘（图9.8）。胸椎椎旁间隙和肋间后间隙之间的交通也可以清晰看到（图9.8）。

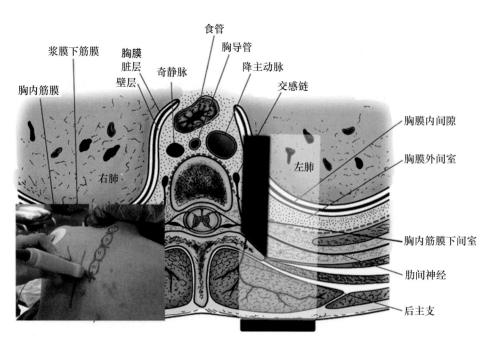

图9.4 胸椎椎旁区域横向扫查时超声探头方向和超声束的指向方式。横突通常会投射一个声影（以黑色表示），会遮挡超声显示胸椎椎旁间隙（插入图片显示超声探头相对于脊柱的位置）

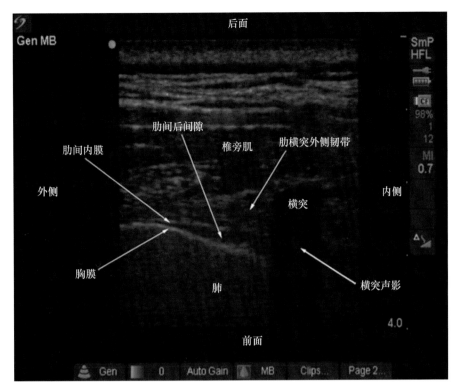

图 9.5　超声束在横突上方入射时胸椎椎旁区域的横断面超声图像（注意横突的声影如何遮挡胸椎椎旁间隙。位于壁层胸膜、肋横突外侧韧带和外侧的肋间内膜之间的低回声间隙代表胸椎椎旁间隙的尖部，或是肋间后间隙的内界）

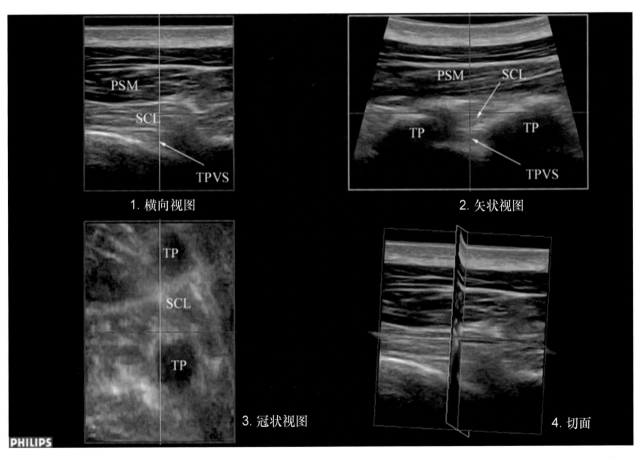

图 9.6　胸椎椎旁间隙的多平面三维视图。注意这三个切面的获取（红色——横向，绿色——矢状位，蓝色——冠状位）。PSM，椎旁肌；SCL，肋横突上韧带；TPVS，胸椎椎旁间隙；TP，横突

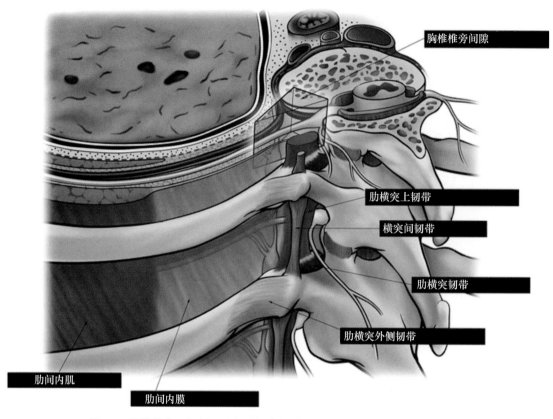

图9.7 胸椎椎旁区解剖显示各种椎旁韧带及其与胸椎椎旁间隙的解剖关系

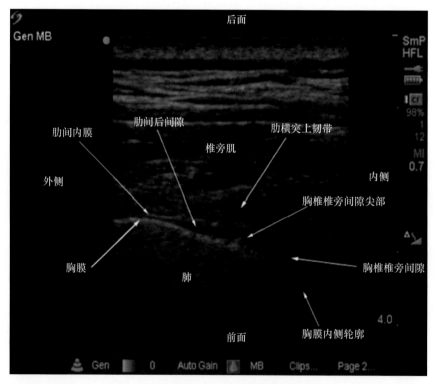

图9.8 超声束于相邻两个横突之间入射时胸椎椎旁区域横向超声图像（注意横突声影现在不明显，部分胸椎椎旁间隙和胸膜前内侧反射此时可见。形成胸椎椎旁间隙后界的肋横突上韧带也可见，它在外侧与肋间内膜融合形成肋间后间隙的后界。胸椎椎旁间隙和肋间后间隙的交通也清晰可见）

胸椎椎旁区域矢状扫查

在胸椎椎旁区域矢状扫查时，超声探头位于中线外侧 2～3 cm 处，其方向标记指向头侧（图9.9）。在矢状面超声图像上，横突显示为椎旁肌深方的强回声和圆形结构，它们向前投射声影（图9.10 和 9.11）。在两个相邻横突的声影之间，有一个由肋横突上韧带和横突间韧带、椎旁间隙及其内容物、壁层胸膜以及肺组织（从后向前方向）反射产生的声窗（图9.10 和 9.11）。作者观察到，在真正的矢状扫查中，胸膜和椎旁间隙没有清晰地描绘出来（图9.9），这可能是由于在一定深度空间分辨率缺失或由于"各向异性"，因为超声束邻近椎体

前内侧反射，没有与胸膜成直角入射。我们团队在最近的一项研究中客观证明，当超声束稍微倾斜入射时，如超声探头略微侧向或向外倾斜时（数据待公布），肋横突上韧带、椎旁间隙和胸膜的超声可见性更好（图9.12）。作者认为，通过这样操作，超声束在横突遇到的骨性阻挡较少，而且超声束与胸膜更成直角，这解释了为什么椎旁间隙和壁层胸膜显示更好（图9.12）。因此，作者认为"旁正中斜矢状轴"是胸椎椎旁间隙超声成像的最佳轴线。然而，这只允许显示椎旁间隙的顶端部分。此外，利用目前的超声技术，作者还不能看到椎旁间隙的肋间神经，但使用多普勒超声更容易看到肋间血管（图9.13）。

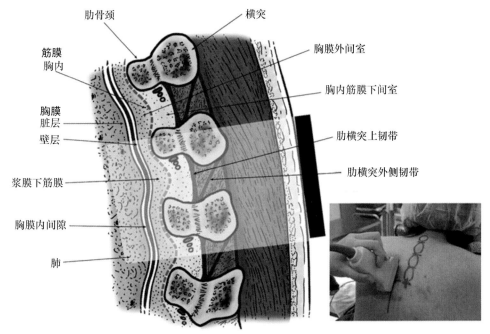

图 9.9 显示胸椎椎旁区域旁正中矢状扫查时超声探头方向与超声束的入射方式（插入图片显示扫查时超声探头相对于脊柱的位置）

图 9.10 胸椎椎旁区域旁正中矢状位超声图像（注意尽管胸膜和胸椎椎旁间隙可见，但并没有清晰描绘出来）

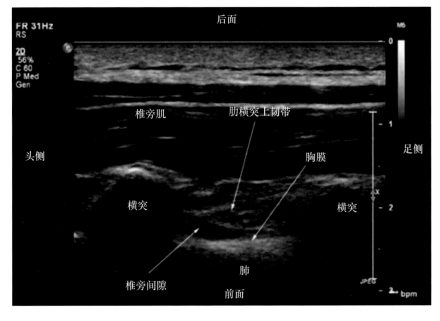

图 9.11 渲染的胸椎椎旁间隙的三维视图。获得的三维容积经过渲染，可以从外侧（肋间隙）观察胸椎椎旁间隙的解剖（注意胸椎椎旁间隙的顶端部分在肋横突上韧带和壁层胸膜之间清晰描绘）

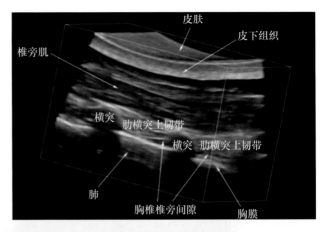

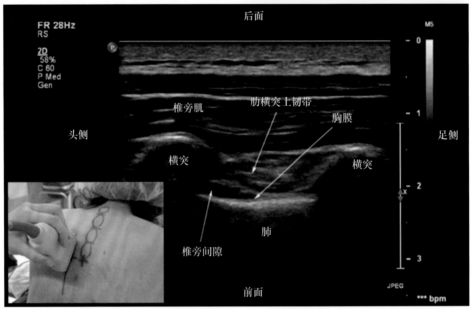

图 9.12 胸椎椎旁区域与旁正中斜矢状位超声图像。插入图片显示超声探头在扫查过程中如何稍微向外倾斜 [注意胸膜、肋横突上韧带和胸椎椎旁间隙现在清晰地描绘出来（与图 9.10 为同一患者）]

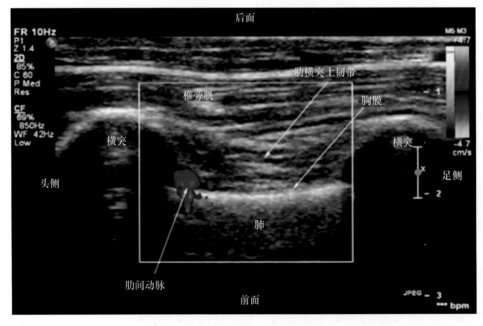

图 9.13 胸椎椎旁区域旁正中斜矢状位超声图像，显示椎旁间隙肋间动脉的彩色多普勒信号

超声引导胸椎椎旁阻滞技术

对于超声引导胸椎椎旁阻滞，目前还没有最佳或最安全入路的数据或共识。可以使用下述三种不同方法中的任何一种进行实时超声引导胸椎椎旁阻滞。

横向扫查，针短轴插入（技术 1）

在这项技术中，如上所述对胸椎椎旁区域进行横向扫查，并将阻滞针自超声束的短轴插入（图 9.14）。在预扫查过程中，确定横突和胸膜的深度。这种方法的针插入方向与使用体表解剖标志进行胸椎椎旁阻滞相似。由于针是在短轴插入，针只能显示为一个亮点，这种方法的目的是引导针到横突。当接触横突后，针会稍微回撤并再重新前进 1.5 cm 的预定距离，以便从横突下通过进入胸椎椎旁间隙。血液或脑脊液抽吸阴性后，计算好剂量的局麻药等份注射。注射后，常可见局麻药使胸椎椎旁间隙尖部扩大和胸膜前移（图 9.14）。局麻药也可向外侧扩散到肋间后间隙。矢状扫查也可以观察到通

过注射局麻药使相邻椎旁间隙扩张。

旁正中斜矢状扫查，针平面内插入（技术 2）

在这种方法中，如上所述进行旁正中斜矢状扫查（图 9.12），阻滞针在超声束平面内插入（图 9.15）。根据作者的经验，虽然阻滞针是插入超声束平面内，但用这种方法来显示针往往具有挑战性。这与 O'Riain 等的报道一致[29]。这可能是因为阻滞针通常是以相当尖锐的角度插入，超声束也有轻微（向外）倾斜，以获得胸椎椎旁间隙的最佳显示。因此，作者的实践是在超声引导下推进阻滞针，接触横突下缘，然后稍微回撤，再重新通过横突下缘。然后团注生理盐水（2～3 ml），并寻求超声证据（如上所述），以确保针尖在胸椎椎旁间隙内。然后等份注射计算好剂量的局麻药。注射后，常见胸膜前移、椎旁间隙增宽和胸膜回声增强（图 9.16），这是正确注射到胸椎椎旁间隙的客观征象。作者还实时观察到注射的局麻药扩散到相邻的椎旁间隙（图 9.16），证实了之前关于相邻椎旁间隙相互交通的报告[3]。

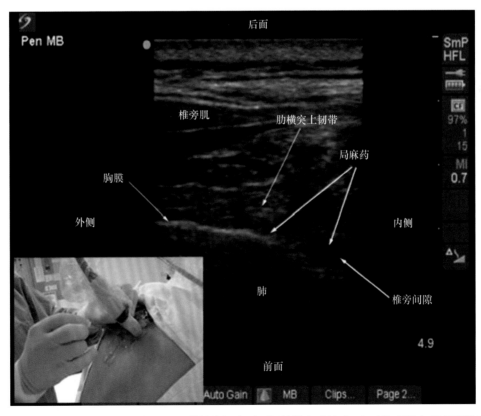

图 9.14　超声引导胸椎椎旁阻滞使用横向扫查，阻滞针自超声平面短轴插入（技术 1）。（注意横向超声图像上局麻药使椎旁间隙增宽和胸膜前移。也可见局麻药向外侧扩散至肋间后间隙。插入图片显示探头方位和针插入的方向）

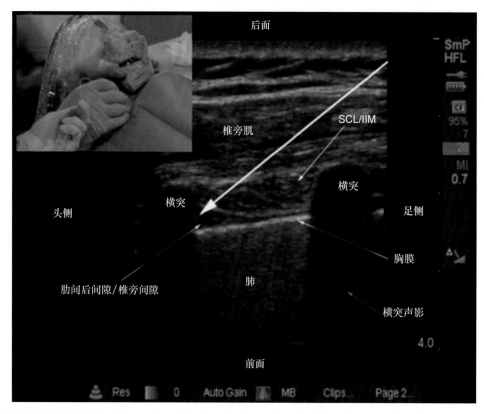

图 9.15 超声引导胸椎椎旁阻滞使用旁正中斜矢状扫查（技术2）。长白箭代表针插入的方向，插入图片显示阻滞针如何插入超声平面长轴。使用这种方法显示阻滞针可能很有挑战性。SCL，肋横突上韧带；IIL，肋间内膜

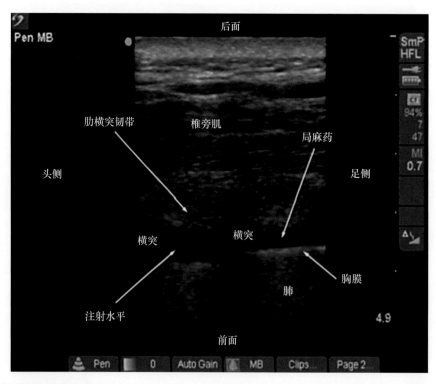

图 9.16 局麻药注射后胸椎椎旁间隙的旁正中斜矢状位超声图像（技术2）（注意椎旁间隙增宽和胸膜移位。还可见局麻药从注射水平扩散到相邻的椎旁间隙）

横向扫查，针平面内插入或肋间入路到胸椎椎旁间隙（技术3）

在这种方法中，如前所述进行横向扫查（图9.5），阻滞针在超声束平面内从外侧到内侧方向插入（图9.17），直到看见阻滞针尖位于肋间后间隙或胸椎椎旁间隙的尖部。然后团注生理盐水（2～3 ml），并寻求超声证据（如上所述），以确保针尖位于胸椎椎旁间隙的尖部。然后将计算好剂量的等份局麻药缓慢注射。在注射过程中，通常看到椎旁间隙变宽和壁层胸膜前移位（图9.17）。与上述其他技术相比，由于针插入超声束平面，这种方法阻滞针观察效果最好。然而，由于针是从外侧向内侧插入的，即朝向椎间孔，所以可能更容易发生硬膜外扩散或无意的鞘内注射[3]。需要进一步的研究来证实这种技术在临床实践中的安全性和有效性。此外，由于阻滞针穿过更多的软组织，这种方法似乎也在阻滞期间给患者造成最大程度的不适和疼痛，多个平面的椎旁注射期间需要给予足够大剂量的静脉镇静和镇痛。

总结

最近，超声技术和超声仪器图像处理能力的提高使部分胸椎椎旁间隙成像成为可能。在胸椎椎旁阻滞之前或其间能够实时描述胸椎椎旁间隙的相关解剖可能有几处优势。超声无创、安全、使用简单、无辐射，似乎是传统的基于体表标志的胸椎椎旁阻滞技术的一种很有前景的替代技术。使用超声可以在阻滞前预览椎旁解剖结构，并确定横突和胸膜的深度。后者定义了针插入的最大安全深度，可能有助于减少胸膜穿刺的发生率。胸椎椎旁阻滞期间的超声引导还可以使阻滞针准确地进入胸椎椎旁间隙，并实时显示注射过程中局麻药的分布。这可能会提高疗效、提高成功率并减少穿刺针相关的并发症。然而，需要建立一个超声成像和针插入的最佳方位，因为在超声引导胸椎椎旁阻滞过程中，阻滞针的显示相当具有挑战性。超声也是演示胸椎椎旁阻滞相关解剖的一个很好的教学工具，并有可能改善该技术的学习曲线。目前，关于使用超声进行胸椎椎旁阻滞的数据有限，需要进一步的研究来确

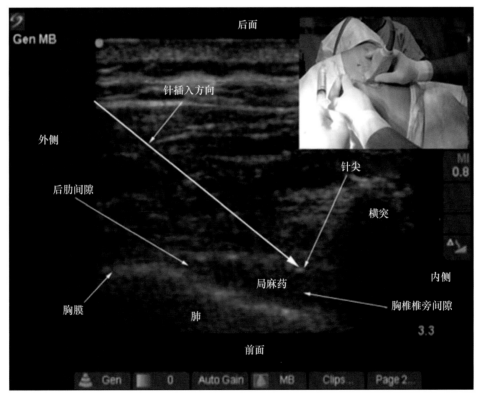

图9.17 局麻药注射后胸椎椎旁间隙的横向超声图像（技术3）。（注意椎旁间隙增宽、胸膜前移和局麻药向外侧扩散到肋间后间隙。长白箭代表阻滞针插入方向。插入图片显示阻滞针如何从外侧向内侧方向插入超声束平面）

定其在临床实践中的作用。

感谢　本文中所有数据均经 http://www.aic.cuhk. edu.hk/usgraweb 许可转载。

参考文献

1. Cheema SP, Ilsley D, Richardson J, Sabanathan S. A thermographic study of paravertebral analgesia. Anaesthesia. 1995;50:118–21.
2. Karmakar MK, Critchley LA, Ho AM, Gin T, Lee TW, Yim AP. Continuous thoracic paravertebral infusion of bupivacaine for pain management in patients with multiple fractured ribs. Chest. 2003;123:424–31.
3. Karmakar MK. Thoracic paravertebral block. Anesthesiology. 2001;95:771–80.
4. Wassef MR, Randazzo T, Ward W. The paravertebral nerve root block for inguinal herniorrhaphy – a comparison with the field block approach. Reg Anesth Pain Med. 1998;23:451–6.
5. Coveney E, Weltz CR, Greengrass R, et al. Use of paravertebral block anesthesia in the surgical management of breast cancer: experience in 156 cases. Ann Surg. 1998;227:496–501.
6. Klein SM, Bergh A, Steele SM, Georgiade GS, Greengrass RA. Thoracic paravertebral block for breast surgery. Anesth Analg. 2000;90:1402–5.
7. Karmakar MK, Chung DC. Variability of a thoracic paravertebral block. Are we ignoring the endothoracic fascia? Reg Anesth Pain Med. 2000;25(3):325–7.
8. Karmakar MK, Kwok WH, Kew J. Thoracic paravertebral block: radiological evidence of contralateral spread anterior to the vertebral bodies. Br J Anaesth. 2000;84(2):263–5.
9. Karmakar MK, Gin T, Ho AM. Ipsilateral thoraco-lumbar anaesthesia and paravertebral spread after low thoracic paravertebral injection. Br J Anaesth. 2001;87:312–6.
10. Macintosh RR, Mushin WW. Observations on the epidural space. Anaesthesia. 1947;2:100–4.
11. Conacher ID, Kokri M. Postoperative paravertebral blocks for thoracic surgery. A radiological appraisal. Br J Anaesth. 1987;59:155–61.
12. Conacher ID. Resin injection of thoracic paravertebral spaces. Br J Anaesth. 1988;61:657–61.
13. Purcell-Jones G, Pither CE, Justins DM. Paravertebral somatic nerve block: a clinical, radiographic, and computed tomographic study in chronic pain patients. Anesth Analg. 1989;68:32–9.
14. Eason MJ, Wyatt R. Paravertebral thoracic block-a reappraisal. Anaesthesia. 1979;34:638–42.
15. Richardson J, Cheema SP, Hawkins J, Sabanathan S. Thoracic paravertebral space location. A new method using pressure measurement. Anaesthesia. 1996;51:137–9.
16. Richardson J, Lonnqvist PA. Thoracic paravertebral block. Br J Anaesth. 1998;81:230–8.
17. Luyet C, Eichenberger U, Greif R, Vogt A, Szucs FZ, Moriggl B. Ultrasound-guided paravertebral puncture and placement of catheters in human cadavers: an imaging study. Br J Anaesth. 2009;102:534–9.
18. Greengrass R, O'Brien F, Lyerly K, et al. Paravertebral block for breast cancer surgery. Can J Anaesth. 1996;43:858–61.
19. Kirvela O, Antila H. Thoracic paravertebral block in chronic postoperative pain. Reg Anesth. 1992;17:348–50.
20. Tenicela R, Pollan SB. Paravertebral-peridural block technique: a unilateral thoracic block. Clin J Pain. 1990;6:227–34.
21. Lonnqvist PA, MacKenzie J, Soni AK, Conacher ID. Paravertebral blockade. Failure rate and complications. Anaesthesia. 1995;50:813–5.
22. Abrahams MS, Aziz MF, Fu RF, Horn JL. Ultrasound guidance compared with electrical neurostimulation for peripheral nerve block: a systematic review and meta-analysis of randomized controlled trials. Br J Anaesth. 2009;102:408–17.
23. Chin KJ, Chan V. Ultrasound-guided peripheral nerve blockade. Curr Opin Anaesthesiol. 2008;21:624–31.
24. Marhofer P, Greher M, Kapral S. Ultrasound guidance in regional anaesthesia. Br J Anaesth. 2005;94:7–17.
25. Grau T, Leipold RW, Conradi R, Martin E, Motsch J. Ultrasound imaging facilitates localization of the epidural space during combined spinal and epidural anesthesia. Reg Anesth Pain Med. 2001;26:64–7.
26. Grau T, Leipold RW, Fatehi S, Martin E, Motsch J. Real-time ultrasonic observation of combined spinal-epidural anaesthesia. Eur J Anaesthesiol. 2004;21:25–31.
27. Karmakar MK, Li X, Ho AM, Kwok WH, Chui PT. Real-time ultrasound-guided paramedian epidural access: evaluation of a novel in-plane technique. Br J Anaesth. 2009;102:845–54.
28. Ben-Ari A, Moreno M, Chelly JE, Bigeleisen PE. Ultrasound-guided paravertebral block using an intercostal approach. Anesth Analg. 2009;109:1691–4.
29. O'Riain SC, Donnell BO, Cuffe T, Harmon DC, Fraher JP, Shorten G. Thoracic paravertebral block using real-time ultrasound guidance. Anesth Analg. 2010;110:248–51.
30. Shibata Y, Nishiwaki K. Ultrasound-guided intercostal approach to thoracic paravertebral block. Anesth Analg. 2009;109:996–7.
31. Hara K, Sakura S, Nomura T, Saito Y. Ultrasound guided thoracic paravertebral block in breast surgery. Anaesthesia. 2009;64:223–5.
32. Pusch F, Wildling E, Klimscha W, Weinstabl C. Sonographic measurement of needle insertion depth in paravertebral blocks in women. Br J Anaesth. 2000;85(6):841–3.
33. Naja MZ, Gustafsson AC, Ziade MF, et al. Distance between the skin and the thoracic paravertebral space. Anaesthesia. 2005;60:680–4.
34. Lichtenstein DA, Menu Y. A bedside ultrasound sign ruling out pneumothorax in the critically ill. Lung sliding. Chest. 1995;108:1345–8.

第 10 章

超声引导腰椎关节神经阻滞和关节内注射

David M. Irwin，Michael Gofeld

概述

　　脊神经阻滞的概念通过缓解该神经传递的疼痛进行验证。类似地，疼痛结构（如炎症关节）的阻滞应至少能暂时缓解疼痛。诊断性和治疗性腰椎关节突关节神经和关节介入是疼痛治疗中最常用的注射。传统上，需要透视引导以确保精确的阻滞针位置并排除血管内注射。由于该操作被认为是一种低风险的介入，使用超声引导是一种有吸引力的替代透视方法，主要是因为它不会对患者和医务人员产生电离辐射，并有助于识别软组织目标。此外，超声引导技术本质上是"诊室操作"，不需要放射室或手术室。

解剖

　　腰椎中，脊柱病变最常发生在 L3 ~ L5 节段，因为这些椎体承载着大部分体重并承受脊柱最大的压力。每个椎体通过前方椎间盘和后方关节突关节（或称小关节）与相邻椎体连接。椎体是一薄层致密的皮质骨，包围着骨小梁内环境。椎弓根是两个短圆形突起，从椎体背部外侧缘向后延伸。椎板是两个扁平骨板，从椎弓根向中部延伸形成椎孔的后壁。黄韧带附着在椎管后壁。当神经根自椎间孔发出时，分为腹支和背支。背支发出三个分支，即内侧支、中间支和外侧支。每个腰椎关节突关节由相应水平和以上水平的内侧支支配。内侧支在由相应的上关节突和横突形成的凹中走行，也可能稍微向头侧位于上关节突的基底部。L5 内侧支是一个关节神经网，走行路径变异多，因此 L5 背支是阻滞的目标。该神经常位于 S1 上关节突和骶骨翼根部。在影像引导关节突关节神经和关节注射过程中，腰椎的解剖变异可能构成挑战。变异包括脊柱侧弯、第 6 腰椎、第 5 腰椎骶化和假关节，可能导致针置入节段水平的错误。因此计划进行介入操作时，有必要回顾先前的影像资料。

文献回顾

　　在过去的 10 年里，超声已被引入区域麻醉以显示椎旁和椎管内结构。Grau 和 Arzola 证明，在产科麻醉中通过超声可以测量到硬膜外腔的距离[1-2]。2008 年，Lee 得出结论，术前脊髓超声通过发现腰椎和黄韧带的解剖异常，可以防止意外的硬膜穿刺[3]。2009 年，Luyet 发表了他在尸体上进行超声辅助椎旁穿刺和导管置入的技术[4]。首次发表的关于超声引导疼痛治疗操作的文章描述了腰椎关节突关节周围注射[5]。该方法最近在 2007 年得到了验证，Galiano 等得出结论，超声方法对大多数患者关节突关节是可行的且风险最小，与对照的 CT 介入相比显著减少了操作时间[6]。在腰椎的横向视图中通常可见关节突关节的裂隙。当排除没有入路的关节后，作者报告了 80% 的成功率。尽管报告了令人满意的结果，但 Galiano 等的研究提出了两个重要的问题：CT 仅用于成像验证且研究中没有注射造影剂[6]。目前的常规做法是根据几个不同介入操作协会的指南，要求使用透视引导下放置针，注射放射造影剂确认。最近进行的一项尸体研究使用标准成像方案验证了超声引导关节突关节注射。测量结果被 X 线关节内造影证实。使用 0.2 ~ 0.3 ml 造影剂，88% 的注射在关节间隙内观察到造影剂[13]。如果排除"隐形"关节（超声不可见），成功率为 96%。

腰椎关节突关节疼痛通常用感觉神经阻滞来诊断[7]。超声引导这类注射已经在健康志愿者进行了研究[8]，并通过 CT 验证[6, 9]。在最近发表的透视对比的临床研究中[10]，全部 101 针都放置在正确的腰椎节段，其中 96 针（95%）在正确的位置。两例注射与造影剂血管内扩散相关。视觉模拟评分的平均疼痛评分从阻滞前的 52 降到阻滞后的 16[10]。本研究存在一些局限性，尤其是体重指数（BMI）较低的研究患者可能会有好的脊柱显示，并最终取得较高的技术成功率。此外，排除了腰骶关节突关节相关疼痛的患者[10]，因此 L5 背侧支阻滞未被评估。然而，在 Greher 等的早期研究中[9]，超声为一位 BMI 36 kg/m² 的患者充分成像，因此肥胖被认为并非是绝对禁忌证。但是 Rauch 等得出结论，在肥胖患者中不能进行超声引导内侧支阻滞[11]。这很可能是超声在腰椎内侧支阻滞中的局限性之一。最具技术挑战性的目标是 L5 背侧支。它的位置较深且髂嵴的声影干扰使注射变得复杂而往往不可行。先前的研究排除了 L5 背侧支，限制了超声引导腰椎关节突关节神经阻滞的临床可用性。最近发表的 Greheret 等的研究概述了旋转横轴视图中一种新的斜平面外技术[12]，最终针的位置通过透视确认。在未经选择的尸体中总体成功率为 80%，在无脊椎病的尸体亚组中成功率为 100%。

扫查技术

患者处于俯卧位，在腹下放置一个枕头以减少腰椎前凸。使用 3 ～ 8 MHz 凸阵超声探头进行检查。脊柱超声扫查需要遵循图像采集的特定顺序，以获取软组织（椎旁肌、韧带、硬脊膜）和椎体的最佳视图。在皮肤上涂抹适量的超声耦合剂。从骶骨起，探头位于中线开始纵向扫查。对于脊柱侧弯患者，可能需要内侧或外侧倾斜以获得最佳视图（图 10.1）。可以在探头旁边用笔做皮肤标记，以帮助定位脊柱节段并提供解剖结构的"参考点"。当获取中线纵向图像后，探头轻轻地向外侧移动，直到看到"锯齿状"强回声线（图 10.2）。这一骨性结构代表上关节突和下关节突，然而，关节间隙在这一切面不能显示。进一步向外侧移动探头，显示一条强回声点线。这些是横突以及其间的低回声软组织（图 10.3）。在这个视图中，最尾部的宽声影通常代表骶骨。

完成纵向扫查后，第二次从骶骨开始进行轴向（短轴）超声检查。第一个明显的中线骨突起是骶骨的 S1 正中嵴（图 10.4）。然后探头向头侧移动，直到看到一个深部的高回声结构。其通常对应 L5/S1 鞘内间隙（图 10.5）。当超声通过脑脊液并反射出腹侧硬脑膜和后纵韧带时，可见信号呈高回声增强。有时，特别是在年轻患者中，可以看到两条高回声线，代表后硬膜和腹侧硬膜。

下一个中线强回声信号位于鞘内间隙头侧，是 L5 棘突。在任何腰椎水平，都可以获得两个轴向视图："椎板间窗"（图 10.5）和"棘突/椎板窗"（图 10.6）。（注意：在"棘突/椎板"位置看不到关节突关节。相反，偶尔可以看到腹侧支发出）建议继续进行头侧扫查并识别所有的腰椎棘突，并将

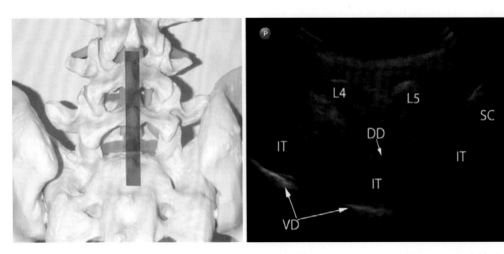

图 10.1 左：探头的中线位置（半透明红色矩形）。右：腰椎超声长轴视图显示 L4 和 L5 棘突，S1 正中嵴（SC），背侧硬膜（DD）和腹侧硬膜（VD）的高回声线，以及低回声鞘内间隙（IT）

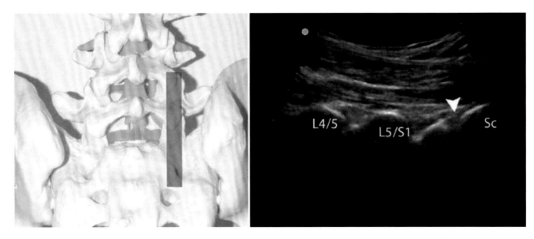

图 10.2　左：探头的中线旁位置（半透明红色矩形）。右：腰椎 L4/5 和 L5/S1 的关节突关节轮廓和 S1 背侧孔（箭头）的超声长轴视图。关节间隙在此视图中不可见

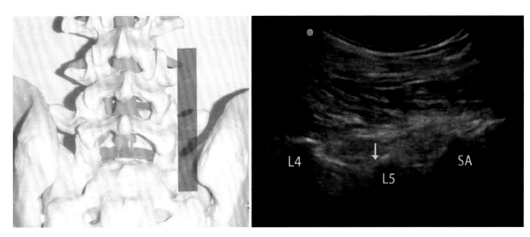

图 10.3　左：探头的外侧位置（半透明红色矩形）。右：超声长轴视图显示 L4、L5 横突和骶骨翼（SA）。横突上缘或骶骨翼紧邻上关节突外侧（长箭）是正确的解剖目标

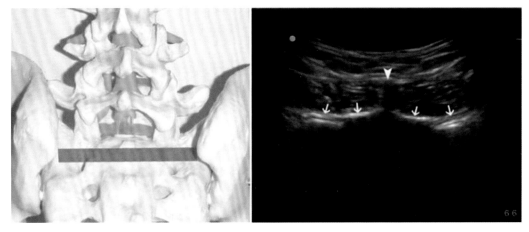

图 10.4　左：探头的轴向位置（半透明红色矩形）。右：骶骨超声短轴视图显示 S1 正中嵴（箭头）和骶骨强回声表面（长箭）

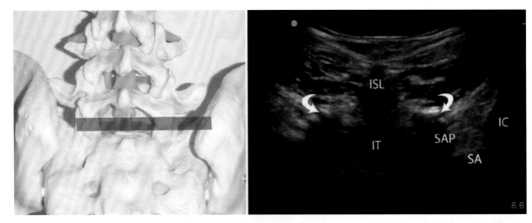

图 10.5 左：探头的轴向位置（半透明红色矩形）。右：腰骶段超声短轴视图显示低回声的 L5/S1 棘突间韧带（ISL）、L5/S1 关节突关节（弯箭头）、鞘内间隙（IT）、S1 上关节突（SAP）、骶骨翼（SA）和髂嵴（IC）

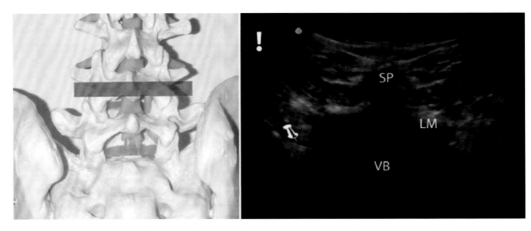

图 10.6 左：探头的轴向位置（半透明红色矩形）。右：L4 椎体的超声短轴视图（骨窗）。L4 棘突（SP）和 L4 椎板（LM）完全遮挡了 L4 椎体（VB）。鞘内空间和横突在此视图中不可见。左侧可见 L4 神经根（针形箭）

其与之前的皮肤标记联系起来。这种相关性将防止在错误的节段上进行注射。当探头牢固地定位在所需节段时，腰椎的三台阶声影将变得明显：最浅表的高回声结构是棘间韧带或棘突，关节突关节位于其下方和外侧，横突位于最下方和外侧（图 10.7）。微调探头有助于"打开关节"并显示关节突和横突之间的夹角。后者是内侧支阻滞（L1～L4）的解剖目标。在 L5/S1 水平，S1 上关节突与骶骨翼的

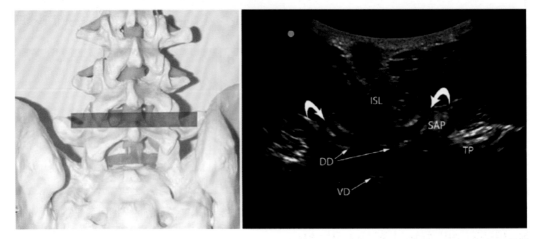

图 10.7 左：探头的轴向位置（半透明红色矩形）。右：L4/5 节段超声短轴视图显示低回声的 L4/5 棘突间韧带（ISL）、L4/5 关节突关节（弯箭头）、背侧硬膜（DD）和腹侧硬膜（VD）、L5 上关节突（SAP），以及 L4 横突（TP）

连接应进行定位。通常可见髂嵴位于骶骨翼的外侧（图 10.8）。

注射技术

L1～L4 关节内侧支和 L5 背侧支神经阻滞

消毒准备阻滞区域皮肤。超声探头覆盖无菌套。患者取俯卧位，腹下用枕头减少腰椎前凸。应使用无菌超声耦合剂。

操作从中线纵向扫查起，如上所述从骶骨开始。然后旋转探头以获取所需节段的短轴视图以及先前描述的腰椎三台阶声影。测量深度，并预估插入角度（图 10.9）。阻滞针紧邻探头外侧缘插入，并在平面内推进，直到接触相应的上关节突根部的

骨表面（图 10.10）。由于髂嵴较高，L5 背侧支阻滞在技术上具有挑战性。如果髂嵴影响视野，则可以使用平面外方法进行注射（见下文）。另一种方法是采用 Greher 等报道的探头倾斜技术[12]。一旦接触骨质，探头矢状旋转以获取纵向视图，并定位在椎旁"横突"平面。横突和（或）骶骨翼的声影应定位。抖动穿刺针将有助于确定其在平面外超声视图中的位置。必须在横突或骶骨翼上部看到针尖（图 10.11）。如果针没有在预定深度接触到骨，纵向视图应明确针尖相对于横突的位置。在这种情况下，针尖可以在声影下方或上方看到。无法识别针尖位置可能导致针经椎间孔推进并损伤出口处神经根。

确认针位置后，注射 0.5 ml 局麻药。注射过程中观察针尖是最重要的。高分辨率超声能够观察由

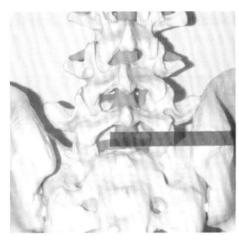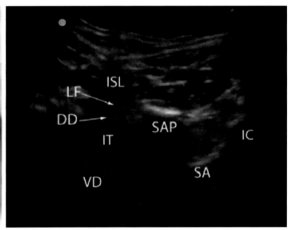

图 10.8 左：探头的轴向位置（半透明红色矩形）。右：右侧腰骶段超声短轴视图显示低回声 L5/S1 棘突间韧带（ISL）、黄韧带（LF）、背侧硬膜（DD）和腹侧硬膜（VD）、鞘内间隙（IT）、右侧 S1 上关节突（SAP）、骶骨翼（SA）和髂嵴（IC）

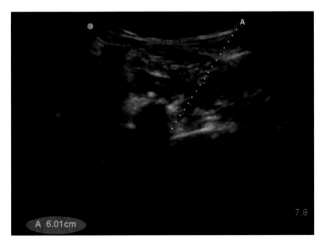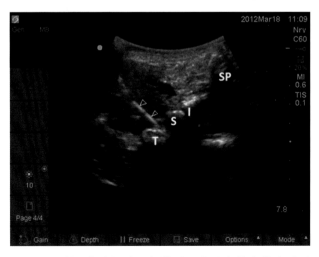

图 10.9 腰椎短轴视图：中线外侧探头位置提高目标的显示并减小注射角度。皮肤到目标的距离（虚线）为 6 cm

图 10.10 针（箭头）采用短轴平面内法定位在横突（T）和上关节突（S）之间的夹角。SP，棘突；I，下关节突

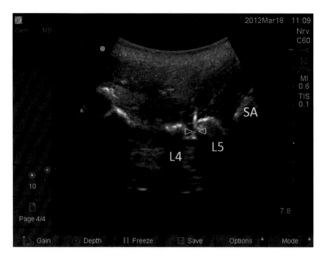

图 10.11　使用长轴平面外视图最后核实针尖（箭头）位于 L5 横突上缘。SA，骶骨

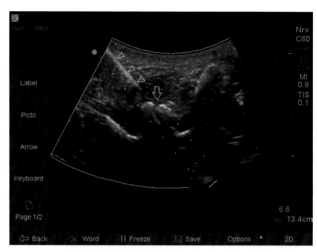

图 10.12　腰椎关节突关节注射。针（箭头）指向关节（空长箭）

注射液产生的低回声膨胀。不能识别这一现象提示针放置不当或血管内注射。

　　当采用平面外入路进行 L5 背侧支阻滞时，探头位于 L5/S1 水平横断面扫查。S1 上关节突根部（S1 上关节突与骶骨翼之间的夹角）保持在图像中间。阻滞针从紧邻探头中央的足侧插入，并沿足-头侧方向推进，直到针尖接触目标——S1/骶侧连接处（图 10.8）。应用纵向视图验证针尖没有超出骶骨翼，进入 L5/S1 椎间孔。

腰椎关节突关节内注射

　　患者准备和起始扫查与内侧支注射是同一方法。探头相对于对应的腰椎呈短轴，微调以获取关节后开口（间隙）的最佳超声图像（图 10.12）。然后阻滞针在平面内插入"间隙"。不必预测针是否位于上关节突和下关节突之间，精确置入关节间隙后面将确保针尖的关节内定位。开始注射后，将发现明显的"弹跳感"，注射药液的无回声信号可追踪到关节突背侧面并进入关节。如果注射压力低且注射液扩散局限在多裂肌，则针在关节囊外面。

超声引导关节突关节神经和关节注射的局限性

　　超声引导为放射影像引导腰椎关节突关节神经和关节介入提供了一种可行的替代方法。然而，对于解剖特征引起特殊挑战的患者（如肥胖、严重退行性改变、畸形），超声引导可能无法提供清晰的图像。此外，超声不能清晰地检测到血管内注射或无意的椎间孔扩散。最后，最大的限制因素之一是超声医生的专业水平和培训水平。

参考文献

1. Grau T, Leipold RW, Horter J, et al. The lumbar epidural space in pregnancy: visualization by ultrasonography. Br J Anaesth. 2001;86:798–804.
2. Arzola C, Davies S, Rofaeel A, et al. Ultrasound using the transverse approach to the lumbar spine provides reliable landmarks for labor epidurals. Anesth Analg. 2007;104:1188–92.
3. Lee Y, Tanaka M, Carvalho JC. Sonoanatomy of the lumbar spine in patients with previous unintentional dural punctures during labor epidurals. Reg Anesth Pain Med. 2008;33:266–70.
4. Luyet C, Eichenberger U, Greif R, et al. Ultrasound-guided paravertebral puncture and placement of catheters in human cadavers: an imaging study. Br J Anaesth. 2009;102:534–9.
5. Küllmer K, Rompe JD, Löwe A, et al. Ultrasound image of the lumbar spine and the lumbosacral transition. Ultrasound anatomy and possibilities for ultrasonically-controlled facet joint infiltration. Z Orthop Ihre Grenzgeb. 1997;135:310–4.
6. Galiano K, Obwegeser AA, Walch C, et al. Ultrasound-guided versus computed tomography controlled facet joint injections in the lumbar spine: a prospective randomized clinical trial. Reg Anesth Pain Med. 2007;32:317–22.
7. Boswell MV, Shah RV, Everett CR, et al. Interventional techniques in the management of chronic spinal pain: evidence-based practice guidelines. Pain Physician. 2005;8:1–47.
8. Greher M, Scharbert G, Kamolz LP, et al. Ultrasound-guided lumbar facet nerve block: a sonoanatomic study of a new methodologic approach. Anesthesiology. 2004;100:1242–8.
9. Greher M, Kirchmair L, Enna B, et al. Ultrasound-guided lumbar facet nerve block: accuracy of a new technique confirmed by computed tomography. Anesthesiology. 2004;101:1195–200.
10. Shim JK, Moon JC, Yoon KB, et al. Ultrasound-guided lumbar medial-branch block: a clinical study with fluoroscopy control. Reg Anesth Pain Med. 2006;31:451–4.
11. Rauch S, Kasuya Y, Turan A, et al. Ultrasound-guided lumbar medial-branch block in obese patients: a fluoroscopically confirmed clinical feasibility study. Reg Anesth Pain Med. 2009;34:340–2.
12. Greher M, Moriggl B, Peng PW, et al. Ultrasound-guided approach for L5 dorsal ramus block and fluoroscopic evaluation in unpreselected cadavers. Reg Anesth Pain Med. 2015;40:713–7.
13. Gofeld M, Bristow SJ, Chiu S. Ultrasound-guided injection of lumbar zygapophysial joints: an anatomic study with fluoroscopy validation. Reg Anesth Pain Med. 2012;228–31.

第11章

超声引导腰神经根（根周）注射

Klaus Galiano，Hannes Gruber

概述

腰神经根周围浸润（神经根阻滞）在腰神经根病的诊断和治疗中已得到充分应用[1]。腰神经根周注射最好通过透视或 CT 对照进行介入[2-3]。然而，两种引导模式都有显著的辐射暴露，至少在一定程度上是昂贵的设备。作为一种替代引导方法，超声成像也适用于脊柱浸润[4-8]和腰神经根周注射[9]。

超声引导技术

通常使用标准超声设备，配有工作频率为 2 ～ 5 MHz 的宽带凸阵探头。患者处于俯卧位。为减少腰椎前凸，应在腹下放置垫子。图像增益应设置为最大穿透，因为只有骨表面才是描述的感兴趣区。首先获取后椎旁矢状超声图像，以识别不同的脊柱节段（图 11.1）。然后在所需节段获取横向超声图像（见前一章）。图 11.2 清晰显示棘突和相邻结构（椎弓板、关节突关节、下关节面和上关节面、横突和椎体峡部）。

当在矢状面上确定了正确节段，就旋转探头，并追踪相应的棘突，直到能够描记出椎板。椎板应显示其整个长度以评估其下缘。外侧下一个狭缝是小关节的关节间隙。以此成像开始，可以追踪椎间孔和相应的脊神经[9]（图 11.2）。

神经根在横突之间的韧带下方离开神经孔。当接近神经孔并穿过横突时，针的推进应非常缓慢，因为会引起神经根疼痛。有时，神经孔内的神经根不能被清楚地描记出来。在这种情况下，在针尖非常缓慢地朝向神经孔移动之前，我们试图显示两个相邻的横突。在接近神经根时，患者会沿着相应的

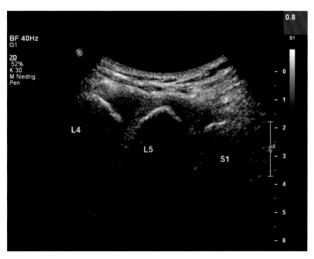

图 11.1 腰椎矢状位超声图像。S1 为骶 1 棘突浅表部分，L5 为腰 5 棘突浅表部分，L4 为腰 4 棘突浅表部分

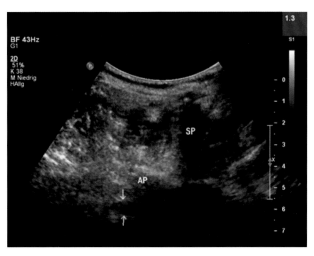

图 11.2 L4 ～ L5 节段椎间孔的轴位横向超声图像。细长箭指向发出的神经根。SP，棘突；AP，关节突

神经根区域感到轻微的感觉异常（临床可控），此时轻微回撤针并给药。

我们推荐"平面内技术"，在这种技术下，整

个针道随时可以控制，在针、针尖和目标之间实际上不会出现不匹配（图 11.3）。

超声引导技术的局限性

成功浸润阻滞需要两个条件：清晰地描记目标和清晰地显示指向目标的针（尖）。因此，第一步需进行超声成像调节以适应腰椎的超声检查。为了显示骨表面，必须使用适当的设置来调整增益和余晖来获取高亮图像（最大穿透增益）。否则，患者的组织超声表现会有所不同，影响超声解剖和获取清晰超声图像的可能性。根据我们的经验，肌肉脂肪变的患者目标描记困难。这种组织就像泡沫塑料一样不能被超声信号穿透，从而导致图像质量较差。显然，对于肥胖患者或既往有腰椎手术（明显的瘢痕形成、内固定、椎板切除术）的患者，迄今为止，不推荐超声方法。当针向目标推进时，将针尖保持在视野内需要一些练习。据观察，在接受超声引导周围神经阻滞训练的初学者中，不能做到这一点是最常见的错误。即使在进行了 100 多例超声引导周围神经阻滞后，仍有记录显示持续不能看到针尖，这表明有经验的

操作者也可能面临巨大的困难。针推进和（或）药物注射没有充分显示针尖，就可能导致无意的血管或神经损伤。使用替代标志显示针尖位置，如组织移动（以轻微的、可控的、来回移动的动作抖动针）和水定位（快速注射少量液体，0.5～1 ml），有时非常有用[10]。有效的针尖可视化可能是开发在针尖配备传感器的穿刺针，该传感器将被超声技术识别，并在超声图像中实时显示。然而，这种技术及其实用性仍有待评估。

根据我们的经验，腰脊神经根周围浸润在大多数患者中可行。然而，血管内注射并不能在所有患者中得到可靠的识别，因为超声在此深度时将缺乏足够的分辨率。

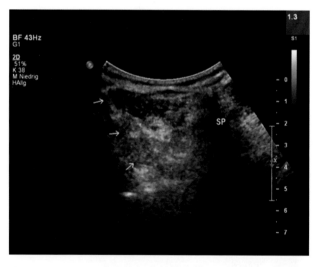

图 11.3 L4～L5 节段椎间孔的轴位横向超声图像，显示针在平面内对准神经孔。SP，棘突

参考文献

1. Ng L, Chaudhary N, Sell P. The efficacy of corticosteroids in peri-radicular infiltration for chronic radicular pain: a randomized, double blind, controlled trial. Spine. 2005;30:857–62.
2. Gangi A, Dietemann JL, Mortazavi R, et al. CT-guided interventional procedures for pain management in the lumbosacral spine. Radiographics. 1998;18:621–33.
3. Derby R, Kine G, Saal JA, et al. Response to steroid and duration of radicular pain as predictors of surgical outcome. Spine. 1992;17:S176–83.
4. Galiano K, Obwegeser AA, Bodner G, et al. Ultrasound guidance for facet joint injections in the lumbar spine: a computed tomography-controlled feasibility study. Anesth Analg. 2005;101:579–83.
5. Galiano K, Obwegeser AA, Bodner G, et al. Ultrasound-guided periradicular injections in the middle to lower cervical spine: an imaging study of a new approach. Reg Anesth Pain Med. 2005;30:391–6.
6. Galiano K, Obwegeser AA, Bodner G, et al. Ultrasound-guided facet joint injections in the middle to lower cervical spine: a CT-controlled sonoanatomic study. Clin J Pain. 2006;22:538–43.
7. Galiano K, Obwegeser AA, Bale R, et al. Ultrasound-guided and CT-navigation assisted periradicular and facet joint injections in the lumbar and cervical spine: a new teaching tool to recognize the sonoanatomic pattern. Reg Anesth Pain Med. 2007;32:254–7.
8. Galiano K, Obwegeser AA, Walch C, et al. Ultrasound-guided versus computed tomography-controlled facet joint injections in the lumbar spine: a prospective randomized clinical trial. Reg Anesth Pain Med. 2007;32:317–22.
9. Galiano K, Obwegeser AA, Bodner G, et al. Real-time sonographic imaging for periradicular injections in the lumbar spine: a sonographic anatomic study of a new technique. J Ultrasound Med. 2005;24:33–8.
10. Chin KJ, Perlas A, Chan VW, et al. Needle visualization in ultrasound guided regional anesthesia: challenges and solutions. Reg Anesth Pain Med. 2008;33:532–44.

第12章

超声引导中枢神经阻滞

Manoj Kumar Karmakar

概述

中枢神经阻滞（脊髓和硬膜外）是一种常用于围手术期麻醉或镇痛以及慢性疼痛治疗的技术。这些技术的成功取决于准确定位硬膜外或鞘内间隙的能力。传统的中枢神经阻滞操作通过利用体表解剖标志、突破筋膜、显示脑脊液自由流出和"阻力消失"进行。虽然解剖标志很有用，但对于肥胖[1]、后背水肿、深方脊柱畸形或脊柱手术后的患者，它们通常难以定位或触诊。即使没有上面的情况，也只有30%[2-3]的病例能准确识别给定的椎间隙，而麻醉医师经常出现的间隙判别错误是高于预期的间隙[2, 4-5]，这被认为是脊椎麻醉后脊髓圆锥[4]或脊髓[6]损伤的原因。肥胖[2]加剧了这种错误，因为我们试图在脊柱上部水平[2, 4-5]定位椎间隙。因此，中枢神经阻滞中广泛使用的体表解剖标志——Tuffier线并不是一个可靠的标志[5]。此外，由于基于体表标志技术的盲目性，操作者不可能在皮肤穿刺前预测针放置的难易程度。来自英国的数据表明，15%的脊椎麻醉存在技术困难[7]，10%需要5次以上尝试[7]，50岁以下的患者有5%可能发生中枢神经阻滞失败[8]。多次尝试置入针可导致患者疼痛和不适，并损伤针前进路径上的软组织结构，少数情况下可导致并发症，如硬膜穿刺、硬膜穿刺后头痛或硬膜外血肿。因此，中枢神经阻滞时任何能够降低技术难度或帮助操作者的方法都是可取的。

在周围神经阻滞[9]、慢性疼痛介入[10]和腰椎穿刺[11]时，多种成像方式（CT扫查、MRI和透视）已被用于提高操作精确性和准确性。然而，这在手术室环境中并不现实，因为涉及将患者转移到放射室，需要有一名经过培训的放射科医生来解释图像，以及存在暴露于辐射和（或）造影剂的风险。近年来，使用超声进行区域麻醉[12]和疼痛医学介入越来越受到重视。有证据表明，与神经刺激下的周围神经阻滞相比，使用超声引导花费更少的操作时间、针穿过的距离更短、需要更少的局麻药剂量，而且起效快、产生更好的感觉阻滞、持续时间更长、成功率高，也减少了无意的血管穿刺[12-13]。当用于慢性疼痛介入时，超声可以避免或减少辐射暴露，这会受到疼痛医生的欢迎。超声仪器正逐渐成为麻醉师装备中的组成部分，超声辅助或实时引导周围神经阻滞的数量正在不断增加。疼痛医学也是如此，因为疼痛医生正在接受超声仪器，并在超声引导下[14-15]或与透视联合[16]进行疼痛介入。超声在用于中枢神经阻滞时也具有其他优势。它无创、安全、使用简单，可以快速操作，不涉及辐射暴露，提供实时图像，没有不良反应，也可能对脊柱解剖异常或变异的患者有益。在本章中，作者回顾了目前对脊柱超声检查及其在中枢神经阻滞中应用的理解。

历史

发表的文献表明，Bogin和Stulin首次报道超声用于中枢神经介入[17]。他们使用超声进行腰椎穿刺并描述了自己的经验，发表在1971年的俄国文献[17]。1978年Porter等在诊断放射学中使用超声对腰椎进行成像并测量椎管直径[18]。Cork等是第一批使用超声定位硬膜外麻醉相关标志的麻醉医师[19]。虽然1980年超声图像质量很差，但Cork等的报告能够定义椎板、黄韧带、横突、椎管和椎体[19]，尽管对怀疑论者来说不是很有说服力。此后在硬膜外穿刺前，超声主要用于预览脊柱解剖并测量从皮肤到椎板和硬膜外间隙的距离[20-21]。2001—2004年，来自德国海德堡的Grau等进行了一系列调查，以评估超声对硬膜外入路的效用[22-28]，这显著提高了我们对脊柱超声的理解。Grau等还描述了一种双操作者的实时超声显示技术，通过旁正中矢状轴，在联合脊髓硬膜外操作中通过中线插入硬膜外针[29]。当时的超声成像质量阻碍了这一领域的广泛认可和进一步研究。最近超声技术的改进使我们能够更清晰地成像脊柱和中枢神经结构，来自香港中文大学的作者小组最近发表了他们由单一操作者进行实时超声引导硬膜外入路的经验[30]。

脊柱的超声成像

基本概念

中枢神经结构位于一定深度，需要使用低频超声（2～5 MHz）和凸阵探头进行脊柱超声成像。低频超声具有良好的穿透性，但在中枢神经结构所在的深度（5～7 cm）缺乏空间分辨率。高频超声也用于成像脊柱[31-32]。虽然高频超声相比低频超声可提供更好的分辨率，但缺乏穿透性，这严重限制了其使用，除非用于成像脊柱的浅表结构[31-32]。此外，高频线阵探头的视野与低频凸阵探头相比也非常有限，凸阵探头可以产生宽视野的发散声束。这在脊柱的超声引导介入中特别有用（见下文）。此外，脊柱的骨性结构也不能为中枢神经的超声成像提供最佳条件，因为它可反射到达椎管之前大部分入射的超声能量。同时，脊柱骨性结构的声影仅提供了一个狭窄的声窗进行成像。这通常会导致超声图像质量参差不齐。然而，最近超声技术的改进、超声仪器的图像处理能力、复合成像的可用性以及新的扫描方法的出现（见下文），都显著提高了我们对脊柱的成像能力。今天，我们可以准确地识别与中枢神经阻滞相关的神经解剖[30, 33]。同样值得注意的是，曾经只在高端超声系统中使用的技术现在已用于便携式超声设备，使它们足以用于脊柱超声和超声引导中枢神经阻滞。

轴向扫查

脊柱超声扫查可在横向（轴向扫查）[33-34]或纵向（矢状扫查）[30]轴上进行，患者取坐位[24-25, 29, 33]、侧卧位[30]或俯卧位[16]。矢状扫查通过中线（中线矢状位或中位扫查）或通过旁正中（旁正中矢状位扫查）定位。俯卧位对进行慢性疼痛操作的患者很有用，因为透视也可以与超声成像联合使用[16]。由于脊柱的骨性结构包裹着中枢神经，只有当超声束通过可用的最宽声窗入射时，才能使椎管内结构最佳显示。Grau等已经证明旁正中矢状扫查平面比正中横向或正中矢状位能更好地显示中枢神经结构[22]。也有人支持横向轴位脊柱超声成像[34]。事实上，在超声检查脊柱过程中，两个扫查轴相互补充[34]。在最近的一项研究中，作者客观比较了旁正中矢状和旁正中斜矢状轴脊柱成像时中枢神经结构的可见性，例如在扫查过程中，探头略微向中间倾斜（图12.1）。内侧倾斜是为了确保入射的超声束通过椎板间隙最宽的部分而不是外侧沟进入椎管。在旁正中斜矢状扫查中，中枢神经结构的显示明显更佳（数据有待发表），因此旁正中斜矢状轴是作者在腰椎区超声引导中枢神经阻滞成像的首选轴（见下文）。

预览扫查之前，将充足的超声凝胶涂于感兴趣区域的皮肤进行声学耦合。预览扫查的目的是熟悉解剖，优化图像，识别无症状的异常或变异，测量椎板、黄韧带或硬脑膜的相关距离，预先确定针插入的最佳位置和轨迹。通过在超声装置上进行以下调整来优化超声图像：选择适当的预设（可以定制），根据患者的体型设置适当的扫查深度（6～10 cm），选择"通用"优化（中频范围）选项的宽带探头，调整"焦点"到感兴趣区域对应的深度，最后手动调整"增益""动态范围"和"压缩"设置以获得最好的图像。复合成像和选择合适的"地图"（如果有这一功能）也有助于改善图像质量。当获得最佳图像后，使用皮肤标记笔在患者的背部标记探头的位置，以确保在介入前进行无菌准备后，探头返回到同一位置。这也避免了重复扫查来识别椎间隙。

脊柱超声解剖

目前，关于脊柱超声检查或如何解释脊柱超声图像的数据有限。即使是最新的区域麻醉教科书，

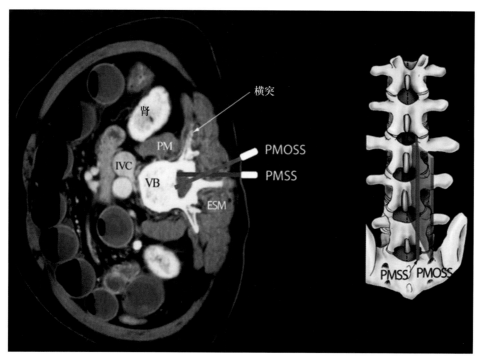

图 12.1　腰椎旁正中矢状扫查。旁正中矢状扫查（PMSS）以红色表示，旁正中斜矢状扫查（PMOS）以蓝色表示。注意旁正中斜矢状扫查如何稍微向中间倾斜。这样做是为了确保大部分超声通过椎板间隙最宽的部分进入椎管。IVC，下腔静脉；PM：腰大肌；VB：椎体；ESM：竖脊肌（Reproduced with permission from www.aic.cuhk.edu.hk/usgraweb）

关于这个问题的信息也非常有限或没有。此外，区域麻醉的范围正在改变，超声引导周围神经阻滞正在成为区域麻醉实践的一个组成部分，但公平地说，目前很少有麻醉医生或疼痛医生使用超声进行中枢神经阻滞[35]。有证据表明，在中枢神经阻滞时超声改善了技术和临床结果[26, 29]，急诊医生能够解释脊柱超声图像[1, 31]并且在急诊科使用超声进行腰椎穿刺[1, 31, 32]，这是非常有意义的。即使在英国国立健康和保健研究所（National Institute for Health and Care Excellence，NICE）建议使用超声进行硬膜外插入后[36]，英国仍有 97% 的受访者从未使用超声成像硬膜外间隙[35]。这种数据缺乏或对使用超声成像脊柱和进行中枢神经介入缺乏兴趣的原因尚不清楚，但作者认为这可能是由于对脊柱超声解剖缺乏了解。今天，有一些模型可用于学习肌肉骨骼超声成像技术（志愿者）、与周围神经阻滞相关的超声解剖（志愿者或尸体）以及所需的介入技能（组织模拟模型、新鲜尸体），然而，当涉及学习脊柱超声解剖或超声引导中枢神经阻滞所需的介入技能时，目前可用于此目的的模型或工具很少。

水浴脊柱模型

　　脊柱是由骨骼和软组织组成的。如果能够准确识别脊柱的骨性成分，就应该能够识别骨性结构中的间隙，如椎板间隙或棘突间隙，那么在超声辅助或超声引导中枢神经阻滞过程中，超声束入射就可以显示椎管内的神经结构和（或）插入的针。作者及其研究小组最近描述了使用"水浴脊柱模型"来研究脊柱的骨性解剖结构（图 12.2a）[37]。这是基于 Greher 等之前描述的一个模型，研究超声引导腰椎小关节神经阻滞相关的骨性解剖[15]。"水浴脊柱模型"是通过将商业购买的腰骶脊柱模型（Sawbones，Pacific Research Laboratories，Inc.，Vashon，WA）浸泡在水中（图 12.2a）制备的，并在水中进行横向和矢状扫查。我们发现，脊柱每一个骨性成分都有一个"特征性"外观（图 12.2、12.3 和 12.4），可以与人体内看到的相比较（图 12.3 和 12.4）。在作者看来，能够识别这些形态是学习如何解读脊柱超声图像的第一步。来自"水浴脊柱模型"的棘突（图 12.2b、c）、L5/S1 椎板间隙（图 12.3a、b）、椎板（图 12.3c、d）、小关节的关节突（图 12.2d 和 12.3a）和横突（图 12.4c）的代表性超声图像如图 12.2、12.3 和 12.4 所示。上述模型的另一个重要特征是可以透过水看到，因此可以通过使用与目标接触的标记物（如针）进行扫查，以验证目标骨性结构的超声外观。

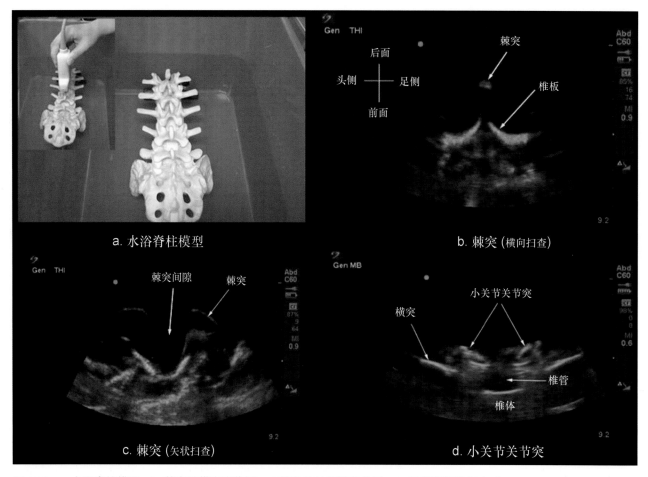

a. 水浴脊柱模型

b. 棘突（横向扫查）

c. 棘突（矢状扫查）

d. 小关节关节突

图 12.2 **a**. 水浴脊柱模型。**b**. 棘突的横向声像图。**c**. 棘突的矢状轴声像图。**d**. 经棘突间隙扫查（Reproduced with permission from www.aic.cuhk.edu.hk/usgraweb）

骶骨超声成像

骶骨超声成像通常是为了识别与尾侧硬膜外注射相关的超声解剖[16]。由于骶骨是一个浅表结构，使用高频线阵探头扫查[16]。患者取侧卧或俯卧位，腹下放置枕头以弯曲腰骶部脊柱。在骶骨裂孔水平的骶骨横向超声上，骶角显示为两个强回声的颠倒的 U 形结构[16]，每个位于中线的一侧（图 12.5）。连接两个骶角并位于皮肤和皮下组织深方的是一个高回声带，即骶尾韧带（图 12.5）。骶尾韧带前面是另一个强回声线性结构，它代表了骶骨后表面（12.5）。骶尾韧带与骶骨后表面之间的低回声间隙即为骶骨裂孔（图 12.5）[16]。两个骶角和骶骨后表面产生的超声图像，我们称之为"青蛙眼征"，因为它与青蛙的眼睛相似。在骶骨角、骶尾韧带、骶骨基底部和骶骨裂孔水平的骶骨矢状位超声图像也清晰可见（图 12.6）。

在骶骨裂孔上方矢状位超声图像上，骶骨显示为一个扁平的强回声结构，有一个巨大的前方声影（图 12.6）[3]。如果向头侧滑动探头并保持相同的方向，在骶骨和 L5 椎板之间可看到一个凹陷或间隙（旁正中矢状扫查），即 L5/S1 椎间隙[3, 30]，也称为 L5/S1 间隙（gap）（图 12.3a、b 和 12.7）[30]。这是一个超声标志，通过向上计数，常用于识别特定的腰椎间隙（L4/L5、L3/L4 等）[3, 30]。超声在识别给定的腰椎间隙方面比触诊更准确[3]。然而，由于超声定位腰椎间隙依赖于在超声图像上定位 L5/S1 间隙的能力，在存在骶化 L5 椎体或腰椎化 S1 椎体时，该方法存在局限性，L4/L5 间隙可能被误认为 L5/S1 间隙。由于没有替代成像（X 线、CT 或 MRI）的情况下不可能预测上述情况的存在，当用超声引导中枢神经阻滞时，尽管必须牢记确定的椎间水平偶尔可能偏离一个或两个椎间水平，L5/S1 间隙仍然是一个有用的超声标志。

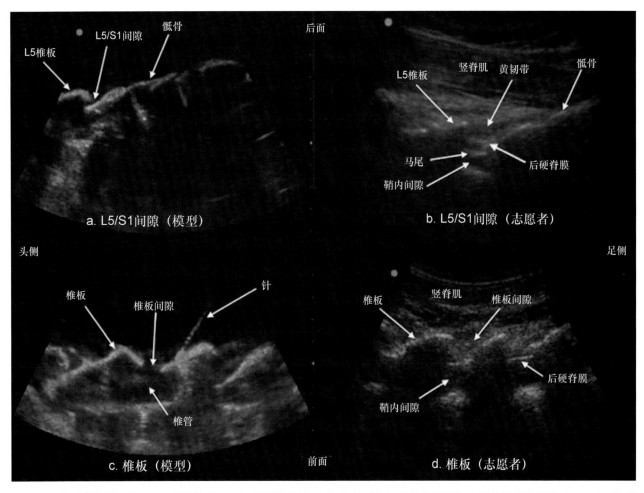

a. L5/S1间隙（模型）

b. L5/S1间隙（志愿者）

c. 椎板（模型）

d. 椎板（志愿者）

图 12.3　水浴脊柱模型的 L5/S1 椎板间隙（**a**）和腰椎椎板（**c**）的旁正中矢状位声像图与志愿者的相应图像（**b**，**d**）。注意模型和志愿者中骨性成分超声表现的相似性（Reproduced with permission from www.aic.cuhk.edu.hk/usgraweb）

腰椎超声成像

　　腰椎横向扫查时，超声探头定位于棘突上，患者处于坐位或侧卧位。在横向超声图像上，棘突显示为皮肤和皮下组织下面的强回声反射，前面有明显的声影完全遮盖了深方的椎管以及中枢神经结构（图 12.8）。因此，这一视图不适用于成像中枢神经，但当触不到棘突（肥胖和背部水肿）[34]时，对于识别中线很有用。如果此时将探头轻微地向头侧或足侧滑动，则可以对腰椎进行横向扫查，使超声束穿过棘突间隙（棘突间视图）（12.9）。由于超声信号现在不被棘突阻碍，黄韧带、后硬膜、鞘囊和前复合体（下文讨论）显示在椎管内的中线（从后到前方向），外侧构成小关节的关节突和横突可见（图 12.9）。由此超声图像产生的图案被 Carvalho 比作"飞翔的蝙蝠"[34]。棘突间视图也可以用来确定椎体是否有旋转，如脊柱侧弯。正常

情况下，脊柱两侧小关节的关节突都是对称的（图 12.9）。如果它们是不对称的或其中一个关节突不可见，应该怀疑脊柱旋转（前提是探头正确定位和对齐），与脊柱侧弯一样，预测脊柱或硬膜外显示可能有困难。

　　对于腰椎矢状扫查，作者更倾向于患者处于左侧卧位，膝关节和髋关节轻微弯曲（图 12.10）。探头位于棘突（中线）外侧（非重力方向）1～2 cm处，其定位标记指向头侧。在扫查过程中探头也略微向中间倾斜[30]，从而使超声束在 PMOS 平面入射（图 12.10，插图）。在预扫查期间，L3/L4 和 L4/L5 椎板间隙的位置如上所述。在腰椎的旁正中斜矢状位超声图像上，竖脊肌轮廓清晰显示，位于椎板表面。椎板呈强回声，是首先看到的骨性结构（图 12.10）。由于骨骼阻碍了超声通过，在每个椎板前面都有声影。椎板的超声表现产生了一种类似于马的头和颈部的模式，我们称之为"马头征"

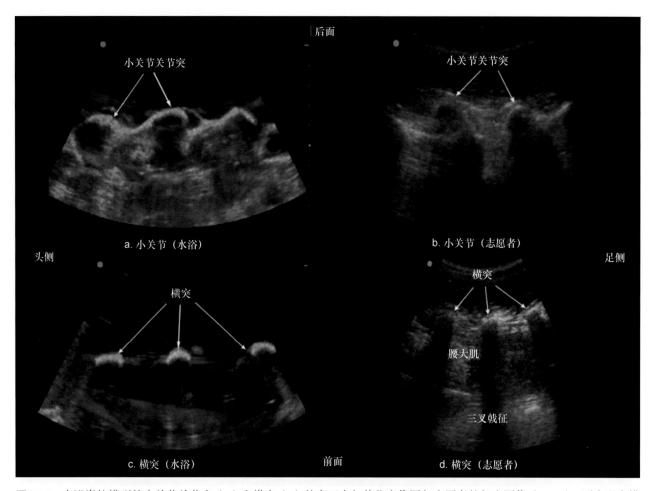

图 12.4 水浴脊柱模型的小关节关节突（**a**）和横突（**c**）的旁正中矢状位声像图与志愿者的相应图像（**b，d**）。再次注意模型和志愿者中骨性成分超声表现的相似性（Reproduced with permission from www.aic.cuhk.edu.hk/usgraweb）

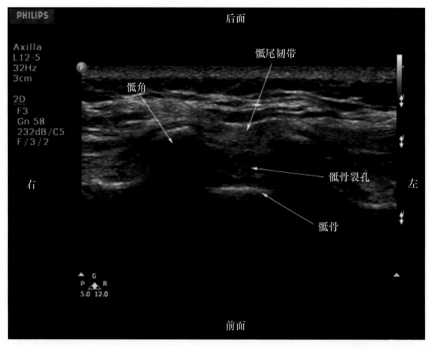

图 12.5 骶骨裂孔水平骶骨横向声像图。注意两个骶骨角和延伸在两个骶尾角之间的高回声骶尾韧带。骶尾韧带和骶骨后表面之间的低回声间隙是骶骨裂孔（Reproduced with permission from www.aic.cuhk.edu.hk/usgraweb）

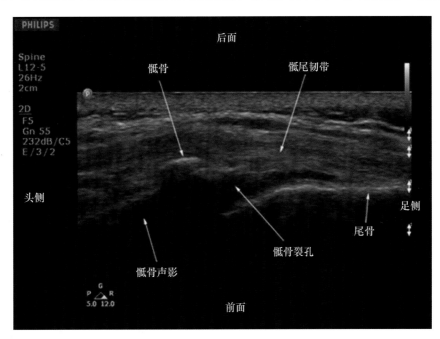

图 12.6　骶骨裂孔水平骶骨矢状位声像图。注意从骶骨延伸到尾骨的高回声骶尾韧带和骶骨声影完全遮挡了骶管（Reproduced with permission from www.aic.cuhk.edu.hk/usgraweb）

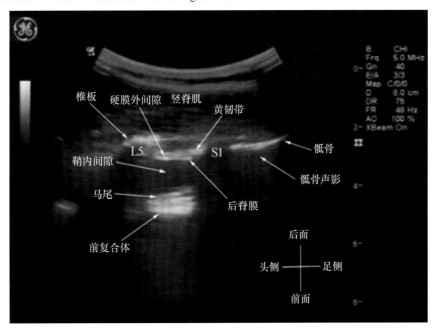

图 12.7　腰骶连接部旁正中矢状位声像图。骶骨后表面显示为扁平强回声伴其前方巨大声影。骶骨和 L5 椎板之间的凹陷或间隙是 L5/S1 椎间隙（Reproduced with permission from www.aic.cuhk.edu.hk/usgraweb）

（图 12.3c、d 和 12.10）。椎板间隙是相邻椎板之间的间隙。相比之下，小关节的关节突表现为一条连续的强回声波形线，而不像椎板强回声之间出现间隙，这是区分椎板和关节突的常用线索。在矢状位超声图像中，小关节的关节突产生一种类似多个驼峰的模式，我们称之为"驼峰征"（图 124a、b）。在相邻椎板的声影之间，超声图像中有一个矩形区域，此处中枢神经结构可见（图 12.10）[30]。这是

"声窗"，是来自椎管内神经结构的超声信号反射的结果。黄韧带也呈高回声，通常被看作一条横跨两个相邻椎板的厚带（图 12.10）。后硬膜是黄韧带前方的高回声结构，硬膜外间隙是黄韧带和后硬膜之间的低回声区域（几毫米宽）（图 12.10）[30]。带有脑脊液的鞘囊是后硬膜前方的无回声间隙。马尾神经位于鞘囊内，通常被视为在无回声的鞘囊内的多重高回声影（图 12.10）[30]，它们的位置可以因姿势而

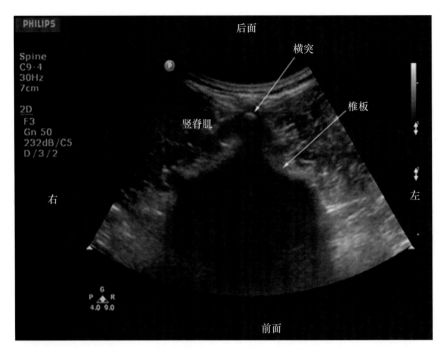

图 12.8 腰椎横向声像图，探头位于棘突正上方。注意棘突声影完全遮挡了椎管和中枢神经结构（Reproduced with permission from www.aic.cuhk.edu.hk/usgraweb）

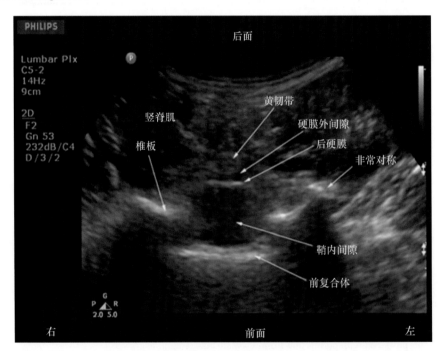

图 12.9 腰椎横向声像图，探头定位后超声束通过棘突间隙。椎管内黄韧带、硬膜外间隙、后硬膜、鞘内间隙和前复合体在中线可见，小关节关节突（APFJ）和横突在外侧可见。注意双侧小关节的关节突非常对称（Reproduced with permission from www.aic.cuhk.edu.hk/usgraweb）

变化。在一些患者中也发现了马尾神经的搏动。前硬膜也具有高回声，但通常很难与后纵韧带和椎体或椎间盘区分开来，因为它们具有相同的回声（等回声），并且与两者紧密相邻。这通常在前方形成一个单一的、复合的高回声反射，即"前复合体"（图 12.10）。

胸椎超声图像

由于胸椎棘突的角度较小和狭窄的棘突间隙，胸椎的超声成像要求更高。这导致超声成像的声学窗口狭窄，中枢神经结构的可见度有限（图 12.11）[25]。胸椎的超声成像可以通过横向（中线横向扫查）[25]

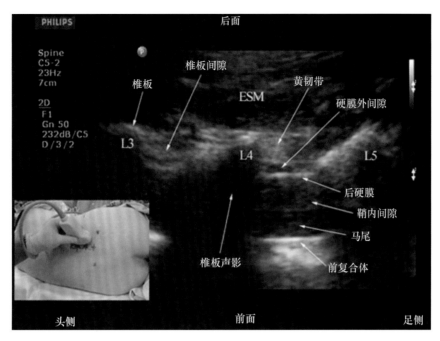

图 12.10　L3/L4 和 L4/L5 水平腰椎旁正中斜矢状位声像图。注意位于高回声黄韧带和后硬膜之间低回声的硬膜外间隙（几毫米宽）。鞘内间隙是指声像图上后硬膜和前复合体之间的无回声间隙。马尾神经纤维也被视为鞘囊内高回声的纵向结构。插入图片显示探头定位在背部非重力侧以及扫查时如何稍微向内侧倾斜。ESM，竖脊肌；L3，L3 椎体椎板；L4，L4 椎体椎板；L5，L5 椎体椎板（Reproduced with permission from www.aic.cuhk.edu.hk/usgraweb）

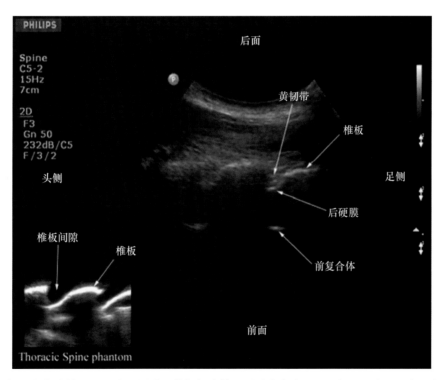

图 12.11　中段胸椎斜矢状位声像图。注意后硬膜和前部复合体通过狭窄声窗显示。插入图片显示水浴脊柱模型的胸椎矢状位声像图（Reproduced with permission from www.aic.cuhk.edu.hk/usgraweb）

或旁正中[25]轴进行，患者处于坐位或侧卧位。Grau 等对年轻志愿者进行 T5/T6 水平的胸椎超声成像，并将这些图像与相同水平的脊柱 MRI 图像进行比较[25]。他们观察到，超声横向扫查产生的中枢神经结构图像最佳[25]，而旁正中扫查显示的硬膜外间隙最佳[25]。然而，与更容易解释的 MRI 图像相比，超声描绘硬膜外间隙或脊髓的能力有限，但在显示硬脊膜方面优于 MRI[25]。与腰椎区域一样，胸椎区的椎板也呈强回声，但显示中枢神经结构的声窗非常狭窄（图12.11）。尽管如此，后脊膜（也是高回声的）通过狭窄的椎板间隙始终可见，但硬膜外间隙更难以显示（图12.11）。

超声引导中枢神经阻滞

超声通常在使用"阻力消失法"进行传统的硬膜外入路之前用于预览脊柱解剖[19, 24, 26, 29, 33]。实时超声引导硬膜外入路作为一种双操作者[29]或单操作者[30]技术，在文献中也有描述。在进行超声引导中枢神经阻滞时，患者可以处于坐位、侧卧位或俯卧位。作者认为，为了达到最大的手灵活性，患者的位置应使操作者可以使用惯用手进行介入，并使用非惯用手握持超声探头进行扫查。虽然在预扫查时使用了充足的超声凝胶用于声耦合，但作者在进行超声引导中枢神经阻滞时不将超声凝胶直接涂于患者的扫查皮肤上[30]，而是使用无菌拭子涂抹生理盐水溶液替代耦合剂[30]，目的是保持探头接触区域湿润。之所以这样做，是因为没有数据表明超声凝胶对脑膜或中枢神经结构的安全性。因此，在准备超声探头时，将一次性小袋中的薄层无菌超声凝胶直接贴在探头接触面上，然后用无菌透明敷料覆盖，确保接触面和敷料之间没有空气。

然后用无菌塑料套覆盖探头和电缆。由于没有在皮肤上应用超声凝胶，正如预期的那样，在预扫查中获得的超声图像质量略有下降，但这可以很容易地通过手动调整总的增益和压缩设置来补偿[30]。所有这些额外的步骤都会导致我们的日常实践发生变化，可能会增加在设备准备过程中由于污染而感染的可能性。因此，在进行任何超声引导中枢神经阻滞时都必须保持严格的标准。

骶尾部硬膜外注射

骶尾部硬膜外注射（类固醇或局麻药）通常用于疼痛治疗。对于超声引导骶尾部硬膜外注射，在骶骨裂孔水平采用横向或矢状扫查。由于骶骨裂孔是浅表结构，通常使用高频（6 ～ 13 MHz）线阵探头扫查，如上所述（图12.5和12.6）。阻滞针可以在超声平面短轴（平面外）或长轴（平面内）插入。对于长轴针插入（作者的偏好），进行矢状扫查（图12.6），并实时观察阻滞针通过骶尾韧带进入骶管的入路（图12.12）。然而，由于骶骨阻挡了超声束，在前面有一个很大的声影（图12.6和12.12），这使得我们无法看到针尖或注射物在骶管内的扩散。此外，使用超声无法检测到意外的血管内注射，据报道，其发生在5% ～ 9%的操作中。

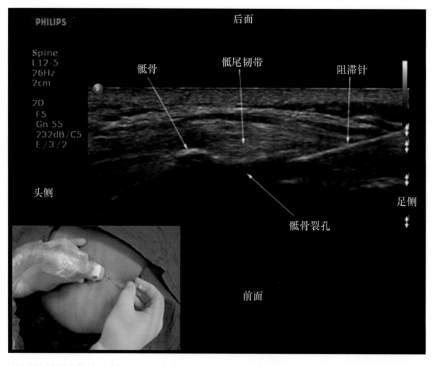

图12.12 实时超声引导骶尾部硬膜外注射时骶骨裂孔水平骶骨矢状位声像图。注意高回声骶尾韧带和已插入超声束内（平面内）的阻滞针。插入图片显示探头位置和方向以及阻滞针插入方向（Reproduced with permission from www.aic.cuhk.edu.hk/usgraweb）

因此在临床实践中，仍然需要依赖临床体征，如针穿过骶尾韧带时的"穿透感"、易于注射、无皮下肿胀、神经刺激，或评估注射药物的临床效果，以确定正确的针放置。Chenet 等描述了在注射造影剂后使用透视来确认超声引导下放置的骶尾部针的位置，并报告了 100% 的成功率[16]。这一结果令人鼓舞，因为即使是经验丰富的操作者，将针放置在骶尾部硬膜外间隙的成功率也只有 25%[16, 38]。最近，Chenet 等[39]将超声成像作为骶尾部硬膜外注射的筛选工具[39]。在他们的患者队列中，骶管裂孔处的骶管平均直径为 5.3±2 mm，骶角（双侧）之间的距离为 9.7±1.9 mm[39]。Chen 等还发现，存在某些超声特征，如骶管裂孔闭合、骶管直径小至约 1.5 mm，骶尾部硬膜外注射失败的可能性更大[39]。根据已发表的数据，我们可以得出这样的结论：超声尽管有局限性，但可以作为骶尾部硬膜外针置入的辅助工具，并有可能改善操作技术，减少慢性疼痛治疗的失败率和辐射暴露，因此值得在未来进一步研究。

腰椎硬膜外注射

在腰椎硬膜外入路中，超声成像可用于预览深方的脊柱解剖[24, 26, 29]或实时引导进针[30]。如上所述，硬膜外入路的实时超声引导可以采用双操作者[29]或单操作者[30]技术进行。在 Grau 等描述的前一种技术中联合脊髓硬膜外麻醉，第一个操作者通过旁正中轴进行超声扫查，而第二个操作者通过中线使用传统的"阻力消失"技术进行硬膜入路[29]。虽然超声扫查的轴平面和针插入的轴平面不同，但 Grauet 等在所有病例中都能够看到推进的针[29]。此外，在"针通过针"（needle-through-needle）方式的脊柱穿刺过程中，他们还能够在所有患者中看到硬膜穿刺，并在少数病例中看到硬膜隆起[29]。最近，我们记录了成功使用实时超声引导联合生理盐水的阻力消失进行旁正中硬膜外入路，由单人操作将硬膜外针插入超声束平面[30]。因此，可以实时显示前进的针，直到它进入黄韧带（图 12.13）。我们使用了 Episure™ AutoDetect™ 注射器（IndigoOrb, Inc., Irvine, CA），不需要第二个操作者。这是一种新的阻力消失注射器，其内部压缩弹簧对柱塞施加恒定压力（图 12.14，插图）[40]。我们同样证明了大多数患者（＞50%）在生理盐水阻力消失后，在针插入水平椎管内的客观变化[30]。后硬膜前移位和后硬膜外腔增宽是椎管内最常见的变化，

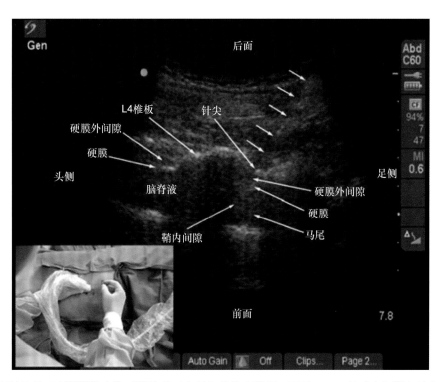

图 12.13　实时超声引导旁正中硬膜外入路时腰椎旁正中斜矢状位声像图。可见 Tuohy 针（白细箭）针尖嵌入黄韧带。插入图片显示探头位置和方向以及硬膜外穿刺时 Tuohy 针的插入方向（平面内）（Reproduced with permission from www.aic.cuhk.edu.hk/usgraweb）

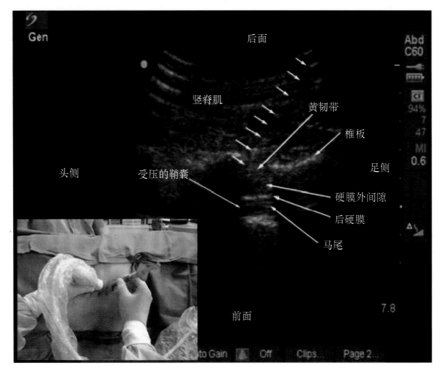

图 12.14 腰椎旁正中斜矢状位声像图显示生理盐水阻力消失后椎管内的超声变化。注意后硬膜前移位、后硬膜外间隙增宽以及鞘囊受压。这位患者的马尾神经根在受压鞘囊内现在也更好地显示。插入图片显示如何使用 Episure™ AutoDetect™ 注射器，不需要第三只手进行"阻力消失"（Reproduced with permission from www.aic.cuhk.edu.hk/usgraweb）

但也有少数患者出现了硬膜囊受压（图 12.14）[30]。这些都是正确的硬膜外注射的客观征象，以前已在儿童中描述过[41]。生理盐水"阻力消失"后椎管内发生的中枢神经改变可能具有临床意义，在我们的报告中进行了详细讨论[30]。尽管我们在实时超声引导硬膜外入路方面取得了成功，但目前为止还无法在成人中看到留置硬膜外导管。然而，我们偶尔也观察到椎管内的变化，例如经导管进行硬膜外注射后，后硬膜前移位和后硬膜外间隙增宽。这些都是导管尖部位置判断的替代标记物，在临床实践中价值有限。我们的观察结果与 Grau[27] 的经验一致，可能与目前使用的常规硬膜外导管直径小、回声差有关。有必要开发改善回声的新型硬膜外导管设计。

胸椎硬膜外注射

超声引导胸椎硬膜外阻滞目前尚无发表数据。这可能是由于超声对胸部区域中枢神经结构的能见度较差（见上文）和相关的技术困难。然而，尽管声窗很窄，但椎板、椎板间隙和后脊膜结构，通过旁正中轴仍然持续可见（图 12.11）。硬膜外腔更难描绘，但也在旁正中扫查时更好显示（图 12.11）[25]。

因此，作者一直使用超声辅助技术通过旁正中窗进行胸椎硬膜外置管。在这种方法中，患者处于坐位，在所需的胸椎水平进行旁正中斜矢状扫查，探头的定位标记指向头侧（图 12.15）。在严格的无菌预防措施下（如上所述），Tuohy 针通过旁正中轴实时插入超声束平面（图 12.15）。针稳步前进，直到显示它接触到椎板或进入椎板间隙。由于胸椎区域的椎板相对表浅，可以实时显示前进的 Tuohy 针（图 12.15）。一旦 Tuohy 针的尖端接触到椎板或进入椎板间隙，作者就放下超声探头并使用传统的生理盐水阻力消失技术进入硬膜外间隙。这种方法的初步经验表明，超声可以提高第一次尝试时胸椎硬膜外入路的可能性。作者所在的研究机构正在计划对上述超声辅助技术与传统方法进行比较研究。

脊柱注射

在麻醉或疼痛医学文献中关于使用超声进行脊柱（鞘内）注射的数据非常有限[42-43]，尽管放射科医生[44]和急诊医生[32]已经证明其对腰椎穿刺有用。大部分数据是以病例报告的形式呈现[42-43, 45-46]。1999 年 Yeo 和 French 首次描述了在脊柱解剖异常患者中成功使用超声辅助脊柱注射[46]。他们使用

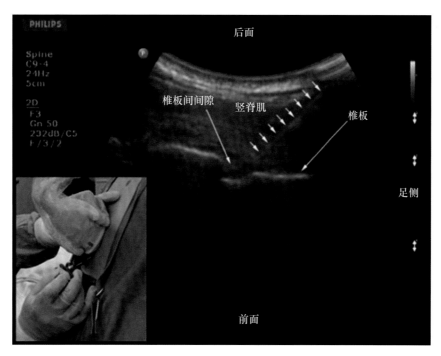

图 12.15　超声辅助旁正中硬膜外穿刺时胸椎斜矢状位声像图。Tuohy 针（短白箭）已插入超声束平面，其尖端可以在椎板间隙看到。插入图片显示患者坐位以及探头的定位和定向。注意旁正中硬膜外穿刺时 Tuohy 插入的方向（平面内）（ Reproduced with permission from www.aic.cuhk.edu.hk/usgraweb ）

超声定位一个患有严重脊柱侧弯、原位哈氏棒术后产妇的椎体中线[46]。Yamauchi 等描述了在 X 线引导进行鞘内注射前，使用超声预览椎板切除术后患者的中枢神经解剖并测量从皮肤到硬脊膜的距离。Costello 和 Balki 使用超声通过定位脊髓灰质炎产妇 L5/S1 间隙的位置，以及之前的哈氏棒脊柱内固定促进了脊柱注射[42]。Prasad 等报告了使用超声辅助一名肥胖、脊柱侧弯和既往多次使用器械行背部手术的患者进行脊柱注射。最近，Chin 等[47]描述了两名脊柱解剖异常的患者（一名患者为脊柱侧弯，另一名患者在 L2 ～ L3 水平接受了脊柱融合手术）的实时超声引导下脊柱麻醉。

证据

目前，关于使用超声进行中枢神经阻滞的结果数据有限。大部分数据来自腰椎区域的使用，有限的数据来自胸椎区域。迄今为止，大多数研究都评估了进行穿刺前超声扫查或预览扫查的效用。预览扫查能够识别中线[34]并准确确认针插入的间隙[3, 30]，这对于解剖标志难以触及的患者是有用的，如肥胖[1, 23]、背部水肿或异常解剖（脊柱侧弯[23, 48]、椎板切除术后[45]或脊柱内固定术）[42-43, 46]。它还允

许操作者预览中枢神经解剖[24, 26, 29-30, 33]，识别无症状的脊柱异常（如脊柱裂[49]），准确预测硬膜外间隙的深度[19, 20, 24, 26]（包括肥胖患者[50]），识别韧带缺陷[51]，并确定针插入的最佳位置和轨迹[26-27]。

补充证据表明，硬膜外穿刺前进行超声检查，可以提高第一次尝试硬膜外入路的成功率[24]，减少穿刺尝试次数[23-24, 26, 29]或穿刺多个水平的需求[24, 26, 29]，也提高了操作过程中患者的舒适度[26]。初步数据表明，这可能也适用于硬膜外入路困难的患者，如有硬膜外入路困难史、肥胖、腰椎脊柱后凸或脊柱侧弯的患者[23]。当用于产科硬膜外麻醉时，它还能提高镇痛质量、减少副作用、改善患者满意度[23, 28]。也有数据表明，预览扫查改善了产妇硬膜外阻滞的学习曲线[28]。目前，有非常有限的数据评估了实时超声引导硬膜外入路[29-30]，但初步结果表明它也改善了技术预后[29]。这一领域的研究正在作者的机构中进行。

教育和培训

学习超声引导中枢神经阻滞技术需要时间和耐心。根据作者的经验，无论使用何种技术，超声引导中枢神经阻滞（尤其是实时超声引导中枢神经

阻滞）是先进的技术，是迄今为止最有难度的超声引导介入。它需要高度的手灵巧性、手-眼协调能力以及将二维信息概念化为三维图像的能力。因此，在尝试进行超声引导中枢神经阻滞之前，操作者应充分了解超声的基础知识，熟悉脊柱超声检查和超声解剖，并具备必要的介入技术。建议先参加为此目的量身定制的课程或研讨会，学习基本的扫查技术、脊柱超声解剖和所需的介入技术。脊柱超声检查的更多经验也可以通过志愿者获得。之前没有使用超声进行中枢神经阻滞经验的麻醉医师需要以下更多内容：阅读已出版的教育材料，参加讲座和演示研讨会，进行20次监督下扫查，才能胜任超声评估腰椎的能力[52]。现在很少有模型练习超声引导中枢神经介入。作者小组一直在使用麻醉猪和最近的仔猪尸体模型来获取超声引导中枢神经介入所需的技术。当掌握了基本技能，最好是在监督下开始进行超声引导脊柱注射，然后再进行硬膜外注射。即使对有经验的操作者来说，实时超声引导硬膜外注射也对技术要求很高。如果当地没有超声引导中枢神经阻滞经验，那么建议去进行此类介入的中心参观。目前尚不清楚在熟练执行实时超声引导中枢神经阻滞之前，需要进行多少这样的介入操作。这一领域需要进一步的研究。

结论

超声引导中枢神经阻滞是基于体表标志的传统技术的一种很有前景的替代技术。它无创、安全、使用简单并可快速进行，不涉及辐射暴露，可提供实时图像，并且没有副作用。随着超声仪器的最新超声技术和图像处理能力的改进，今天，使用超声显示中枢神经结构是可能的，这大大提高了我们对脊柱超声解剖的理解。超声成像已用于辅助或引导骶骨、腰椎和胸部区域的中枢神经阻滞。大部分数据是其在腰椎区域的应用，而其在胸椎区域的应用数据有限。穿刺前（预览）扫查允许操作者预览脊柱解剖，识别中线，准确预测硬膜外间隙的深度，识别脊柱的旋转畸形，并确定针插入的最佳位置和轨迹。在中枢神经阻滞中使用超声成像也提高了第一次硬膜外穿刺的成功率，减少了穿刺次数或多节段穿刺的需要，也提高了患者在操作过程中的舒适度。同样的情况也适用于硬膜外穿刺困难和脊柱穿刺困难的患者。这是一个优秀的教学工具，可以显示脊柱解剖并提高产妇硬膜外阻滞的学习曲线。超声还帮助那些过去被认为不适合此类操作的患者进行中枢神经阻滞，例如脊柱解剖结构异常的个体。然而，超声引导中枢神经阻滞仍处于起步阶段，支持使用的证据也很少。关于在疼痛医学中进行中枢神经阻滞的超声应用数据也很缺乏。作者设想，随着超声技术的不断改进，以及越来越多的麻醉医生和疼痛医生接受这项技术，并获得必要的技能来执行超声引导介入，超声引导中枢神经阻滞毫无疑问将变得更加普及并可能成为未来的治疗标准。

感谢 本文中所有数据均经 http：//www.aic.cuhk.edu.hk/usgraweb 许可转载。

参考文献

1. Stiffler KA, Jwayyed S, Wilber ST, Robinson A. The use of ultrasound to identify pertinent landmarks for lumbar puncture. Am J Emerg Med. 2007;25:331–4.
2. Broadbent CR, Maxwell WB, Ferrie R, Wilson DJ, Gawne-Cain M, Russell R. Ability of anaesthetists to identify a marked lumbar interspace. Anaesthesia. 2000;55:1122–6.
3. Furness G, Reilly MP, Kuchi S. An evaluation of ultrasound imaging for identification of lumbar intervertebral level. Anaesthesia. 2002;57:277–80.
4. Holmaas G, Frederiksen D, Ulvik A, Vingsnes SO, Ostgaard G, Nordli H. Identification of thoracic intervertebral spaces by means of surface anatomy: a magnetic resonance imaging study. Acta Anaesthesiol Scand. 2006;50:368–73.
5. Reynolds F. Damage to the conus medullaris following spinal anaesthesia. Anaesthesia. 2001;56:238–47.
6. Hamandi K, Mottershead J, Lewis T, Ormerod IC, Ferguson IT. Irreversible damage to the spinal cord following spinal anesthesia. Neurology. 2002;59:624–6.
7. Tarkkila P, Huhtala J, Salminen U. Difficulties in spinal needle use. Insertion characteristics and failure rates associated with 25-, 27- and 29-gauge Quincke-type spinal needles. Anaesthesia. 1994;49:723–5.
8. Seeberger MD, Lang ML, Drewe J, Schneider M, Hauser E, Hruby J. Comparison of spinal and epidural anesthesia for patients younger than 50 years of age. Anesth Analg. 1994;78:667–73.
9. Klaastad O, Lilleas FG, Rotnes JS, Breivik H, Fosse E. Magnetic resonance imaging demonstrates lack of precision in needle placement by the infraclavicular brachial plexus block described by Raj et al. Anesth Analg. 1999;88:593–8.
10. Perello A, Ashford NS, Dolin SJ. Coeliac plexus block using computed tomography guidance. Palliat Med. 1999;13:419–25.
11. Eskey CJ, Ogilvy CS. Fluoroscopy-guided lumbar puncture: decreased frequency of traumatic tap and implications for the assessment of CT-negative acute subarachnoid hemorrhage. AJNR Am J Neuroradiol. 2001;22:571–6.
12. Marhofer P, Greher M, Kapral S. Ultrasound guidance in regional anaesthesia. Br J Anaesth. 2005;94:7–17.
13. Abrahams MS, Aziz MF, Fu RF, Horn JL. Ultrasound guidance compared with electrical neurostimulation for peripheral nerve block: a systematic review and meta-analysis of randomized controlled trials. Br J Anaesth. 2009;102:408–17.
14. Gofeld M, Christakis M. Sonographically guided ilioinguinal nerve block. J Ultrasound Med. 2006;25:1571–5.
15. Greher M, Scharbert G, Kamolz LP, et al. Ultrasound-guided lumbar facet nerve block: a sonoanatomic study of a new methodologic approach. Anesthesiology. 2004;100:1242–8.

16. Chen CP, Tang SF, Hsu TC, et al. Ultrasound guidance in caudal epidural needle placement. Anesthesiology. 2004;101:181–4.

17. Bogin IN, Stulin ID. Application of the method of 2-dimensional echospondylography for determining landmarks in lumbar punctures. Zh Nevropatol Psikhiatr Im S S Korsakova. 1971;71:1810–1.

18. Porter RW, Wicks M, Ottewell D. Measurement of the spinal canal by diagnostic ultrasound. J Bone Joint Surg Br. 1978;60-B:481–4.

19. Cork RC, Kryc JJ, Vaughan RW. Ultrasonic localization of the lumbar epidural space. Anesthesiology. 1980;52:513–6.

20. Currie JM. Measurement of the depth to the extradural space using ultrasound. Br J Anaesth. 1984;56:345–7.

21. Wallace DH, Currie JM, Gilstrap LC, Santos R. Indirect sonographic guidance for epidural anesthesia in obese pregnant patients. Reg Anesth. 1992;17:233–6.

22. Grau T, Leipold RW, Horter J, Conradi R, Martin EO, Motsch J. Paramedian access to the epidural space: the optimum window for ultrasound imaging. J Clin Anesth. 2001;13:213–7.

23. Grau T, Leipold RW, Conradi R, Martin E. Ultrasound control for presumed difficult epidural puncture. Acta Anaesthesiol Scand. 2001;45:766–71.

24. Grau T, Leipold RW, Conradi R, Martin E, Motsch J. Ultrasound imaging facilitates localization of the epidural space during combined spinal and epidural anesthesia. Reg Anesth Pain Med. 2001;26:64–7.

25. Grau T, Leipold RW, Delorme S, Martin E, Motsch J. Ultrasound imaging of the thoracic epidural space. Reg Anesth Pain Med. 2002;27:200–6.

26. Grau T, Leipold RW, Conradi R, Martin E, Motsch J. Efficacy of ultrasound imaging in obstetric epidural anesthesia. J Clin Anesth. 2002;14:169–75.

27. Grau T. The evaluation of ultrasound imaging for neuraxial anesthesia. Can J Anaesth. 2003;50:R1–8.

28. Grau T, Bartusseck E, Conradi R, Martin E, Motsch J. Ultrasound imaging improves learning curves in obstetric epidural anesthesia: a preliminary study. Can J Anaesth. 2003;50:1047–50.

29. Grau T, Leipold RW, Fatehi S, Martin E, Motsch J. Real-time ultrasonic observation of combined spinal-epidural anaesthesia. Eur J Anaesthesiol. 2004;21:25–31.

30. Karmakar MK, Li X, Ho AM, Kwok WH, Chui PT. Real-time ultrasound-guided paramedian epidural access: evaluation of a novel in-plane technique. Br J Anaesth. 2009;102:845–54.

31. Ferre RM, Sweeney TW. Emergency physicians can easily obtain ultrasound images of anatomical landmarks relevant to lumbar puncture. Am J Emerg Med. 2007;25:291–6.

32. Peterson MA, Abele J. Bedside ultrasound for difficult lumbar puncture. J Emerg Med. 2005;28:197–200.

33. Arzola C, Davies S, Rofaeel A, Carvalho JC. Ultrasound using the transverse approach to the lumbar spine provides reliable landmarks for labor epidurals. Anesth Analg. 2007;104:1188–92.

34. Carvalho JC. Ultrasound-facilitated epidurals and spinals in obstetrics. Anesthesiol Clin. 2008;26:145–58.

35. Mathieu S, Dalgleish DJ. A survey of local opinion of NICE guidance on the use of ultrasound in the insertion of epidural catheters. Anaesthesia. 2008;63:1146–7.

36. National Institute for Clinical Excellence. Guidance on ultrasound guided catheterisation of the epidural space. Interventional Procedure Guidance No 249. http://www.nice.org.uk (2008).

37. Karmakar MK, Li X, Kwok WH, Ho AM, Ngan Kee WD.: The "water-based-spine-phantom" – a small step towards learning the basics of spinal sonography. Brit J Anaesth. E-letters. http://bja. oxfordjournals.org/cgi/qa-display/short/brjana_el;4114 (2009).

38. Tsui BC, Tarkkila P, Gupta S, Kearney R. Confirmation of caudal needle placement using nerve stimulation. Anesthesiology. 1999;91:374–8.

39. Chen CP, Wong AM, Hsu CC, et al. Ultrasound as a screening tool for proceeding with caudal epidural injections. Arch Phys Med Rehabil. 2010;91:358–63.

40. Habib AS, George RB, Allen TK, Olufolabi AJ. A pilot study to compare the Episure Autodetect syringe with the glass syringe for identification of the epidural space in parturients. Anesth Analg. 2008;106:541–3.

41. Rapp HJ, Folger A, Grau T. Ultrasound-guided epidural catheter insertion in children. Anesth Analg. 2005;101:333–9.

42. Costello JF, Balki M. Cesarean delivery under ultrasound-guided spinal anesthesia [corrected] in a parturient with poliomyelitis and Harrington instrumentation. Can J Anaesth. 2008;55:606–11.

43. Prasad GA, Tumber PS, Lupu CM. Ultrasound guided spinal anesthesia. Can J Anaesth. 2008;55:716–7.

44. Coley BD, Shiels WE, Hogan MJ. Diagnostic and interventional ultrasonography in neonatal and infant lumbar puncture. Pediatr Radiol. 2001;31:399–402.

45. Yamauchi M, Honma E, Mimura M, Yamamoto H, Takahashi E, Namiki A. Identification of the lumbar intervertebral level using ultrasound imaging in a post-laminectomy patient. J Anesth. 2006;20:231–3.

46. Yeo ST, French R. Combined spinal-epidural in the obstetric patient with Harrington rods assisted by ultrasonography. Br J Anaesth. 1999;83:670–2.

47. Chin KJ, Chan VW, Ramlogan R, Perlas A. Real-time ultrasound-guided spinal anesthesia in patients with a challenging spinal anatomy: two case reports. Acta Anaesthesiol Scand. 2010;54:252–5.

48. McLeod A, Roche A, Fennelly M. Case series: ultrasonography may assist epidural insertion in scoliosis patients. Can J Anaesth. 2005;52:717–20.

49. Asakura Y, Kandatsu N, Hashimoto A, Kamiya M, Akashi M, Komatsu T. Ultrasound-guided neuroaxial anesthesia: accurate diagnosis of spina bifida occulta by ultrasonography. J Anesth. 2009;23:312–3.

50. Balki M, Lee Y, Halpern S, Carvalho JC. Ultrasound imaging of the lumbar spine in the transverse plane: the correlation between estimated and actual depth to the epidural space in obese parturients. Anesth Analg. 2009;108:1876–81.

51. Lee Y, Tanaka M, Carvalho JC. Sonoanatomy of the lumbar spine in patients with previous unintentional dural punctures during labor epidurals. Reg Anesth Pain Med. 2008;33:266–70.

52. Margarido CB, Arzola C, Balki M, Carvalho JC. Anesthesiologists learning curves for ultrasound assessment of the lumbar spine. Can J Anaesth. 2010;57:120–6.

第 13 章

超声引导骶尾部硬膜外注射

Amaresh Vydyanathan，Samer N. Narouze

解剖

骶骨和尾骨是由 8 节椎骨（5 节骶骨和 3 节尾骨）融合形成。S4 下部与整个 S5 在背侧中线位置的不完全融合导致自然缺损，这种缺损被称为骶管裂孔，并被骶尾韧带覆盖。裂孔外侧由骶角包绕，而底部由骶骨后面组成[1-2]。硬膜外间隙从颅骨底部延伸到骶管裂孔水平。它位于硬脊膜和黄韧带之间的间隙并包绕着硬脊膜囊，分为前腔室和后腔室，前部是后纵向韧带，外侧是椎弓根和神经孔，后面是黄韧带。硬膜外间隙包含脊神经根和穿过神经孔的脊髓动脉和硬膜外静脉丛。硬脊膜终止于 S2 水平以下，硬膜外间隙延续为骶尾部硬膜外间隙，该间隙可通过骶尾膜覆盖的骶管裂孔进入。骶管内包含骶神经和尾神经、脊髓血管和终丝。硬膜外静脉丛集中在骶尾部硬膜外管的前间隙[1, 3-4]。

骶尾部硬膜外注射的适应证

骶尾部注射通常作为各种腰骶部疼痛综合征的一种诊断或介入治疗方法，尤其是在椎管狭窄和椎板切除术后综合征的情况下，此时腰椎硬膜外穿刺变得非常困难或根本不可行。

利用体表标志"盲法"的局限性

骶骨和骶管内容物的解剖变异对骶尾部硬膜外类固醇注射构成挑战。据报道，骶骨解剖变异高达 10%[5]，因此，即使是经验丰富的医生，在没有透视引导的情况下进行骶尾部硬膜外注射，穿刺针的误置率也高达 25.9%[6]。

据报道，意外血管内注射的发生率为 2.5% ～ 9%[7-8]。老年患者血管内注射的可能性也更大，因为这些患者的硬膜外静脉丛可能延续至低于 S4 段[9]。这为在实时成像指导下进行骶尾部硬膜外注射以最大限度地提高疗效和减少并发症提供了理论依据[10]。

超声引导骶尾部硬膜外注射的文献回顾

Klokke 等[11] 首先描述了使用超声成像进行骶尾部硬膜外类固醇注射，他们发现对于中度肥胖患者或无法俯卧的患者尤其有用。对于肥胖患者，需要使用低频探头（2 ～ 5 MHz），以达到足够的穿透。Chen 等[12] 评估了 70 例腰骶神经炎患者进行超声引导骶尾部硬膜外类固醇注射。他们使用高频探头（5 ～ 12 MHz）识别骶骨裂孔，然后通过对比透视确认针的位置。他们的针放置成功率为 100%，但观察到针进入骶骨硬膜外间隙后，由于骨后方声影遮挡，针尖不能显示。因此除注射器回抽外，排除了超声评估硬脊膜撕裂或血管内置入的可能性。这启发了 Yoon 等[10] 使用彩色多普勒超声评估骶尾部注射，以排除血管内放置。他们在注射 5 ml 注射液的同时，利用彩色多普勒模式观察液体的流动。如果在硬膜外腔使用彩色多普勒观察到溶液的单向流动（表现为一种颜色为主），而在其他方向没有流动（观察到多种颜色），他们将注射定义为成功。然后通过造影剂对比透视检查针是否正确放置。在 3 例患者中，包括 2 例多普勒频谱提示阳性的患者，透视显示造影剂位于硬膜外间隙之外。

超声引导骶尾部注射优于"盲法"

一项 83 名儿童患者骶尾部注射的回顾性研究比较了骶尾部针置入时使用"阻力消失"试验和彩色多普勒超声显示骶尾间隙有湍流，得出结论：在儿童骶尾部阻滞置入时，超声作为一种客观的确认技术优于"阻力消失"试验[13]。他们发现，在骶尾间隙注射时出现湍流是阻滞成功的最佳单一指标。

超声引导骶尾部注射与透视引导技术同样有效

Akkaya 等[14] 比较了超声和透视引导椎板切除术后患者的骶尾部硬膜外类固醇注射，30 例患者随机分为 2 组。他们的结论认为，骶尾部硬膜外类固醇注射对于椎板切除术后患者是一种有效的镇痛方法，超声引导骶尾部阻滞与透视引导阻滞效果一致，而且更舒适。

Park 等[14] 比较了超声引导相对透视引导骶尾部硬膜外类固醇注射对于单侧下腰椎神经根痛的短期疗效和优势。总共 120 例单侧神经根痛患者被随机分为透视组或超声组。这项研究表明，超声及彩色多普勒模式可以避免血管内注射引发的并发症，结果显示超声和透视引导在短期疼痛缓解、功能和患者舒适度方面具有相似的改善。Hasra 等比较了超声和透视引导腰骶部硬膜外注射技术正确的针置入所需的时间和观察到的临床疗效。50 例传统治疗无效的慢性腰痛和神经根痛患者被随机分为超声或透视引导腰骶部硬膜外注射组。记录术前疼痛视觉模拟评分（visual analogue scale，VAS）和 Oswestry 伤残指数（oswestry disability index，ODI）。正确完成针置入的时间以及观察到的副作用都被记录下来。患者随访 2 个月，定期评估 VAS 和 ODI，结果显示超声引导下正确完成针置入所需时间更短，而临床效果两者无明显差异。

超声引导骶尾部硬膜外注射技术

患者俯卧位，触诊骶骨裂孔，线阵高频探头（或在肥胖患者中凸阵低频探头）横向放置在中线，以获取骶骨裂孔的横向视图[12]。两个骶角的骨性突起表现为两个强回声的反 U 形结构。在两个骶角之间，可以识别两个高回声带状结构，即浅方的骶尾韧带和深方的骶骨背侧骨表面，骶骨裂孔是两者之间的低回声区域（图 13.1）。然后将 22 G 针插入两个骶角之间的骶骨裂孔。当骶尾韧带被穿透时，通常会感觉到"突破感"。然后探头旋转 90°，以获取骶骨和骶骨裂孔的纵向视图，并在实时超声引导下将针推进到骶管内（图 13.2 和 13.3）。

超声引导技术的局限性

在成人中，由于骶骨骨性伪像，通常很难追踪骶管内的针，因此不能有效识别硬膜穿刺或血管内置入。由于阴性抽吸不可靠，我们建议首先注射测试剂量以排除血管内或鞘内置入。注射在实时超声引导下进行，监测骶管内的湍流和注射液的头侧扩散。如上所述，彩色多普勒模式可以用来辅助监测，但它非常不可靠，因为来自注射液的湍流可被解释为许多方向的流动，也可以被误解为血管内注射。造影剂对比透视仍然是评估该区域无意的血管内针置入的最佳工具（图 13.4）。如果没有透视或有禁忌，可使用超声作为辅助引导针进入骶管置入困难的患者。

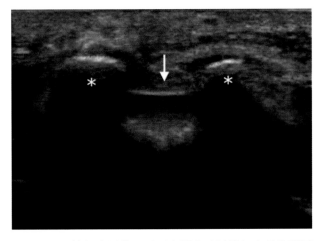

图 13.1　短轴超声图像显示两个骶角（星号）表现为强回声的反 U 形结构。长箭提示骶尾韧带覆盖骶骨裂孔

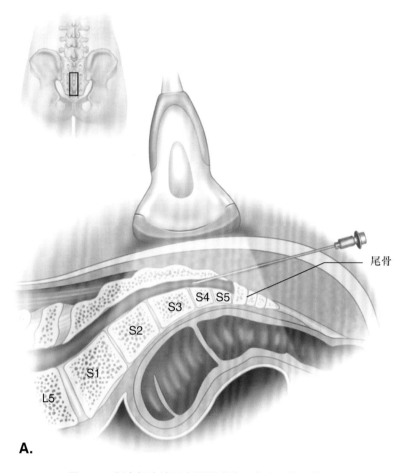

A.

图 13.2　超声探头放置在骶骨裂孔上获取长轴图像

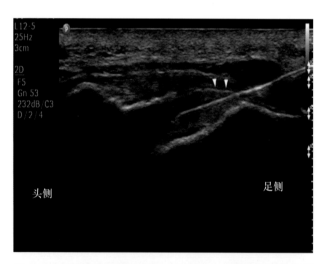

图 13.3　长轴超声图像显示针（平面内）在骶尾部硬膜外间隙。箭头指示骶尾韧带（Reprinted with permission from Samer Narouze，MD，PhD（Ohio Institute of Pain and Headache））

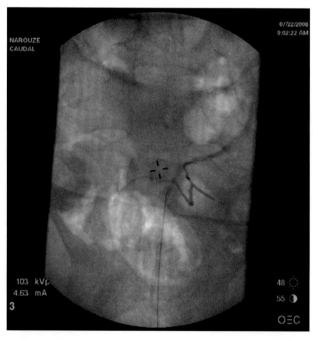

图 13.4　前后位 X 线显示骶尾部硬膜外注射时造影剂血管内扩散（Reprinted with permission from Ohio Pain and Headache Institute）

参考文献

1. Senoglu N, Senoglu M, Oksuz H, Gumusalan Y, Yuksel KZ, Zencirci B, et al. Landmarks of the sacral hiatus for caudal epidural block: an anatomical study. Br J Anaesth. 2005;95(5):692.

2. Hession WG, Stanczak JD, Davis KW, Choi JJ. Epidural steroid injections. Semin Roentgenol. 2004;39:7–23.

3. Parkin IG, Harrison GR. The topographical anatomy of the lumbar epidural space. J Anat. 1985;141:211–7.

4. Sekiguchi M, Yabuki S, Satoh K, Kikuchi S. An anatomic study of the sacral hiatus: a basis for successful caudal epidural block. Clin J Pain. 2004;20:51–4.

5. White AH, Derby R, Wynne G. Epidural injections for the diagnosis and treatment of low-back pain. Spine. 1980;5:78–86.

6. Stitz MY, Sommer HM. Accuracy of blind versus fluoroscopically guided caudal epidural injection. Spine. 1999;24:1371–6.

7. Renfrew DL, Moore TE, Kathol MH. El-Khoury GY, Lemke JH, Walker CW. Correct placement of epidural steroid injections: fluoroscopic guidance and contrast administration. Am J Neuroradiol. 1991;12:1003–7.

8. Furman MB, O'Brien EM, Zgleszewski TM. Incidence of intravascular penetration in transforaminal lumbosacral epidural steroid injections. Spine. 2000;25:2628–32.

9. Bogduk N, Cherry D. Epidural corticosteroid agents for sciatica. Med J Aust. 1985;143:402–6.

10. Yoon JS, Sim KH, Kim SJ, Kim WS, Koh SB, Kim BJ. The feasibility of color Doppler ultrasonography for caudal epidural steroid injection. Pain. 2005;118:210–4.

11. Klocke R, Jenkinson T, Glew D. Sonographically guided caudal epidural steroid injections. J Ultrasound Med. 2003;22:1229–32.

12. Chen CP, Tang SF, Hsu TC, Tsai WC, Liu HP, Chen MJ, et al. Ultrasound guidance in caudal epidural needle placement. Anesthesiology. 2004;101:181–4.

13. Raghunathan K, Schwartz D, Connelly NR. Determining the accuracy of caudal needle placement in children: a comparison of the swoosh test and ultrasonography. Paediatr Anaesth. 2008;18:606–12.

14. Akkaya T, Özkan D, Kertmen H, Şekerci Z. Caudal epidural steroid injections in postlaminectomy patients: comparison of ultrasonography and fluoroscopy. Turk Neurosurg. 2015. https://doi.org/10.5137/1019-5149.JTN.16171-15.1. [Epub ahead of print.]

15. Park Y, Lee JH, Park KD, Ahn JK, Park J, Jee H. Ultrasound-guided vs. fluoroscopy-guided caudal epidural steroid injection for the treatment of unilateral lower lumbar radicular pain: a prospective, randomized, single-blind clinical study. Am J Phys Med Rehabil. 2013;92:575–86.

16. Hazra AK, Bhattacharya D, Mukherjee S, Ghosh S, Mitra M, Mandal M. Ultrasound versus fluoroscopy-guided caudal epidural steroid injection for the treatment of chronic low back pain with radiculopathy: A randomised, controlled clinical trial. Indian Journal of Anaesthesia. (2016);60(6):388

第 14 章

超声引导骶髂关节注射

Amaresh Vydyanathan，Samer N. Narouze

解剖

骶髂关节是一个真性关节，骶骨和髂骨的关节面被包裹在纤维囊中的关节间隙分隔[1]。它具有滑膜关节的特征，特别是在前上和下面。后上关节面缺乏关节囊，并包含骨间韧带。前关节囊起源于骶髂前韧带，后面还包括稳定关节的骶髂后韧带、骶结节韧带和骶棘韧带。随着年龄的增长，自下方开始发生退行性改变并伴滑膜裂隙狭窄，随后出现纤维性强直[2-3]。

骶髂关节的肌肉和筋膜支持来源于臀大肌和臀中肌、竖脊肌、背阔肌和胸腰筋膜、股二头肌、梨状肌和腹外斜肌以及腹横肌。臀大肌、股二头肌和梨状肌附着在骶结节韧带上，而胸背筋膜连接到其余的肌群上。前后和上下方向均呈楔形的骶骨（形成一个关键结构）和这些广泛的肌肉支持降低了骶髂关节的活动性，但提高了稳定性[2-5]。骶髂关节后面主要由 L4 ～ S2 神经根的外侧支以及 S3 和臀上神经分支支配。骶髂关节前面神经支配来自 L2 ～ S2 节段[6-7]。滑膜囊和韧带包含游离神经末梢和机械感受器，从关节传递本体感觉和疼痛感[3]。

骶髂关节注射适应证

诊断性骶髂关节注射用于识别主要来源于骶髂关节的疼痛。大多数诊断骶髂关节疼痛的刺激性测试都并不确定，骶髂关节注射仍然是金标准。同样，目前也没有影像学研究能将骶髂关节的表现作为疼痛来源。

治疗性骶髂关节注射用于保守治疗（包括抗炎药物和物理治疗）失败后。

超声引导骶髂关节注射的文献回顾

Pekkafahli 等[8] 研究了超声引导下注射的可行性，并报道了 76.7% 的总体成功率（ $n = 60$ ），同时学习曲线陡峭。注射成功率从前 30 次注射的 60% 提高到接下来 30 次注射的 93.5%。

Klauser 等[9] 评估了在 10 具尸体两个不同穿刺部位进行超声引导骶髂关节注射的可行性。上方水平定义在第一骶后孔水平，下方水平定义在第二骶后孔水平。然后尝试对患有单侧骶髂炎的 10 例患者进行注射。通过 CT 显示 80% 的穿刺针尖在关节内以及造影剂在关节内扩散（上方水平 70%，下方水平 90%），从而证实尸体关节内穿刺针放置正确。在患者中，100% 的超声引导下注射是成功的（8 个下方水平，2 个上方水平）。

Perry 等[10] 使用尸体模型研究了超声引导骶髂关节注射的准确性。在超声引导下注射了 17 个骶髂关节并进行解剖，以确定关节内注射的准确性。在这项尸体研究中，88.2% 的骶髂关节能够在超声下实现关节内注射。此外，当发生穿刺针放置在关节外时，超声可以显示液体的关节外扩散，从而可以重新定向针以实现关节内注射。

Soneji 等[11] 针对 40 例继发于骶髂关节炎的慢性腰痛患者，比较了透视和超声引导对骶髂关节注射的影响。患者随机接受超声或透视引导的单侧骶髂关节注射。作者的结论是，在继发于骶髂关节炎的慢性腰痛患者中，经透视证实的超声引导骶髂关节注射与透视单独引导骶髂关节注射的准确性和有效性相似。

超声引导骶髂关节注射技术

患者处于俯卧位，腹部下方垫枕以减少腰椎

前凸。通常使用低频凸阵探头，特别是对肥胖患者，以增加穿透。探头横向放置在骶骨下部（骶骨裂孔水平），并确定骶骨的外侧缘。然后将探头向外侧和头侧移动，直到髂骨骨性轮廓清晰识别（图14.1）。髂骨内侧界和骶骨外侧缘之间的裂隙代表骶髂关节，其最下端点为目标[12]。然后在探头的内侧端插入 22 G 针，在超声束平面内直视下向外侧推进，直到看见针进入关节（图 14.2）。

超声引导骶髂关节注射的局限性

与透视或 CT 引导下的骶髂关节注射相比，超声引导的关节周围注射而不是关节内注射的可能性会增加，因为在大多数情况下前者可以可靠地获得注射对

比剂的关节造影。此外，在进行骶髂关节注射时，超声检测到的血管内注射并不十分可靠（图 14.3）。

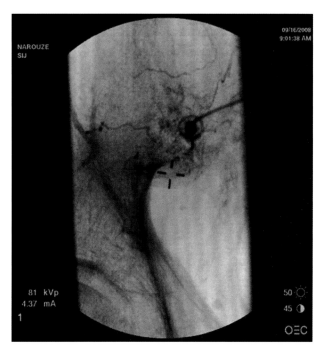

图 14.3　前后位 X 线显示骶髂关节注射时造影剂在血管内扩散（Reprinted with permission from Ohio Pain and Headache Institute）

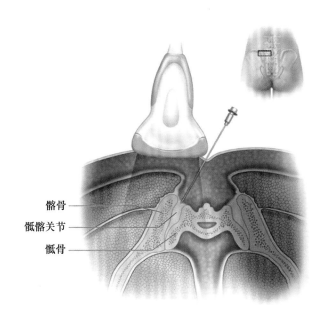

图 14.1　超声探头放置在骶髂关节上以获取短轴视图

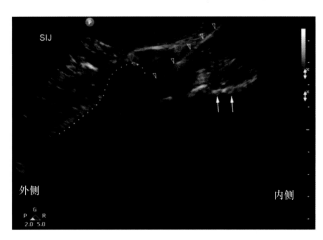

图 14.2　短轴超声图像显示针（箭头）（平面内）在骶髂关节内。虚线勾勒出髂骨骨表面，细长箭指示骶骨的背侧面

参考文献

1. Forst SL, Wheeler MT, Fortin JD, Vilensky JA. The sacroiliac joint: anatomy, physiology and clinical significance. Pain Physician. 2006;9:61–7.
2. Calvillo O, Skaribas I, Turnipseed J. Anatomy and pathophysiology of the sacroiliac joint. Curr Rev Pain. 2000;4:356–61.
3. Dreyfuss P, Dreyer SJ, Cole A, Mayo K. Sacroiliac joint pain. J Am Acad Orthop Surg. 2004;12:255–65.
4. Foley BS, Buschbacher RM. Sacroiliac joint pain: anatomy, biomechanics, diagnosis, and treatment. Am J Phys Med Rehabil. 2006;85:997–1006.
5. Tuite MJ. Facet joint and sacroiliac joint injection. Semin Roentgenol. 2004;39:37–51.
6. Ikeda R. Innervation of the sacroiliac joint. Macroscopical and histological studies. Nippon Ika Daigaku Zasshi. 1991;58:587–96.
7. Grob KR, Neuhuber WL, Kissling RO. Innervation of the sacroiliac joint of the human. Z Rheumatol. 1995;54:117–22.
8. Pekkafahli MZ, Kiralp MZ, Baekim CC, Silit E, Mutlu H, Oztürk E, et al. Sacroiliac joint injections performed with sonographic guidance. J Ultrasound Med. 2003;22:553–9.
9. Klauser A, De Zordo T, Feuchtner G, Sögner P, Schirmer M, Gruber J, et al. Feasibility of ultrasound-guided sacroiliac joint injection considering sonoanatomic landmarks at two different levels in cadavers and patients. Arthritis Rheum. 2008;59:1618–24.
10. Perry JM, Colberg RE, Dault SL, Beason DP, Tresgallo RA 3rd. A cadaveric study assessing the accuracy of ultrasound-guided sacroiliac joint injections. PM R. 2016;8:1168–72.
11. Soneji N, Bhatia A, Seib R, Tumber P, Dissanayake M, Peng PW. Comparison of fluoroscopy and ultrasound guidance for sacroiliac joint injection in patients with chronic low back pain. Pain Pract. 2016;16:537–44.
12. Harmon D, O'Sullivan M. Ultrasound-guided sacroiliac joint injection technique. Pain Physician. 2008;11:543–7.

第三部分

超声引导腹部和盆腔阻滞

第 15 章

超声引导腹横肌平面阻滞

Samer N.Narouze，Maged Guirguis

概述

腹横肌平面（transversus abdominis plane，TAP）阻滞用于下胸部和上腰部传入的皮节感觉阻滞。在该平面注入局部麻醉剂可麻醉该侧的前腹壁。对于术后下腹疼痛或前腹壁引起的慢性疼痛综合征，该阻滞可用作诊断工具或通过持续留置导管作为治疗方式。

腹横肌平面阻滞是一种新的外周神经阻滞技术，用于阻滞支配前腹壁的胸腰神经。其不同的应用方式被研究用于腹部手术后围手术期疼痛管理。通过超声成像可显示肌肉层，包括从腹直肌内侧通过腹直肌边缘的腱膜区到腹侧壁的腹外斜肌、腹内斜肌和腹横肌三个不同的肌肉层。超声引导区域麻醉的引入使得局部麻醉剂能够成功地注射在胸腰神经腹侧支的前支周围，从而阻断前腹壁的躯体感觉。单次注射和连续输注可用于治疗下腹部开腹和腹腔镜手术后的慢性疼痛综合征[1]。

腹痛是初级保健医生听到的最常见的主诉之一，每年约有 250 万次就诊，但有多达 50% 的患者未发现明确的病因[2]。

躯体感觉性疼痛（腹壁疼痛）有时可能与内脏源性疼痛混淆，常采用不同硬膜外阻滞来帮助区分两种类型的疼痛[3]。然而对硬膜外测试的解释有时很令人困惑。这很耗时（需要几个小时），而且还带有椎管内阻滞的局限性和缺陷。作者发现，腹横肌平面阻滞用于诊断腹壁来源的疼痛非常有价值，从而有助于区分躯体感觉性疼痛（腹壁）和内脏源性疼痛[1]。

解剖

腹壁由三层肌肉组成：腹外斜肌、腹内斜肌和腹横肌及其相关筋膜鞘。这些肌肉主要由同侧 T7～L1 胸腰神经的腹侧支支配。在穿出椎间孔后，这些神经朝向身体中线沿肋间隙向前曲线走行。沿着这一走行，它们进入腹横肌和腹内斜肌之间的筋膜平面，并在此腹横肌平面间隙里有血管伴行。这些神经血管一直延续到半月线。在腹直肌的外侧缘，腹外斜肌和腹内斜肌腱膜的前层在肌肉前方通过，形成腹直肌前鞘。腹内斜肌后层腱膜和腹横肌从腹直肌后方穿过，形成鞘的后层。在此处，胸脊神经的腹侧支位于腹直肌后缘和腹直肌后鞘之间。它们在鞘内向内延伸，然后向前穿过肌肉形成前皮支[4]。

第 10 胸神经前支到达脐部皮肤，第 12 胸神经支配下腹部皮肤。髂腹下神经和髂腹股沟神经走行相似，然而它们在髂前上棘附近的不同水平穿过腹内斜肌，以供应腹股沟区（详见第 16 章）。

经典方法

腹横肌平面阻滞首次由 Rafi 和 McDonell 描述为：在髂腰 Petit 三角使用钝针盲探通过腹外斜肌和腹内斜肌肌肉及筋膜的"双突破感"技术[5-6]。此三角后界为背阔肌，前界为腹外斜肌，以髂嵴为底。超声的引入使这一技术得到改良，腹横肌平面阻滞可以在腋前线后方髂嵴和肋缘之间的任何位置进入。

超声引导技术

超声引导腹横肌平面阻滞首次描述在 Petit 三角前方，在腋中线髂嵴和肋下缘之间经平面内法进行。患者处于侧卧位，待阻滞一侧朝上。可以在患者身下塞入楔形物使上面侧腹部伸展。可以根据体型使用高频或低频探头。推荐术前沿腋中线扫查前腹壁，以确定三层肌肉的最佳视图。值得注意的是，偏内侧扫查可能只显示两层肌肉，因为腹外斜肌形成了参与腹直肌鞘的腱膜。从浅到深可识别以下结构：皮肤和皮下脂肪、腹外斜肌、腹内斜肌和腹横肌及其包绕筋膜（图15.1和15.2）。在腹横肌及其筋膜的深方，有一层腹膜外脂肪层将其与腹膜及肠管分开，通常可以通过蠕动来识别。在超声图像上，筋膜层显示为高回声层（比周围结构更白），肌肉层为具有多发条纹的相对低回声结构。神经结构通常难以识别，然而，紧邻髂前上棘向头侧扫查可以识别髂腹下和髂腹股沟神经（详见第21章）。

从探头后外侧将针在平面内插入（与超声束平行），向前内侧方向推进。为了获得针的清晰图像，最好距离探头1～2英寸（约2.54～5.08 cm）处进针，以避免进入角度陡峭而不利于超声束反射。

针穿过不同的层次，穿过每个筋膜层时都有一种可感受到的突破感。轻轻抖动针有助于在超声下识别针尖前进。或者，可以通过注射几毫升生理盐水或局麻药来确认合适的平面（水分离定位）。通过溶液分离浅表的腹内斜肌与深方的腹横肌来确认正确的位置（图15.3）。应注意确认沿合适平面注射而不是肌内注射，肌内注射会导致肌肉肿胀而不是分离。

使用钝头针进行腹横肌平面阻滞非常重要，以感受穿过不同层次时的触觉反馈并尽量减少腹膜和肠道穿孔的概率。

更高的肋下入路（肋缘下腹横肌平面阻滞）可能比髂嵴正上方的下位入路能更有效地阻滞上胸腰神经[7]。

在腋前线更内侧从前内侧向下外侧方向平面内进针，在腹直肌和腹横肌之间局部注射药物。这一阻滞对上腹部切口镇痛更充分，对应于T6～T9皮节段（即腹腔镜胆囊切除术、胃旁路术、肝移植和

图15.1 进行腹横肌平面阻滞的腹壁肌肉和超声探头位置

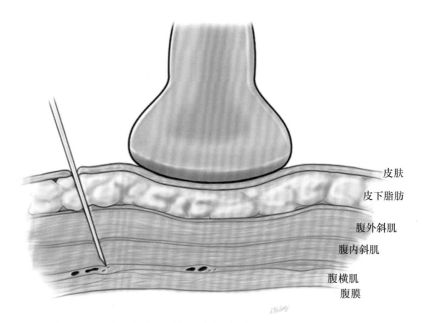

皮肤
皮下脂肪
腹外斜肌
腹内斜肌
腹横肌
腹膜

图15.2 注射前短轴超声图像显示腹壁肌层（Reprinted with permission from Ohio Pain and Headache Institute）

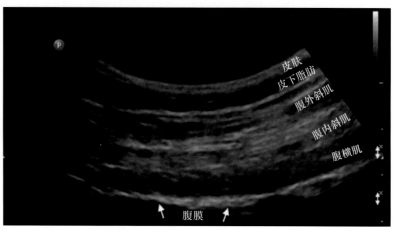

皮肤
皮下脂肪
腹外斜肌
腹内斜肌
腹横肌
腹膜

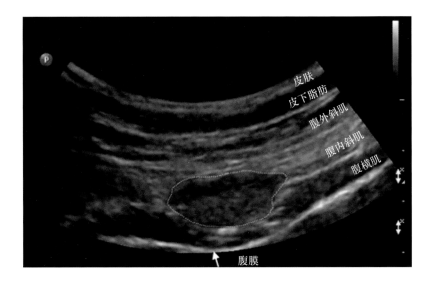

图 15.3　注射后短轴超声显示注射液在腹内斜肌和腹横肌之间的平面扩散。注意，腹横肌和腹膜被注射液推开（Reprinted with permission from Ohio Pain and Headache Institute）

切除术后）。

超声引导腹横肌平面置管

连续腹横肌平面置管具有将镇痛效果延长到阻滞覆盖范围之外的优点，并且可用于术前凝血不佳不能进行椎管内阻滞的患者。在术前使用之前所述的技术很容易进行阻滞。不过，不使用 22 G 钝针而使用 Tuohy 针，使用 10 ml 生理盐水使两块肌肉分离，然后置入导管并超出针尖约 5 ～ 7 cm（图 15.4）。如果在超声下无法识别导管尖端位置，其他方法，如水分离、导管抽吸阴性后注入 0.5 ml 空气或在多普勒模式下移动导管芯可以提供尖端位置

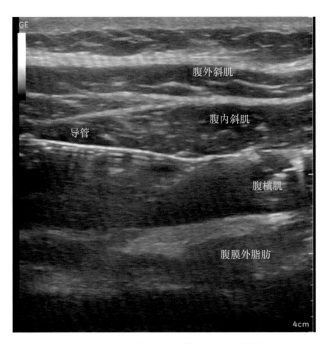

图 15.4　腹内斜肌和腹横肌之间的导管

的信息[8]。一些作者报道了直视下外科辅助导管放置并在术中使用输液设备。

最近的多个试验显示了持续腹横肌平面输注在控制腹部术后疼痛方面与硬膜外镇痛和单次腹横肌平面注射的等效性和优势[9]。

总结

超声引导腹横肌平面阻滞是一种新型的阻滞，在各种下腹部手术后疼痛控制中有多种应用。它在肋缘下和腹股沟韧带之间产生单侧镇痛。它也可能应用在慢性腹痛综合征的诊断和治疗中[10]。超声引导髂腹下和髂腹股沟神经阻滞本质上是一种在髂前上棘水平附近进行的腹横肌平面阻滞。

参考文献

1. Soliman LM, Narouze S. Ultrasound-guided transversus abdominis plane block for the management of abdominal pain: an alternative to differential epidural block. Tech Reg Anesth Pain Manag. 2009;13:117–20.
2. Klinkman MS. Episodes of care for abdominal pain in a primary care practice. Arch Fam Med. 1996;5:279–85.
3. Conwell DL, Vargo JJ, Zuccaro G, Dews TE, Mekhail N, Scheman J, et al. Role of differential neuroaxial blockade in the evaluation and management of pain in chronic pancreatitis. Am J Gastroenterol. 2001;96:431–6.
4. Rozen WM, Tran TM, Ashton MW, Barrington MJ, Ivanusic JJ, Taylor GI. Refining the course of the thoracolumbar nerves: a new understanding of the innervation of the anterior abdominal wall. Clin Anat. 2008;21:325–33.
5. Rafi AN. Abdominal field block: a new approach via the lumbar triangle. Anaesthesia. 2001;56:1024–6.
6. McDonnell JG, O'Donnell BD, Curley G, Heffernan A, Power C, Laffey JG. The analgesic efficacy of the transversus abdominis plane block after abdominal surgery: a prospective randomized controlled trial. Anesth Analg. 2007;104:193–7.
7. Hebbard P. Subcostal transversus abdominis plane block under

ultrasound guidance. Anesth Analg. 2008;106:674–5.

8. Farag E, Guirguis M, Goldfarb D, Dalton JE, Ngo F, Ghobrial M, et al. Continuous transversus abdominis plane block catheter analgesia for postoperative pain control in renal transplant. J Anesth. 2015;29:4–8.

9. Rao Kadam V, Van Wijk RM, Moran JI, Miller D. Epidural versus continuous transversus abdominis plane catheter technique for postoperative analgesia after abdominal surgery. Anaesth Intensive Care. 2013;41:476–81.

10. Guirguis M, Abd-Elsayed AA, Girgis G, Soliman LM. Ultrasound-guided transversus abdominis plane catheter for chronic abdominal pain. Pain Pract. 2013;13:235–8.

第 16 章

超声引导腹腔神经丛阻滞和神经毁损

Samer N. Narouze，Hannes Gruber

概述

腹腔神经丛阻滞已用于各种上腹部恶性肿瘤和非恶性肿瘤所致的疼痛综合征，取得了不同程度的疗效。源自内脏结构的疼痛信号受腹腔神经丛支配，可通过阻滞腹腔神经丛或内脏神经阻断。这些结构包括胰腺、肝、胆囊、肠系膜、大网膜和从食管下段到横结肠的胃肠道。

腹腔神经丛毁损最常应用于上腹部恶性肿瘤，尤其是胰腺癌，Kappis 在 1914 年首次描述[1]。

腹腔神经丛解剖

腹腔神经丛是一个密集的自主神经网络，位于 L1 水平主动脉和膈肌脚前方。此神经丛在主动脉前方延伸了几厘米，围绕腹腔干和肠系膜上动脉。

神经丛内的纤维来自交感神经节前传出神经（内脏大神经 T5 ～ T9、内脏小神经 T10 ～ T11、内脏最小神经 T12）、副交感节前神经（迷走神经、后干）、发自膈神经和迷走神经的感觉神经和交感节后纤维。来自腹部内脏的伤害性感受传入纤维弥散地穿过腹腔丛并伴随交感神经纤维。

神经丛内有三对神经节，包括腹腔神经节、肠系膜上神经节和主动脉肾神经节（图 16.1）。这些神经节的节后交感神经伴随血管至上腹部内脏结构。这些纤维可能在交感神经介导的疼痛综合征中发挥重要作用[2]。

腹腔神经丛阻滞的技术现状

腹腔神经丛阻滞有两种基本方法，根据最终针的位置与膈肌的关系而不同：膈脚后或膈脚前。膈脚后技术也称为深部内脏神经阻滞，被认为是经典的方法。该技术可使注射液向膈脚头端和后方扩散（图 16.2）。而膈脚前技术通常涉及针从后入路插入，最终位置在腹主动脉前方的腹腔神经丛处。

1. 膈脚后入路或"经典"腹腔神经丛阻滞（深部内脏神经阻滞）：通常在俯卧位 L1 水平，透视或 CT 引导下进行[3]。然而，Kappis 的经典技术在侧卧位体表标记下进行[1]。

2. 经膈脚入路或"真正"腹腔神经丛阻滞：针穿过膈脚，在 CT 引导下针尖位于主动脉前方的一侧[4]。或者针在透视引导下穿过主动脉的"经主动脉入路"[5]。

3. 膈脚前入路或真正的"前"入路：最初使用解剖标志进行描述[6]，随后在 CT[7] 和超声[8] 引导下进行。

经皮前入路

Wendling 报告了第一例经皮前入路内脏神经阻滞[6]。细针穿过剑突下方略偏左的腹壁。针垂直于皮肤插入，通过肝左叶和小网膜（偶尔为肠管）向 T12 椎体推进。

随着 CT 引导[7] 和超声引导[8] 的引入，重新恢复了对这项技术的关注。

超声引导前入路的优势

1. 这是真正的膈脚前入路。针尖位置在主动脉前方，恰位于腹腔神经丛。

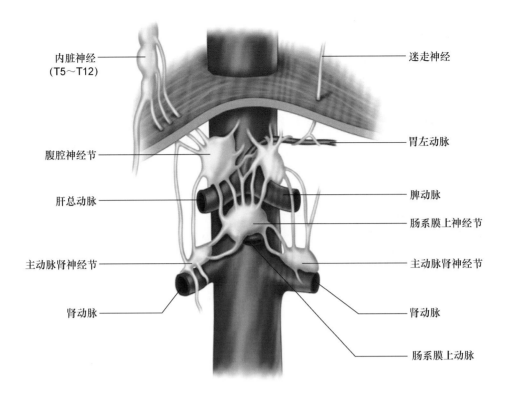

图 16.1 腹腔神经丛解剖。前后位视图（Reprinted with permission，Cleveland Clinic Center for Medical Art & Photography© 2010. All rights reserved）

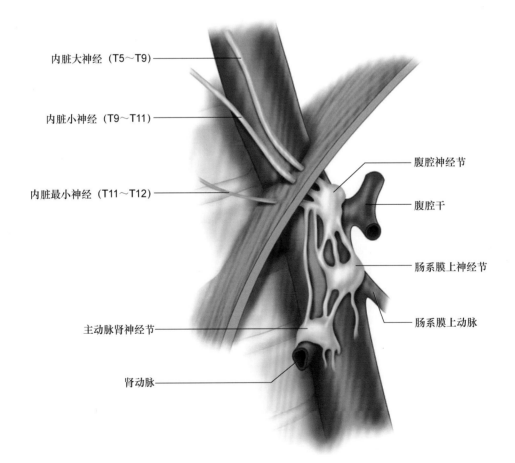

图 16.2 腹腔神经丛解剖。侧位视图显示腹腔神经丛、膈肌和内脏神经（Reprinted with permission，Cleveland Clinic Center for Medical Art & Photography© 2010. All rights reserved）

2. 更适合因为腹痛或其他原因不能俯卧的患者。

3. 与透视或 CT 相比，无辐射暴露。

4. 更适合不能转送到放射科的终末期癌症患者。超声仪器为便携式，阻滞可以在具有充分监护的常规操作室进行。

5. 避免后入路进针时损伤神经根和椎管内结构。

6. 作者认为前入路最重要的优势在于减少甚至去除了腹腔神经丛毁损性阻滞截瘫的潜在风险。有腹腔神经丛毁损性阻滞后发生截瘫和严重神经病变的报道[9]。除了经皮前入路阻滞外，现在基本上腹腔神经丛和内脏神经的每个后入路阻滞技术都有截瘫的报道[2]。

最为广泛接受的神经损伤的假设机制是痉挛、直接损伤或意外血管内注射致使小营养血管破裂，导致脊髓缺血或梗死[2, 10]。Adamkiewicz 动脉是最大的脊髓腹侧根动脉，为下腹侧 2/3 的脊髓供血。离开主动脉后，它们向外侧走行，约 80% 在左侧，通常在 T8 ～ L4 抵达脊髓，使其在后入路腹腔丛阻滞时容易损伤。此外，后方膈脚后入路可能使神经毁损剂向后朝向椎管内结构扩散或泄漏。

超声引导前入路的局限性

1. 肥胖患者技术上存在挑战。

2. 较大胰腺肿瘤患者或神经丛前的腹腔内肿物会改变解剖结构，这使识别主动脉和腹腔干变得很有挑战性。

3. 如果神经丛前的肿物是血管性的（通过预先 CT 或 MRI 识别）或通过超声检查识别，应放弃前入路。

上腹部和相关结构的超声解剖

腹腔神经丛是微小神经纤维和自主神经节的集合体，形成一个非常不均匀的组织，目前还不能被高分辨率超声清晰显示。为了安全、准确地进行手术，应熟悉相关的超声解剖。一个标志是腹主动脉，通常在上腹部正中超声显示良好（最好使用 2 ～ 5 MHz 宽频探头），表现为管状搏动的近乎无回声结构（图 16.3a、b）。腹主动脉以膈肌的肌穹隆为界进入腹部，超声探头需向上倾斜以显示腹主动脉，（图 16.4a、b）。从腹主动脉发出的第一支动脉是腹腔干，它为肝、胃、脾和胰头提供动脉血供。腹腔干是腹腔神经丛的"最终标志"。当腹腔干离开腹主动脉时，表现为典型的羊角状对称分叉（图 16.5a、b）。从腹主动脉发出的第二支动脉是肠系膜上动脉，它为近端肠管提供动脉血供——与腹腔干一起——供应胰头和十二指肠。腹腔干和肠系膜上动脉的发出位置彼此非常接近，这可能引起轴向扫查中的错误定位。这就是还需进行矢状位（纵向）扫查的原因，以准确识别两支动脉（图 16.6a、b）。在一些罕见的病例中，可以发现腹腔干和肠系膜上动脉有一条共同主干，它可以作为腹腔神经丛的唯一标志。肠系膜上动脉后下方的一条动脉是左肾动脉（图 16.7）。

因此，腹腔神经丛区域由几个器官确定边界（图 16.8a、b）：肝左叶，相当于覆盖了右腹侧区域；胃，覆盖了左腹侧区域，直至向上过渡到远端食管；胰腺几乎骑在脾静脉上。头侧边界是膈肌及其上的主动脉（主动脉裂孔的肌穹隆）和食管（食

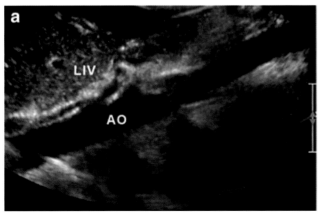
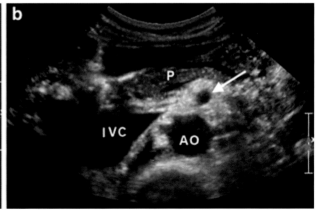

图 16.3　**a**. 矢状位扫查显示主动脉（AO）上腹部段，其前面被肝组织（LIV）覆盖。**b**. 轴向扫查显示上腹部主动脉（AO）为盘状无回声，与下腔静脉（IVC）的无回声横断面为邻，并被胰腺（P）覆盖。箭头指向肠系膜上动脉

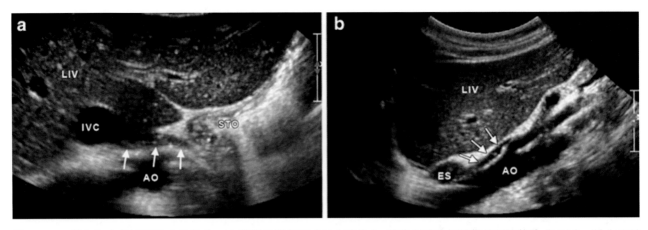

图 16.4　**a**. 轴向扫查显示膈肌主动脉（AO）裂孔的肌穹隆（三个箭头），其将主动脉与相邻的下腔静脉（IVC）、肝（LIV）和胃（STO）隔开。**b**. 相应的矢状位扫查显示主动脉（AO）及第一个动脉分支，其部分被主动脉裂孔的肌穹隆覆盖（箭头）。ES，食管

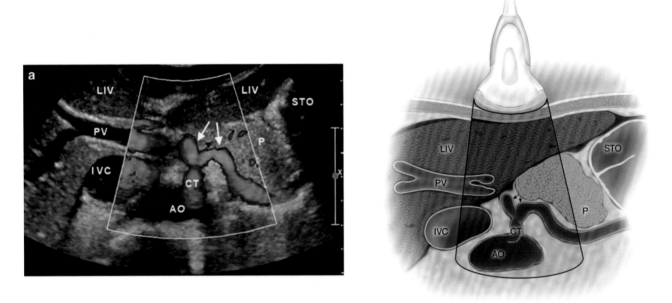

图 16.5　多普勒模式下的轴向扫查（**a**）和对应的示意图（**b**），显示腹腔干（CT）典型的羊角样外观。AO，主动脉；IVC，下腔静脉；LIV，肝；PV，门静脉；P，胰腺；STO，胃（Reprinted with permission，Cleveland Clinic Center for Medical Art & Photography© 2010. All rights reserved）

管裂孔）。在下方，腹腔神经丛与肾动脉起点周围的肾丛相连。

经皮超声引导腹腔神经丛阻滞技术

　　患者处于仰卧位，超声探头放置于上腹部，恰好位于剑突尾侧（图 16.9）。预先扫查以便操作者熟悉相关解剖，尤其是恶性病例的解剖可能会改变，据此计划最安全、最短的进针路径（通常采取平面外法）。获取短轴和长轴视图，以正确识别腹腔干和肠系膜上动脉（见上文）。然后直视下将 20 G 或 22 G 的针在短轴或长轴平面插入。我们更喜欢把针从探头的外侧面推进（短轴视图），直到针位于腹腔干起点的头侧，而不是在腹腔干和肠系膜动脉之间，以避免对这些血管或其分支的损伤。在抽吸和测试剂量无异常后才在实时超声下进行注射，因为在如此深度时超声无法准确识别血管内注射。

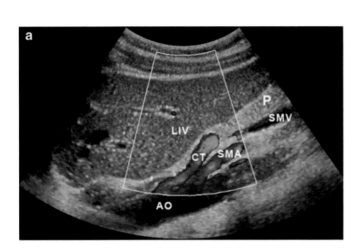

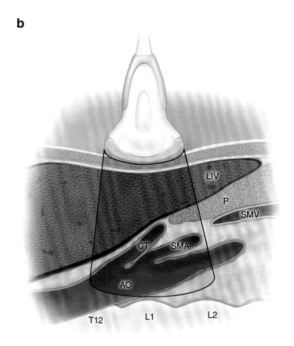

图 16.6　多普勒模式下的矢状位扫查（**a**）和对应的示意图（**b**），显示主动脉（AO）及动脉分支：腹腔干（CT）和肠系膜上动脉（SMA）。LIV，肝脏；P，胰腺；SMV，肠系膜上静脉（Reprinted with permission，Cleveland Clinic Center for Medical Art & Photography© 2010. All rights reserved）

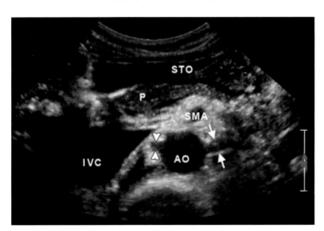

图 16.7　偏足侧轴向扫查显示主动脉（AO）及左肾动脉（长箭）和右肾动脉（箭头）。IVC，下腔静脉；P，胰腺；STO，胃；SMA，肠系膜上动脉

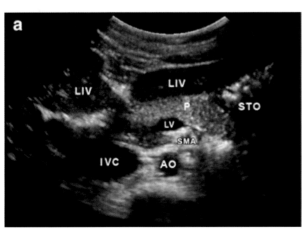

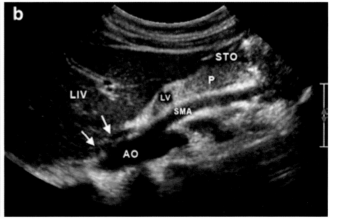

图 16.8　**a**. 轴向扫查显示由高回声的镰状韧带分隔的肝左叶和肝右叶（LIV），胰腺体部（P）和左侧的胃（STO）。脾静脉汇入门静脉（LV）。SMA，肠系膜上动脉；IVC，下腔静脉；AO，主动脉。**b**. 相应的矢状位扫查显示相关结构。主动脉（AO）及发出的肠系膜上动脉（SMA）和肝（LIV）。胰腺（P）由胃（STO）的远端部分覆盖。还显示了脾静脉（LV）近端以及主动脉裂孔的肌穹隆（长箭）

图 16.9 短轴示意图显示超声探头的位置以及进行腹腔神经丛阻滞的针（Reprinted with permission，Cleveland Clinic Center for Medical Art & Photography© 2010. All rights reserved）

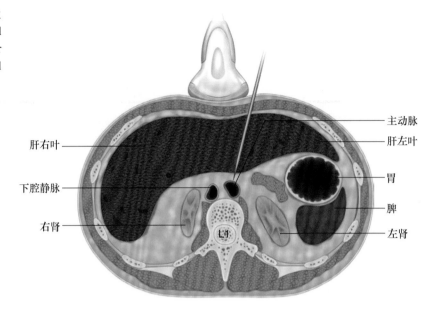

肝右叶 —— 主动脉

—— 肝左叶

下腔静脉 —— 胃

右肾 —— 脾

—— 左肾

参考文献

1. Kappis M. Erfahrungen mit lokalanasthesie bei bauchoperationen. Verh Dtsch Ges Chir. 1914;43:87–9.
2. Raj P. Celiac plexus/splanchnic nerve blocks. Tech Reg Anesth Pain Manag. 2001;5:102–15.
3. Moore DC, Bush WH, Burnett LL. Celiac plexus block: a roentgenographic, anatomic study of technique and spread of solution inpatients and corpses. Anesth Analg. 1981;60:369–79.
4. Singler RC. An improved technique for alcohol neurolysis of the celiac plexus. Anesthesiology. 1982;56:137–41.
5. Ischia S, Ischia A, Polati E, et al. Three posterior percutaneous celiac plexus block techniques. A prospective randomized study in 61 patients with pancreatic cancer pain. Anesthesiology. 1992;76:534–40.
6. Wendling H. Ausschaltung der nervi splanchnici durch leitungsanasthesie bei magenoperationen und anderen eingriffen in der oberen bauchhohle. Brun's Beitr z Klin Chir. 1918;110:517–50.
7. Matamala AM, Lopez FV, Martinez LI. The percutaneous approach to the celiac plexus using CT guidance. Pain. 1988;34:285–8.
8. Matamala AM, Lopez FV, Sanchez JLA, Bach LD. Percutaneous anterior approach to the celiac plexus using ultrasound. Br J Anaesth. 1989;62:637–40.
9. Cheshire WP, Santos CC, Massey EW, et al. Spinal cord infarction: etiology and outcome. Neurology. 1996;47:321–30.
10. Brown DL, Wright RM. Precautions against injection in the spinal artery during coeliac plexus block. Anesthesia. 1990;45:247–8.

第 17 章

超声引导盆腔疼痛阻滞

Chin-Wern Chan，Philip W.H.Peng

慢性盆腔疼痛（chronic pelvic pain，CPP）定义为非周期性疼痛至少持续 6 个月，严重程度足以引起功能障碍或寻求医疗关注，并且发生在骨盆、前腹壁或脐下、下背部或臀部等[1]。慢性盆腔疼痛的病理生理学复杂，疼痛来源可能包括内脏（泌尿、妇科和肛门直肠）和神经肌肉系统（如阴部神经痛、梨状肌综合征）。此外，临床表现通常受心理因素影响[2]。因此，建议采用多学科方法管理[2]。作为该管理计划的一部分，神经阻滞和骨盆内肌肉注射具有诊断及治疗的双重作用[2]。

过去的神经阻滞方法有基于体表标志（盲法）的技术和设备引导技术。后者是提供替代标记（如荧光透视中神经的骨性标记）或电生理变化（如神经刺激或肌电图）的间接方法。这两种方法在精确定位软组织结构时都有其固有的局限性。在任一方法中，目标神经或肌肉都不直接显示。超声引导辅助进针和注射的出现，为疼痛医师提供了比之前模式更多的优势。超声具有以下优点：改善了神经和周围血管、骨、肌肉及内脏结构的显示，更精确地将药物注射到目标神经周围，实时引导针的进入，从而提高了目标定位并减少周围神经血管结构的意外损伤，可以更好地识别血管内和神经内注射[3]。此外，对疼痛介入医师而言，超声相对容易获取、便携且无辐射暴露，使其成为一种有吸引力的成像方式[4-8]。

本章集中讨论与慢性盆腔疼痛相关的三种操作的解剖、超声解剖和超声辅助进针技术：①髂腹股沟、髂腹下和生殖股神经阻滞；②梨状肌肌肉注射；③阴部神经阻滞。

髂腹股沟、髂腹下和生殖股神经痛

髂腹股沟神经、髂腹下神经和生殖股神经被称

为"边界神经"，为大腿和腹部之间的皮肤提供感觉神经支配[9]。由于它们的位置和走行变异，这些神经在涉及下腹部的外科手术中容易受损伤。髂腹股沟神经和髂腹下神经损伤是开腹阑尾切除术、腹股沟疝修补术、低位横切口（如 Pfannestiel 切口）以及腹盆腔腹腔镜手术套管置入的一个已知风险[10-14]。这些神经可能受多种机制的损伤，包括直接神经创伤伴或不伴神经瘤形成，瘢痕组织或血肿压迫神经，以及神经被缝合入筋膜吻合或网状融合处[15-16]。

这些神经受到刺激而继发疼痛的患者通常主诉腹股沟区疼痛，男性可能放射至阴囊或睾丸，女性放射至大阴唇和大腿内侧[5]。一篇综述报道腹股沟修复术后的慢性疼痛高达 54%，其中 1/3 的患者报告中度至难以忍受的疼痛[17]。阻滞髂腹股沟神经和髂腹下神经通常用于提供疝修补术中和术后的镇痛[18]。此外，对于主诉这些神经分布区域慢性疼痛的患者，阻滞这些神经起着诊断和治疗目的[5-6, 8, 19-20]。

解剖

髂腹股沟神经和髂腹下神经起源于 L1 脊神经的腹侧支，也有来自 T12 脊神经的纤维汇入[9, 21]。髂腹下神经沿着腰大肌的上外侧缘发出（图 17.1）。随后神经向下外侧穿过腰方肌走向髂嵴[9]。在髂嵴和第 12 肋骨之间的中点，神经在髂前上棘上方穿过腹横肌[21]。髂腹下神经然后向下内走行，于髂前上棘上方穿过腹内斜肌[21]。此后神经在内、外斜肌之间走行，在腹股沟浅环上方约 1 英寸（约 2.54 cm）穿过腹外斜肌腱膜[9]。当神经在腹部斜肌之间走行时，分为外侧皮支和前皮支[12]。外侧

图 17.1 髂腹股沟神经、髂腹下神经和生殖股神经的走行（Reproduced with permission from Philip Peng Educational Series）

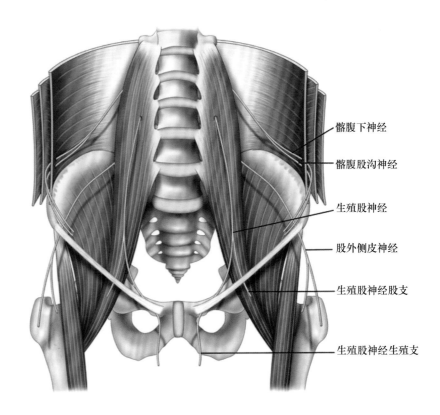

髂腹下神经

髂腹股沟神经

生殖股神经

股外侧皮神经

生殖股神经股支

生殖股神经生殖支

皮支为臀部皮肤提供感觉神经支配[21]。前皮支支配下腹部的皮肤，包括腹直肌下部的皮肤[21]。髂腹股沟神经起自腰大肌外侧缘，位于髂腹下神经下方（图 17.1）[21]。髂腹股沟神经平行于髂腹下神经走行并位于其下方。与髂腹下神经不同的是，髂腹股沟神经在内斜肌下缘穿出，然后在精索前方腹股沟管浅环脚间穿过[9, 21]。神经为阴茎及阴囊根部皮肤（或阴阜及大阴唇）和大腿上内侧区域提供感觉纤维支配[21]。

在影像学和尸体研究中观察神经的走行发现，髂腹股沟神经和髂腹下神经在髂嵴和第 12 肋之间的中点处走行区域最一致（90%），并且位于腹横肌和腹内斜肌之间[21-22]。

生殖股神经起源于 L1 和 L2 神经根[9]。神经向前走行，穿过第 3 和第 4 腰椎水平的腰肌[9]，然后在肌肉的腹侧面、腹膜深方和输尿管后方走行[23]。在腹股沟韧带水平上方，神经分为生殖支和股支（图 17.1）[23]。这一分支点位置可变。生殖支穿过腹股沟管深环，为提睾肌提供运动神经支配以及为阴囊提供感觉纤维支配[9, 23]。腹股沟管内与精索相关的神经走行位置多变，可在腹侧、背侧或下部[9, 24]，或作为提睾肌的一部分[23]。在女性，生殖支与圆形韧带伴行，支配阴阜和大阴唇[9]。股支沿着髂外动脉穿过阔筋膜，并向股三角的皮肤提

供感觉神经支配[9]。

盲法技术阻滞这些边界神经的成功率、一致性和可靠性一直很差[25-26]。这些结果可能是由于解剖变异性高，不仅在神经走行上，而且在其分支模式、穿过筋膜层的区域和支配模式上[8]。上述髂腹股沟神经和髂腹下神经的解剖可能仅在 41.8% 的患者中是一致的[27]。此外，髂腹股沟神经和髂腹下神经穿过腹壁肌层的位置变异显著[14]。迄今为止，髂腹股沟神经和髂腹下神经最一致的位置是位于髂前上棘侧上方，神经在腹横肌和腹内斜肌肌层之间[5-6, 8, 21]。

髂腹股沟、髂腹下和生殖股神经阻滞注射技术的文献回顾

许多髂腹股沟神经和髂腹下神经注射技术已被描述过，几乎所有这些都是基于体表标记[28-30]。可惜的是，所有这些技术都建议在髂前上棘前方进针（图 17.2），但在这里，这些神经的解剖位置是高度变异的。因此，这些技术的失败率为 10%～45%[18, 25-26, 31]。此外，进针位置不当可能导致股神经阻滞[32]、肠穿孔[33-34]和盆腔血肿[35]。

两个关键因素有助于提高成功率。一个是在髂前上棘的头侧和后方进行注射，在那里髂腹股沟神经和髂腹下神经都可以在腹横肌和腹内斜肌之间

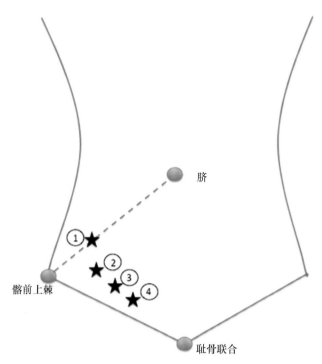

图 17.2 髂腹股沟和髂腹下神经注射的三种方法（四个标志）[28-30]（Reproduced with permission from Philip Peng Educational Series）

找到（>90%）[21]。另一个是使用超声引导注射。使用超声注射髂腹股沟神经和髂腹下神经的技术已发表[5, 8, 36-37]。超声引导的准确性已在尸体研究中得到验证，注射部位在髂前上棘上方，阻滞成功率为 95%[36]。超声引导髂腹股沟神经和髂腹下神经的阻滞成功率已在临床中得到复制。基于腹部肌肉、筋膜平面和旋髂深动脉的可视化，根据注射后与髂腹股沟神经和髂腹下神经相对应的感觉缺失，作者能够证明他们的所有病例都能在临床成功阻滞[37-38]。在尝试对神经进行可视化之前识别腹部肌肉平面的易用性和重要性得到了一项研究的支持，该研究评估了对使用超声辅助进针方面经验很少的麻醉医生的培训[39]。

生殖股神经的神经阻滞并不常用。文献回顾表明过去描述的技术是盲法，依赖于耻骨结节、腹股沟韧带、腹股沟皱襞和股动脉作为标志[40-41]。其中一种盲法是在紧邻耻骨结节外侧、腹股沟韧带尾侧使用 10 ml 局部麻醉剂浸润[42]。在另一种方法中，将针插入腹股沟管以阻滞生殖支，该方法只能在手术期间进行[41]。这些盲法技术本质上是局部浸润技术，依靠大量局部麻醉剂来实现一致的结果[42]。

超声引导下生殖股神经的生殖支阻滞已在多篇综述文章中进行了描述[5-6, 8]。生殖支神经很难显示，阻滞通过识别腹股沟管来实现[5-6, 8]。在男性，生殖股神经可在精索内或精索外走行。因此，局部麻醉剂和类固醇可注入精索外和精索内[5-6, 8]。除了使用镇痛药物进行简单的神经阻滞外，还利用超声成功实现了生殖股神经的冷冻消融治疗慢性腹股沟疼痛，但这些作者仅针对生殖股神经的股支进行治疗[43]。

超声引导髂腹股沟、髂腹下和生殖股神经阻滞技术

髂腹股沟神经和髂腹下神经

进行超声引导髂腹股沟和髂腹下神经阻滞时，重要的是清晰识别腹壁肌层：腹外斜肌、腹内斜肌和腹横肌（图 17.1）。患者处于仰卧位。两支神经都相对表浅，因此高频（6～13 MHz）线振探头将提供最佳显示。推荐的初始扫查区域位于髂前上棘后上方。探头应垂直于髂腹股沟和髂腹下神经方向（通常与腹股沟韧带平行）放置，探头外侧缘位于髂嵴上（图 17.3）。在这个位置，髂嵴显示为强回声结构，其旁将出现腹壁的三层肌肉（图 17.4）。在腹横肌下方，可探测到肠蠕动。探头可能需要向尾侧或头侧倾斜以优化图像。当肌肉层确定后，将在腹内斜肌和腹横肌之间的筋膜平面间隙发现髂腹股沟和髂腹下神经。在此处二者都应位于髂嵴 1.5 cm 内，髂腹股沟神经更接近髂嵴[36]。神经通常彼此接近[27]，并位于邻近髂嵴的"向上倾斜"的筋膜间隙内。在一些病例，神经大约相距 1 cm[8]。旋髂深动脉与两条神经相邻并在同一筋膜层中，可以使用彩色多普勒显示（图 17.4）。在腹内斜肌和腹横肌肌肉连接处的内侧和平坦部筋膜间隙内也可看到神经结构。这是肋下神经，如果被误认为是髂腹股沟或髂腹下神经，神经阻滞会导致麻醉异常分布。

神经显示满意后，在实时引导下将 22 G 穿刺针推进至神经。我们倾向于平面外技术。推进针使针尖位于腹内斜肌和腹横肌之间的筋膜平面间隙内，邻近髂腹股沟和髂腹下神经（图 17.4）。此时，用生理盐水进行水分离可以确认针尖的合适位置并在筋膜平面内扩散。在一些病例，神经可能难以显示。在这种情况下，注射液可以注入腹横肌和腹内斜肌之间的筋膜平面，确保满意的内侧和外侧扩散[38]。注射液通常由 6～8 ml 局部麻醉剂

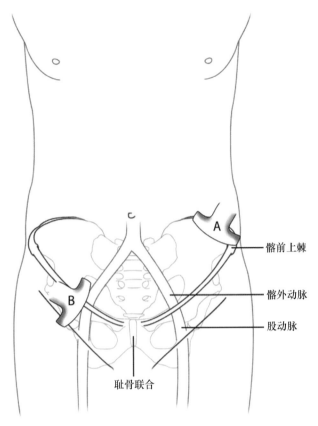

图 17.3 超声引导髂腹股沟和髂腹下神经阻滞。图片显示了超声探头的位置。探头 A 位于髂前上棘后上方，在髂腹股沟神经走行的短轴方向。探头 B 位于腹股沟线，并在股动脉和髂外动脉长轴方向（Reproduced with permission from Philip Peng Educational Series）

图中标注：髂前上棘、髂外动脉、股动脉、耻骨联合；图中字母 A、B、C

（布比卡因 0.5%）和类固醇（甲泼尼龙 40 mg）组成。预期的结果是观察到溶液在筋膜平面间隙内扩散以包绕两支神经。

生殖股神经的生殖支

生殖股神经的生殖支无法直接显示。扫查中寻找的主要结构是腹股沟管及其内容物（男性的精索或女性的圆韧带）。

患者取仰卧位，使用高频线振超声探头（6～13 MHz）。最初探头放置在腹股沟韧带下方的横向平面。在该平面中识别股动脉，并使其位于屏幕中间。然后旋转探头使动脉位于长轴上（图 17.3）。然后向头侧移动超声探头以追踪股动脉，直到它深入腹部成为髂外动脉（图 17.5）。在此处，在股动脉浅方可以看到一个椭圆形或环形结构，这个结构就是腹股沟管，男性包含精索，女性包含圆韧带。探头可稍微向内侧移动以追踪精索或圆韧带。男性在精索内可见动脉搏动，这些搏动代表睾丸动脉和

输精管动脉，可以使用彩色多普勒确认。通过嘱患者进行 Valsalva 动作可以使血管显示更加突出，因为其通过蔓状静脉丛增加血流。除了动脉，精索内还可以看见一个细管状结构，这是输精管。在女性，圆韧带可能难以显示，目标就是腹股沟管。

平面外技术用于引导进针。针从探头侧面插入，引导穿过腹部深筋膜并进入腹股沟管（图 17.5）。一旦针刺穿筋膜，用生理盐水注射显示水分离证实腹股沟管内扩散。在腹股沟管内精索外注入 4 ml 麻醉剂溶液，再在精索内注入 4 ml。由于生殖支的解剖变异性，药液分开注入。麻醉剂溶液不应含有肾上腺素，因为存在睾丸动脉血管收缩的风险。除了局部麻醉剂，可添加类固醇用于慢性疼痛患者。对于女性，将 8 ml 溶液注入腹股沟管。

梨状肌综合征

梨状肌综合征是背部、臀部或髋部疼痛的潜在病因[44-47]。一项临床研究报道，在主诉腰痛的患者中，梨状肌综合征的发病率为 17.2%[48]。梨状肌综合征的特征性症状是臀部疼痛并辐射到同侧大腿和小腿，可能类似坐骨神经痛[45, 49]。疼痛因行走、弯腰或举重物而加剧[50]。体检时，可能出现臀肌萎缩和触诊压痛，梨状肌拉伸时疼痛，直腿抬高试验 Lasegue 征阳性[48, 50-51]。通常这是一种排除性诊断，需要进行临床评估和必要的检查以排除腰椎、髋部和骶髂关节病变[50-52]。

通常情况下，梨状肌综合征可以通过物理治疗和简单的止痛药保守治疗后好转。对于那些没有疗效的患者，可能需要肌肉注射或手术的形式进行更多的介入治疗[53]。梨状肌可注射局部麻醉剂和类固醇[54]，如果治疗成功，也有助于诊断。此外，肉毒杆菌毒素注射梨状肌已经有较长时间镇痛作用的证据[55-56]。如果三次注射后未能改善，可能要考虑手术松解梨状肌[44]。

解剖

梨状肌起自 S2 至 S4 骶椎腹侧面（图 17.6）[47]。梨状肌在骶髂关节的外前方走行，通过坐骨大孔离开骨盆[51]。在此处肌肉变为腱性，以圆形肌腱附着于大转子上缘[52]。梨状肌的功能是当处于直立位时作为下肢的外旋肌，仰卧位时为外展肌，步行时为弱屈髋肌[52]。

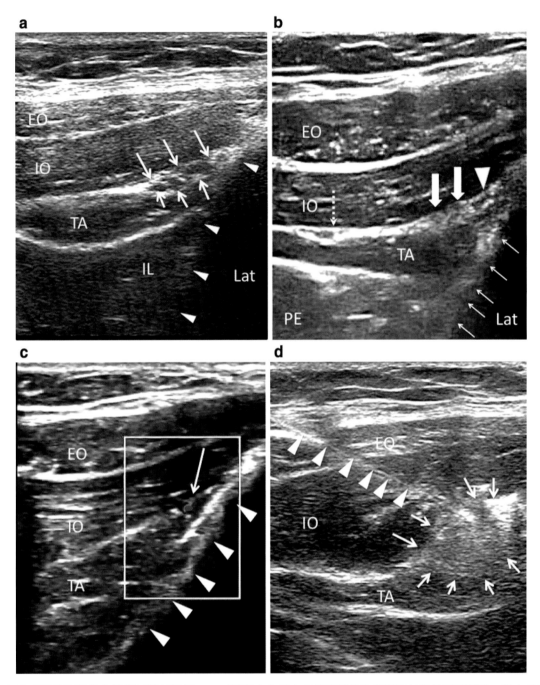

图 17.4　超声引导髂腹股沟和髂腹下神经阻滞。**a**. 三层肌肉和其内有髂腹股沟和髂腹下神经的筋膜间隙。实心三角指示髂嵴。**b**. 在与 a 相似的视图中，粗实箭显示髂腹股沟神经（外侧）和髂腹下神经（内侧）。实心三角显示旋髂深动脉。虚线箭指示筋膜间隙的肋下神经（T12）。通常，髂腹股沟和髂腹下神经走行在筋膜间隙的位置邻近髂嵴。当它远离髂嵴时（如图所示），应怀疑肋下神经。细实箭指示髂嵴。**c**. 与 b 相似的视图中，彩色多普勒显示旋髂深动脉（红色，线箭）。实心三角指示髂嵴轮廓。**d**. 采用平面内技术插入针（由实心三角指示），线箭描绘出局部麻醉剂和类固醇溶液的扩散。EO，腹外斜肌；IL，髂肌；IO，腹内斜肌；Lat，外侧；PE，腹膜；TA，腹横肌（Reproduced with permission from Philip Peng Educational Series）

　　盆腔内的神经血管结构都经坐骨大孔至臀部[52]。臀上神经和动脉通过梨状肌上方[52]。梨状肌下方是臀下动脉和神经、阴部内动脉和阴部神经、闭孔内肌神经、股后皮神经、腰方肌神经和坐骨神经[52]。梨状肌与坐骨神经的解剖关系有变异。最常见（78%～84%）的是坐骨神经穿过梨状肌下方[57-58]。较少的情况（12%～21%）是神经分叉，在肌肉内和下方穿过[58]。偶尔，分叉的神经可穿过梨状肌和在梨

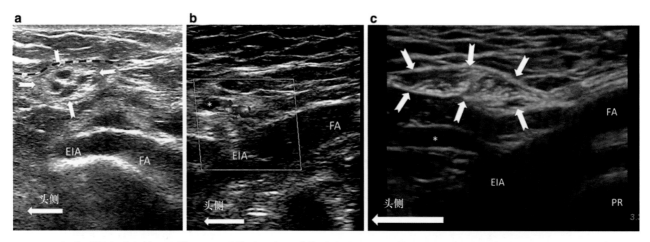

图 17.5 超声引导生殖股神经阻滞。**a.** 股动脉（FA）和髂外动脉（EIA）长轴视图显示男性患者的精索横断面（实箭）。并显示腹深筋膜（红色虚线）。**b.** 与 a 相似的视图中，彩色多普勒显示精索内的血管。**c.** 与 a 相似，但为女性患者。显示腹股沟管的轮廓（粗箭）。PR，耻骨联合（Reproduced with permission from Philip Peng Educational Series）

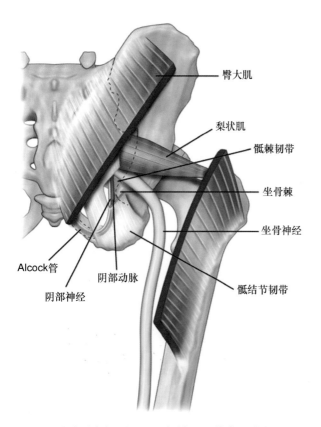

图 17.6 骨盆后方视图显示阴部神经血管束和梨状肌。臀大肌被切断以显示深方结构。注意阴部神经和动脉在骶棘韧带和骶结节韧带之间的韧带间平面走行，随后进入 Alcock 管（Reproduced with permission from Philip Peng Educational Series）

状肌上方通过，或均在梨状肌以上和以下，或未分叉的神经通过梨状肌上方或穿过肌肉[57-58]。梨状肌与坐骨神经的密切关系解释了为什么患有梨状肌综合征的患者也会出现坐骨神经刺激症状[46]。

梨状肌注射的文献综述

报道用于梨状肌注射的技术包括荧光透视[54]、CT[59] 和 MRI[60]，以辅助肌肉内准确进针。电生理引导也已单独或结合上述方法使用[56, 61-62]。无论是否使用肌电图引导，透视引导的梨状肌注射取决于特征性梨状肌内造影剂的出现，以确认针在梨状肌内的位置（图 17.7）[54]，这已被证明是不可靠的[63]。尸体验证研究表明，透视引导造影剂对照在指导梨状肌内注射时，只有 30% 的注射是准确的[63]。当针放置不准确时，通常针的最终位置在臀大肌内，该肌位于梨状肌上方。

超声被视为一种有吸引力的成像技术，因为它提供了软组织和神经血管结构的可视化，并能够实时成像针朝向目标的插入[64]。超声在梨状肌肌肉注射中的应用于 2004 年首次报道[65]。从那时起，超声引导梨状肌注射的多个报告已发表，描述了相似的技术[4-5, 63, 66]。超声下进针的准确性最近在一项尸体研究中得到验证，表明准确率高达 95%[63]。在临床实践中，超声引导针置入梨状肌的准确性已通过肌电图证实[67]。

超声引导梨状肌注射技术

患者处于俯卧位。低频（2～5 Hz）凸阵探头固定在横向平面，初始放置在髂后上棘上。然后向外侧移动探头以显示髂骨，表现为一强回声线，从上内侧到下外侧沿对角线向下穿过屏幕（图 17.8a）。当显示髂骨后，探头朝着梨状肌向尾侧方向移动，直到找到坐骨切迹（图 17.8b）。在坐骨切

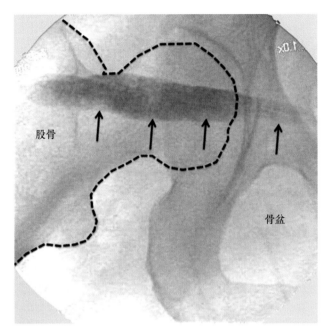

图 17.7　放射造影剂（线箭）描绘梨状肌（Reproduced with permission from Philip Peng Educational Series）

迹水平，在内侧强回声的骨声影消失，可见两层肌肉：臀大肌和梨状肌（图 17.8c）。可以由助手帮助在屈膝时外旋和内旋髋部确认梨状肌。超声检查时该运动将演示梨状肌的左右滑动。重要的是确定坐骨切迹，否则可能使操作者错将其他髋外旋肌（如上、下孖肌）当成梨状肌。

由于肌肉的深度，要使用 22 G、120 mm 的神经刺激针。对于经验较少的操作者，我们建议同时使用神经刺激器以避免意外注射到坐骨神经，因为如上所述，坐骨神经在该区域的走行有变异。此外，使用神经刺激器还可以通过屏幕显示梨状肌的收缩，识别针尖在梨状肌内。

使用平面内技术，在探头内侧进针，向外侧在坐骨切迹进入梨状肌肌腹。如果以肌肉内注射为目标，则应缓慢地进一步进针，直到屏幕上显示梨状肌强烈收缩。可注射少量生理盐水（0.5 ml）以确认肌肉内的位置。一旦针位置满意，少量（1～2 ml）药物（1 ml 0.5% 布比卡因和 40 mg 甲泼尼龙的混合物或 50 单位的 A 型肉毒杆菌毒素稀释在 1 ml 生理盐水中）可注射到肌肉中。

阴部神经痛

　　阴部神经支配泌尿生殖区域的前部和后部（阴蒂、阴茎、外阴和肛周区域）[68-70]。阴部神经痛是指疼痛发生在阴部神经支配区域的慢性盆腔疼痛[68]。

通常，疼痛可由于坐位加重，可能通过非疼痛侧卧位、站立或坐在马桶座上而减轻[71]。体检时，会阴区可能有感觉减退、痛觉过敏或痛觉超敏的证据[71]。经阴道或直肠检查过程中对坐骨棘施加压力时，疼痛可能会重现或加剧。阴部神经阻滞是诊断这种病变的一个重要工具[72]。

通常，阴部神经痛患者引发症状的病因很难确定，但是发生阴部神经痛的公认风险因素包括骑自行车[73]、阴道分娩[74-75]、骨科手术中的牵引装置[76-77]、骨盆创伤[76] 和高强度体育活动[78]。

阴部神经容易被卡压在沿其路径的两个解剖区域：韧带间平面，即坐骨棘位置的骶结节韧带和骶棘韧带之间[79]，以及 Alcock 管[80]（图 17.9）。

解剖

　　阴部神经包含运动和感觉纤维[81]。相对于四肢的主要神经，阴部神经较细（0.6～6.8 mm），位于体内深处并被脂肪组织包绕[82]。它起自第二、三、四骶神经前支（S2、S3 和 S4）[81] 并穿过坐骨大切迹[82]。当离开骨盆后，阴部神经在坐骨棘水平的骶棘韧带和骶结节韧带间平面向腹侧走行（图 17.6）[68, 83]。在这个水平，30%～40% 的阴部神经具有两个或三个主干[68, 84-85]。在韧带间平面内，阴部动脉在大多数病例中（90%）位于阴部神经外侧[82]。此区域具有临床重要性，因为神经可能在骶棘和骶结节韧带之间受压[79]。此外，重复性肌肉应力导致坐骨棘伸长代表着一种微创伤的潜在来源，可影响阴部神经[78]。

阴部神经穿过两个韧带之间后转而向前，通过外侧坐骨直肠窝的 Alcock 管进入骨盆[84-86]。Alcock 管是由闭孔内肌重复形成的筋膜鞘，位于肛提肌平面下方[84]。在此处，阴部神经也易被闭孔内肌筋膜或骶结节韧带镰状突卡压[80]。

当阴部神经穿过坐骨直肠窝时，它发出三个末端分支：阴茎背神经、直肠下神经和会阴神经。阴茎背神经走行于阴茎背动脉和背深静脉的外侧，终止于阴茎龟头[83, 87-88]，神经走行位于耻骨弓下方使其易受自行车座的压迫[89]。直肠下神经支配肛门外括约肌[83, 87-88]。阴部神经干的剩余部分变为会阴神经，继续支配阴茎或阴蒂、肛周区域和阴囊或大阴唇后面的皮肤感觉[88]。会阴神经也为泌尿生殖三角的深部肌肉提供运动支配[87-88]。

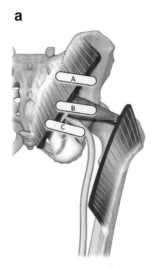

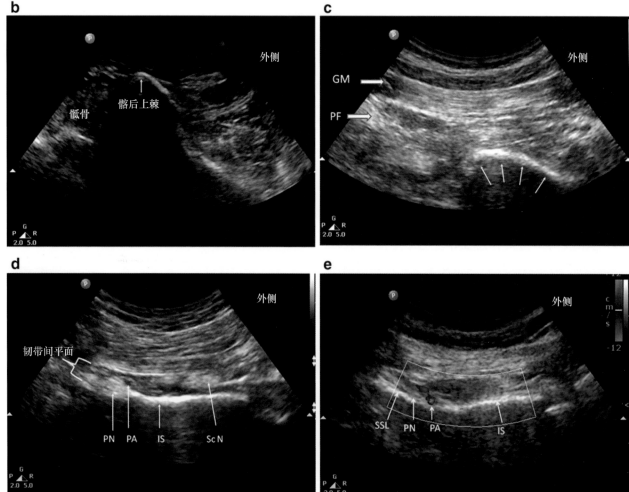

图 17.8　超声扫查梨状肌和阴部神经。**a**. 超声探头的三个不同位置。**b**. 探头位置 A 处的超声图像。**c**. 探头位置 B 处的超声图像。**d**. 探头位置 C 处的超声图像。**e**. 彩色多普勒显示阴部动脉。GM，臀大肌；PF，梨状肌；PA，阴部动脉；PN，阴部神经；Sc N，坐骨神经；SSL，骶棘韧带；IS，坐骨棘（Reproduced with permission from Philip Peng Educational Series）

阴部神经注射的文献回顾

　　阴部神经阻滞可以在两个解剖区域进行：韧带间平面[79]和 Alcock 管[80]。文献中阴部神经可由多种途径阻滞，包括经阴道[90]、经会阴[91-92]和经臀入路[93]。经臀入路最多见，可以在坐骨棘和 Alcock 管水平阻滞。传统上使用透视引导进针，使用坐骨棘作为替代标志[68]。针置于坐骨棘内侧，

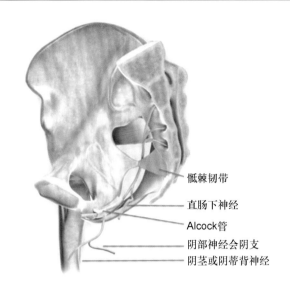

图 17.9　阴部神经起自 S2 至 S4，通过坐骨大孔离开骨盆进入臀区。阴部神经发出直肠下神经、会阴神经以及阴茎或阴蒂的背神经。直肠下神经在 Alcock 管之前发自阴部神经（Reproduced with permission from Philip Peng Educational Series）

骶棘韧带
直肠下神经
Alcock 管
阴部神经会阴支
阴茎或阴蒂背神经

在此处对应阴部神经走行[93-94]。透视的主要局限性在于它不能准确显示韧带间平面[5、8]。在坐骨棘水平，阴部神经在大多数病例（76% ～ 100%）中位于阴部动脉内侧[7、82]。因此，使用这个标志注射液可能不会扩散到阴部神经。此外，如果注射液扩散未实时显示，在此处潜在邻近坐骨神经，其易受麻醉剂的影响。再者，针插入的深度不能通过透视进行评估。

　　超声和 CT 扫查都是显示韧带间平面的理想方法，因为它们可以识别所有重要的标志：坐骨棘、骶结节韧带、骶棘韧带、阴部动脉和阴部神经[8]。它们还可以显示坐骨神经和其他血管结构，因此可以进行更具选择性的进针和阻滞。超声具有不使患者暴露于放射线的优点，而且临床医生更容易获取。早期报道仅描述了超声可以显示阴部神经[82、95]，但后来更详细地报告了实际的阻滞技术[5、7-8]。已发表的超声引导阴部神经阻滞技术的一致特征是识别坐骨棘及其内侧，包括骶结节韧带和骶棘韧带、阴部内动脉和阴部神经[5-8]。在最近的一项研究中，阴部神经只能在 57% 的病例中准确识别，但超声识别坐骨棘（96%）、骶结节韧带（100%）、骶棘韧带（96%）和阴部动脉（100%）高度准确[96]。

　　此项研究还比较了超声引导与透视引导下的阴部神经阻滞[96]。研究者发现，阴部神经阻滞的效果在超声引导和透视引导技术之间没有差异（通过

针刺和寒冷感觉评估）[96]。此外，两种神经阻滞模式之间的不良反应发生率无差异[96]。

　　在 Alcock 管水平，超声无法准确识别或引导针放置。CT 是唯一的成像方式，可精确引导针进入 Alcock 管[97]。

超声引导阴部神经注射技术

　　超声引导坐骨棘水平的阴部神经阻滞通过经臀入路进行，患者处于俯卧位。扫查目标是识别坐骨棘，并准确识别将出现在其内侧的韧带间平面。由于神经的深度，建议使用凸阵探头（2 ～ 5 MHz）。扫查开始于探头横向放置在髂后上棘上，与梨状肌的扫查技术类似（图 17.8a ～ c）。然后探头移向尾侧，直至识别梨状肌，如上述梨状肌注射一样。在这个水平，坐骨表现为弯曲的强回声线。然后将探头进一步向尾侧移动以识别坐骨棘。四个特征将有助于识别坐骨棘（图 17.8d）：

1. 坐骨棘表现为一条直的强回声线，而坐骨是一条弯曲的强回声线。
2. 骶棘韧带显示为一条位于坐骨棘内侧并与坐骨棘接触的高回声线，然而与骨性结构不同，骶棘韧带深方不会有声影。
3. 梨状肌将消失。在臀大肌深部有骶结节韧带。尽管难以区分骶结节韧带和臀大肌的筋膜平面，但针穿过此厚韧带时可以很容易感觉到。
4. 可以看到阴部动脉，通常位于坐骨棘的内侧。此动脉可以用彩色多普勒确认（图 17.8e）。

　　在此处，阴部神经位于阴部动脉内侧，但由于深度及其较小直径，可能很难显示。动态扫查，坐骨神经和臀下动脉位于坐骨棘尖外侧。显示这些结构非常重要，因为如果把它误认为是阴部动脉，将发生坐骨神经阻滞。

　　如果坐骨棘、阴部动脉和韧带间平面的识别满意，使用 22 G、120 mm 绝缘外周神经刺激针从探头内侧进入。目标是使针尖位于骶结节韧带和骶棘韧带之间。因为阴部神经的深度，距探头内侧缘几厘米进针有助于减少进针路径的陡度，从而在到达目标位置时有助于显示针尖。针向前推进，以便其穿过在阴部动脉内侧的骶结节韧带。当针穿入骶结节韧带时，将会感觉到阻力增加。一旦针穿过，阻力将减小。注入少量生理盐水确认在韧带间平面内的位置。由于其深度[7、82]、较小直径[68、82、85]以

及解剖上分为二或三支神经干的可能性[68, 84-85]，阴部神经本身很难显示（译者注：使用高频探头大部分患者可以显示阴部神经）。

如果水分离证实在韧带间平面内扩散且无血管内扩散，可注射局部麻醉剂和类固醇的混合液。以我们的经验，通常注射 4 ml 0.5% 布比卡因和 40 mg 类固醇（甲泼尼龙）的混合液，在注射后阴部神经阻滞的临床征象很快就会出现。在注射过程中，临床医生应确保注射液向阴部动脉内侧扩散以及注射液不会向动脉外侧扩散太远。过度外侧扩散可能导致意外坐骨神经阻滞。操作完成后应评估患者成功阻滞的征象。这可能仅通过评估阻滞部位同侧会阴区的针刺和酒精拭子感觉就能实现。成功阻滞将导致该区域这两种刺激的感觉减退。

结论

超声是一个有价值的工具，可用于成像外周结构、引导针前进和确认注射物在靶组织周围的扩散，所有这些都不会使医疗服务提供者和患者暴露于辐射风险。在慢性盆腔疼痛患者中，介入性操作的目标结构通过使用超声可以很好地显示。大多数超声引导介入治疗操作对于慢性盆腔疼痛已经过验证，可以准确地实施。

参考文献

1. American College of Obstetricians and Gynecologists. Chronic pelvic pain: ACOG Practice Bulletin No 51. Obstet Gynecol. 2004;103:589–605.
2. Fall M, Baranowski AP, Elneil S, Engeler D, Hughes J, Messelink EJ, et al.; European Association of Urology. EAU guidelines on chronic pelvic pain. Eur Urol. 2010;57:35–48.
3. Chan VWS. A practical guide to ultrasound imaging for regional anesthesia. 2nd ed. Toronto: Toronto Printing Company; 2009.
4. Smith J, Hurdle M-F, Locketz AJ, Wisniewski SJ. Ultrasound-guided piriformis injection: technique description and verification. Arch Phys Med Rehabil. 2006;87:1664–7.
5. Peng PWH, Tumber PS. Ultrasound-guided interventional procedures for patients with chronic pelvic pain – a description of techniques and review of the literature. Pain Physician. 2008;11:215–24.
6. Bellingham GA, Peng PWH. Ultrasound-guided interventional procedures for chronic pelvic pain. Tech Reg Anesth Pain Manag. 2009;13:171–8.
7. Rofaeel A, Peng P, Louis I, Chan V. Feasibility of real-time ultrasound for pudendal nerve block in patients with chronic perineal pain. Reg Anesth Pain Med. 2008;33:139–45.
8. Peng P, Narouze S. Ultrasound-guided interventional procedures in pain medicine: a review of anatomy, sonoanatomy, and procedures. Part I nonaxial structures. Reg Anesth Pain Med. 2009;34:458–74.
9. Rab M, Ebmer J, Dellon AL. Anatomic variability of the ilioinguinal and genitofemoral nerve: implications for the treatment of groin pain. Plast Reconstr Surg. 2001;108:1618–23.
10. Cardosi RJ, Cox CS, Hoffman MS. Postoperative neuropathies after major pelvic surgery. Obstet Gynecol. 2002;100:240–4.
11. Luijendijk RW, Jeekel J, Storm RK, Schutte PJ, Hop WC, Drogendijk AC, Huikeshoven FJ. The low transverse Pfannenstiel incision and the prevalence of incisional hernia and nerve entrapment. Ann Surg. 1997;225:365–9.
12. Choi PD, Nath R, Mackinnon SE. Iatrogenic injury to the ilioinguinal and iliohypogastric nerves in the groin: case report, diagnosis, and management. Ann Plast Surg. 1996;37:60–5.
13. Sippo WC, Burghardt A, Gomez AC. Nerve entrapment after Pfannenstiel incision. Am J Obstet Gynecol. 1987;157:420–1.
14. Whiteside JL, Barber MD, Walters MD, Falcone T. Anatomy of the ilioinguinal and iliohypogastric nerves in relation to trocar placement and low transverse incisions. Am J Obst Gynecol. 2003;189:1574–8.
15. Grosz CR. Iliohypogastric nerve injury. Am J Surg. 1981;142:628.
16. Lantis JC 2nd, Schwaitzberg SD. Tack entrapment of the ilioinguinal nerve during laparoscopic hernia repair. J Laparoendosc Adv Surg Tech. 1999;9:285–9.
17. Poobalan AS, Bruce J, Smith EC, King PM, Krukowski ZH, Chambers WA. A review of chronic pain after inguinal herniorrhaphy. Clin J Pain. 2003;19:48–54.
18. Lim SL, Ng Sb A, Tan GM. Ilioinguinal and iliohypogastric nerve block revisited: single shot versus double shot technique for hernia repair in children. Paediatr Anaesth. 2002;12:255–60.
19. Thomassen I, van Suijlekom JA, van de Gaag A, Ponten JE, Nienhuijs SW. Ultrasound-guided ilioinguinal/iliohypogastric nerve blocks for chronic pain after inguinal hernia repair. Hernia. 2013;17:329–32.
20. Bischoff JM, Koscielniak-Nielsen ZJ, Kehlet H, Werner MU. Ultrasound-guided ilioinguinal/iliohypogastric nerve blocks for persistent inguinal postherniorrhaphy pain: a randomized, double blind, placebo controlled, crossover trial. Anesth Analg. 2012;114:1323–9.
21. Mandelkow H, Loeweneck H. The iliohypogastric and ilioinguinal nerves. Distribution in the abdominal wall, danger areas in surgical incisions in the inguinal and pubic regions and reflected visceral pain in their dermatomes. Surg Radiol Anat. 1988;10:145–9.
22. Jamieson RW, Swigart LL, Anson BJ. Points of parietal perforation of the ilioinguinal and iliohypogastric nerves in relation to optimal sites for local anaesthesia. Q Bull Northwest Med Sch. 1952;26(1):22–6.
23. Liu WC, Chen TH, Shyu JF, Chen CH, Shih C, Wang JJ, et al. Applied anatomy of the genital branch of the genitofemoral nerve in open inguinal herniorrhaphy. Eur J Surg. 2002;168:145–9.
24. Ducic I, Dellon AL. Testicular pain after inguinal hernia repair: an approach to resection of the genital branch of genitofemoral nerve. J Am Coll Surg. 2004;198:181–4.
25. Thibaut D, de la Cuadra-Fontaine JC, Bravo MP, de la Fuente R. Ilioinguinal/iliohypogastric blocks: where is the anesthetic injected? Anesth Analg. 2008;107:728–9.
26. Weintraud M, Marhofer P, Bösenberg A, Kapral S, Willschke H, Felfernig M, Kettner S. Ilioinguinal/iliohypogastric blocks in children: where do we administer the local anesthetic without direct visualization? Anesth Analg. 2008;106:89–93.
27. al-Dabbagh AK. Anatomical variations of the inguinal nerve and risks of injury in 110 hernia repairs. Surg Radiol Anat. 2002;24:102–7.
28. Brown DL. Atlas of regional anesthesia. Philadelphia: WB Saunders; 1999.
29. Waldman SD. Atlas of interventional pain management. Philadelphia: WB Saunders; 2004.
30. Katz J. Atlas of regional anesthesia. Appleton-Century-Crofts: Norwalk, CT; 1985.
31. van Schoor AN, Boon JM, Bosenberg AT, Abrahams PH, Meiring JH. Anatomical considerations of the pediatric ilioinguinal/iliohypogastric nerve block. Paediatr Anaesth. 2005;15:371–7.
32. Lipp AK, Woodcock J, Hensman B, Wilkinson K. Leg weakness is a complication of ilio-inguinal nerve block in children. Br J Anaesth. 2004;92:273–4.
33. Johr M, Sossai R. Colonic puncture during ilioinguinal nerve block

in a child. Anesth Analg. 1999;88:1051–2.

34. Amory C, Mariscal A, Guyot E, Chauvet P, Leon A, Poli-Merol ML. Is ilioinguinal/iliohypogastric nerve block always totally safe in children? Paediatr Anaesth. 2003;13:164–6.

35. Vaisman J. Pelvic hematoma after an ilioinguinal nerve block for orchialgia. Anesth Analg. 2001;92:1048–9.

36. Eichenberger U, Greher M, Kirchmair L, Curatolo M, Morigg B. Ultrasound-guided blocks of the ilioinguinal and iliohypogastric nerve: accuracy of a selective new technique confirmed by anatomical dissection. Br J Anaesth. 2006;97:238–43.

37. Gofeld M, Christakis M. Sonographically guided ilioinguinal nerve block. J Ultrasound Med. 2006;25:1571–5.

38. Hu P, Harmon D, Frizelle H. Ultrasound-guided blocks of the ilioinguinal/iliohypogastric nerve block: a pilot study. Ir J Med Sci. 2007;176:111–5.

39. Ford S, Dosani M, Robinson AJ, Campbell GC, Ansermino JM, Lim J, Lauder GR. Defining the reliability of sonoanatomy identification by novices in ultrasound-guided pediatric ilioinguinal and iliohypogastric nerve blockade. Anesth Analg. 2009;109:1793–8.

40. Broadman L. Ilioinguinal, Iliohypogastric, and genitofemoral nerves. In: Hahn MB, McQuillan PM, Sheplock GJ, editors. Regional anesthesia. An atlas of anatomy and techniques. St. Louis: Mosby; 1996. p. 247–39.

41. Conn D, Nicholls B. Regional anaesthesia. In: Wilson IH, Allman KG, editors. Oxford handbook of anaesthesia. 2nd ed. New York: Oxford University Press; 2006. p. 1055–104.

42. New York School of Regional Anesthesia (NYSORA). Genitofemoral nerve block. http://nysora.com/peripheral_nerve_blocks/classic_block_techniques/3081-genitofemoral. Updated March 14, (2009). Accessed 11 Dec 2009.

43. Campos NA, Chiles JH, Plunkett AR. Ultrasound-guided cryoablation of genitofemoral nerve for chronic inguinal pain. Pain Physician. 2009;12:997–1000.

44. Parziale JR, Hudgins TH, Fishman LM. The piriformis syndrome. Am J Orthop. 1996;25:819–93.

45. Barton PM. Piriformis syndrome: a rational approach to management. Pain. 1991;47:345–52.

46. Durrani Z, Winnie AP. Piriformis muscle syndrome: an underdiagnosed cause of sciatica. J Pain Symptom Manag. 1991;6:374–9.

47. Hallin RP. Sciatic pain and the piriformis muscle. Postgrad Med. 1983;74:69–72.

48. Kean Chen C, Nizar AJ. Prevalence of piriformis syndrome in chronic low back pain patients. A clinical diagnosis with modified FAIR test. Pain Pract. 2013;13:276–81.

49. Hopayian K, Song F, Riera R, Sambandan S. The clinical features of the piriformis syndrome: a systematic review. Eur Spine J. 2010;19:2095–109.

50. Robinson D. Piriformis syndrome in relation to sciatic pain. Am J Surg. 1947;73:335–58.

51. Benzon HT, Katz JA, Enzon HA, Iqbal MS. Piriformis syndrome anatomic considerations, a new injection technique, and a review of the literature. Anesthesiol. 2003;98:1442–8.

52. Papadopoulos EC, Khan SN. Piriformis syndrome and low back pain: a new classification and review of the literature. Orthop Clin N Am. 2004;35:65–71.

53. Benson ER, Schutzer SF. Posttraumatic piriformis syndrome: diagnosis and results of operative treatment. J Bone Joint Surg Am. 1999;81:941–9.

54. Fishman S, Caneris O, Bandman T, Audette J, Borsook D. Injection of the piriformis muscle by fluoroscopic and electromyographic guidance. Reg Anesth Pain Med. 1998;23:554–9.

55. Lang AM. Botulinum toxin type B in piriformis syndrome. Am J Phys Med Rehabil. 2004;83:198–202.

56. Fishman L, Konnoth C, Rozner B. Botulinum neurotoxin type B and physical therapy in the treatment of piriformis syndrome: a dose finding study. Am J Phys Med. 2004;83:42–50.

57. Pecina M. Contribution to the etiological explanation of the piriformis syndrome. Acta Anat. 1979;105:181–7.

58. Beason LE, Anson BJ. The relation of the sciatic nerve and its subdivisions to the piriformis muscle. Anat Rec. 1937;70:1–5.

59. Fanucci E, Masala S, Sodani G, Varrucciu V, Romagnoli A, Squillaci E, Simonetti G. CT-guided injection of botulinic toxin for percutaneous therapy of piriformis muscle syndrome with preliminary MRI results about denervative process. Eur Radiol. 2001;11:2543–8.

60. Filler AG, Haynes J, Jordan SE, Prager J, Villablanca JP, Farahani K, et al. Sciatica of nondisc origin and piriformis syndrome: diagnosis by magnetic resonance neurography and interventional magnetic resonance imaging with outcome study of resulting treatment. J Neurosurg Spine. 2005;2:99–115.

61. Fishman LM, Dombi GW, Michaelsen C, Ringel S, Rozbruch J, Rosner B, Weber C. Piriformis syndrome: diagnosis, treatment, and outcome-a 10 year study. Arch Phys Med Rehabil. 2002;83:295–301.

62. Fishman LM, Andersen C, Rosner B. Botox and physical therapy in the treatment of piriformis syndrome. Am J Phys Med. 2002;81:936–42.

63. Finoff JT, Hurdle MFB, Smith J. Accuracy of ultrasound-guided versus fluoroscopically guided contrast controlled piriformis injections. A cadaveric study. J Ultrasound Med. 2008;27:1157–63.

64. Koski JM. Ultrasound-guided injections in rheumatology. J Rheumatol. 2000;27:2131–8.

65. Broadhurst NA, Simmons ND, Bond MJ. Piriformis syndrome: correlation of muscle morphology with symptoms and signs. Arch Phys Med Rehabil. 2004;85:2036–9.

66. Huerto AP, Yeo SN, Ho KY. Piriformis muscle injection using ultrasonography and motor stimulation-report of a technique. Pain Physician. 2007;10:687–90.

67. Chen H, Takemoto R, Hata J. Ultrasound guided piriformis injection with confirmation of needle placement through electromyography. Pain Med. 2012;13:978–9.

68. Robert R, Prat-Pradal D, Labat JJ, Bensignor M, Raoul S, Rebai R, Leborgne J. Anatomic basis of chronic perineal pain: role of the pudendal nerve. Surg Radiol Anat. 1998;20:93–8.

69. Benson JT, Griffis K. Pudendal neuralgia, a severe pain syndrome. Am J Obstet Gynecol. 2005;192:1663–8.

70. Amarenco G, Kerdraon J, Bouju P, Le Budet C, Cocquen AL, Bosc S, Goldet R. [Treatments of perineal neuralgia caused by involvement of the pudendal nerve]. (Article in French.). Rev Neurol (Paris). 1997;153:331–4.

71. PWH P, Antolak SJ Jr, Gordon AS. Pudendal neuralgia. In: Pukall C, Goldstein I, Goldstein A, editors. Female sexual pain disorders. Hoboken: Wiley-Blackwell; 2009. p. 112–8.

72. Labat JJ, Riant T, Robert R, Amarenco G, Lefaucheur JP, Rigaud J. Diagnostic criteria for pudendal neuralgia by pudendal nerve entrapment (Nantes criteria). Neurourol Urodyn. 2008;27:306–10.

73. Leibovitch I, Mor Y. The vicious cycling: bicycling related urogenital disorders. Eur Urol. 2005;47:277–87.

74. Allen RE, Hosker GL, Smith AR, Warrell DW. Pelvic floor damage and childbirth: a neurophysiological study. Br J Obstet Gynaecol. 1990;97:770–9.

75. Lien KC, Morgan DM, Delancey JO, Ashton-Miller JA. Pudendal nerve stretch during vaginal birth: a 3D computer simulation. Am J Obstet Gynecol. 2005;192:1669–76.

76. Soulie M, Vazzoler N, Seguin P, Chiron P, Plante P. Urological consequences of pudendal nerve trauma during orthopedic surgery: review and practical advice. Prog Urol. 2002;12:504–9.

77. Amarenco G, Ismael SS, Bayle B, Denys P, Kerdraon J. Electrophysiological analysis of pudendal neuropathy following traction. Muscle Nerve. 2001;24:116–9.

78. Antolak S, Hough D, Pawlina W, Spinner RJ. Anatomical basis of chronic pelvic pain syndrome: the ischial spine and pudendal nerve entrapment. Med Hypotheses. 2002;59:349–53.

79. Labat JJ, Robert R, Bensignor M, Buzelin JM. Neuralgia of the pudendal nerve. Anatomo-clinical considerations and therapeutical approach. J Urol (Paris). 1990;96:329–44.

80. Amarenco G, Lancoe Y, Ghnassia RT, Goudal H, Pernigot M. Alcock's canal syndrome and perineal neuralgia. Rev Neurol (Paris). 1988;144:523–6.

81. Juenemann KP, Lue TF, Scmidt RA, Tanagho EA. Clinical significance of sacral and pudendal nerve anatomy. J Urol.

1988;139:74–80.

82. Gruber H, Kovacs P, Piegger J, Brenner E. New, simple, ultrasound-guided infiltration of the pudendal nerve: topographic basics. Dis Colon Rectum. 2001;44:1376–80.

83. Mahakkanukrauh P, Surin P, Vaidhayakarn P. Anatomical study of the pudendal nerve adjacent to the sacrospinous ligament. Clin Anat. 2005;18:200–5.

84. Shafik A, Doss SH. Pudendal canal: surgical anatomy and clinical implications. Am Surg. 1999;65:176–80.

85. O'Bichere A, Green C, Phillips RK. New, simple approach for maximal pudendal nerve exposure: anomalies and prospects for functional reconstruction. Dis Colon Rectum. 2000;43:956–60.

86. Thompson JR, Gibbs S, Genadry R, Burros L, Lambrou N, Buller JL. Anatomy of pelvic arteries adjacent to the sacrospinous ligament: importance of the coccygeal branch of the inferior gluteal artery. Obstet Gynecol. 1999;94:973–7.

87. Shafik A, el-Sherif M, Youssef A, Olfat ES. Surgical anatomy of the pudendal nerve and its clinical implications. Clin Anat. 1995;8:110–5.

88. Schraffordt SE, Tjandra JJ, Eizenberg N, Dwyer PL. Anatomy of the pudendal nerve and its terminal branches: a cadaver study. ANZ J Surg. 2004;74:23–6.

89. Sedý J, Nanka O, Belisová M, Walro JM, Jarolím L. Sulcus nervi dorsalis penis/clitoridis: anatomic structure and clinical significance. Eur Urol. 2006;50:1079–85.

90. Bowes WA. Clinical aspects of normal and abnormal labour. In: Resnick R, Creasy RK, editors. Maternal-fetal medicine: principles and practice. 2nd ed. Philadelphia: WB Saunders; 1989. p. 510–46.

91. Naja Z, Ziade MF, Lonnqvist PA. Nerve stimulator-guided pudendal nerve block decreases posthemorrhoidectomy pain. Can J Anaesth. 2005;52:62–8.

92. Imbelloni LE, Viera EM, Gouveia MA, Netinho JG, Spirandelli LD, Cordeiro JA. Pudendal block with bupivacaine for postoperative pain relief. Dis Colon Rectum. 2007;50:1656–61.

93. Prat-Pradal D, Metge L, Gagnard-Landra C, Mares P, Dauzat M, Godlewski G. Anatomical basis of transgluteal pudendal nerve block. Surg Radiol Anat. 2009;31:289–93.

94. Choi SS, Lee PB, Kim YC, Kim HJ, Lee SC. C-arm guided pudendal nerve block: a new technique. Int J Clin Practice. 2006;60:553–6.

95. Kovacs P, Gruber H, Piegger J, Bodner G. New, simple, ultrasound-guided infiltration of the pudendal nerve: ultrasonographic technique. Dis Colon Rectum. 2001;44:1381–5.

96. Bellingham GA, Bhatia A, Chan CW, Peng PW. Randomized controlled trial comparing pudendal nerve block under ultrasound and fluoroscopic guidance. Reg Anesth Pain Med. 2012;37:262–6.

97. Hough DM, Wittenberg KH, Pawlina W, Maus TP, King BF, Vrtiska TJ, et al. Chronic perineal pain caused by pudendal nerve entrapment: anatomy and CT-guided perineural injection technique. AJR Am J Roentgenol. 2003;181:561–7.

第18章

超声引导奇神经节注射

Amaresh Vydyanathan，Samer N. Narouze

解剖

奇神经节是位于骶尾关节前方的一个孤立的神经结构，它由双侧交感神经链尾端融合而成。奇神经节支配会阴、直肠远端、肛管、尿道远端、阴囊、阴道远端 1/3 和外阴部[1-2]。

适应证

奇神经节（Walther 神经节或骶尾神经节）阻滞用于会阴和尾骨区域内脏或交感神经源性疼痛的诊断和治疗。据报道，奇神经节神经松解术可用于恶性疼痛的姑息治疗[1, 3]。

当前技术的局限性

目前有多种奇神经节阻滞方法，最广泛使用的方法是经骶尾部入路，在透视引导下将穿刺针穿过骶尾关节[4-5]。

直肠内淤积的粪便或气体很容易影响前后位透视图像中的骶尾关节。此外，钙化的骶尾椎间盘使骶尾关节甚至在侧位透视下也难以识别。

在透视引导下，穿刺针可能卡在骶尾关节内，然而，在超声引导下，我们可以通过改变穿刺针的方向来匹配骶尾关节的角度，从而容易穿过[6]。

超声引导奇神经节阻滞的文献回顾

文献描述了在超声引导下经典的经肛尾入路（弯针穿过肛尾韧带）[7]。然而，作者更喜欢经骶尾关节入路，因为它对患者来说更舒适，并且可以避免肛门或直肠损伤。

Lin 等[6] 报道了 15 名患者在超声引导下经骶尾部入路穿刺的安全性。经透视证实，在所有患者穿刺针均准确放置。他们认为超声要优于透视，因为所有 15 名患者的骶尾关节通过超声都能很容易识别，而 5 名患者在单独透视下很难显示骶尾关节，因为它被直肠内气体、淤积的粪便或骶尾部骨化椎间盘所遮挡。

超声引导奇神经节阻滞技术

患者取俯卧位，通过触诊确认骶管裂孔，使用高频线阵探头（肥胖患者使用低频凸阵探头）横向放置在中线位置获取骶管裂孔的横向视图，如第 13 章所述。然后将探头旋转 90° 以获取骶管裂孔和尾骨的纵向视图（图 18.1）。骶管裂孔足侧的第一个裂隙就是骶尾关节。

在皮肤和皮下组织局部浸润麻醉后，实时超声引导下 22 ~ 25 G 穿刺针进入骶尾关节。我们使用平面外入路，同时注意调整穿刺针的路径以匹配骶尾关节裂隙的角度，从而便于穿刺针插入（图 18.2）。穿刺针穿过骶尾关节裂隙后通常会感觉到阻力消失，表明针尖已经位于骶尾韧带腹侧前方。可以通过侧位透视确认穿刺针的深度并观察注射液的扩散情况。

超声引导技术的局限性

由于骶骨和尾骨的声影，超声无法准确监测穿刺针深度或注射液的扩散情况。当没有透视或透视不能识别骶尾关节时，超声引导可能会有所帮助。

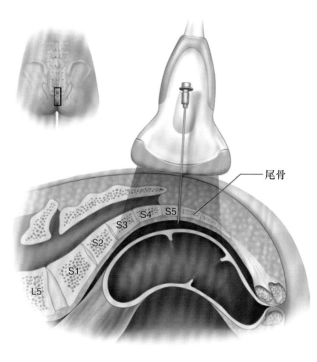

图 18.1　超声探头放置于骶尾关节上获取纵向扫查

尾骨

L5
S1
S2
S3
S4
S5

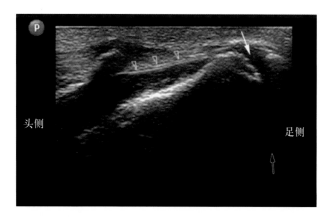

P

头侧　　　　　　　　　足侧

图 18.2　长轴超声图像显示骶尾关节（实心箭）和骶尾韧带（箭头）。注意，通过骶尾部裂隙可穿入直肠（空心箭）（Reprinted with permission from Ohio Pain and Headache Institute）

我们建议使用侧位透视来监测穿刺针的深度，尤其是注射神经损毁药物时[6]。

参考文献

1. Waldman SD. Hypogastric plexus block and impar ganglion block. In: Waldman SD, editor. Pain management. Philadelphia, PA: Saunders/Elsevier; 2007. p. 1354–7.
2. Reig E, Abejon D, del Pozo C, Insausti J, Contreras R. Thermocoagulation of the ganglion impar or ganglion of Walther: description of a modified approach. Preliminary results in chronic, nononcological pain. Pain Pract. 2005;5:103–10.
3. de Leon-Casasola OA. Critical evaluation of chemical neurolysis of the sympathetic axis for cancer pain. Cancer Control. 2000;7:142–8.
4. Wemm K Jr, Saberski L. Modified approach to block the ganglion impar (ganglion of Walther). Reg Anesth. 1995;20:544–5.
5. Toshniwal GR, Dureja GP, Prashanth SM. Transsacrococcygeal approach to ganglion impar block for management of chronic perineal pain: a prospective observational study. Pain Physician. 2007;10:661–6.
6. Lin CS, Cheng JK, Hsu YW, Chen CC, Lao HC, Huang CJ, Cheng PH, Narouze S. Ultrasound-guided ganglion impar block: a technical report. Pain Med. 2010;11:390–4.
7. Gupta D, Jain R, Mishra S, Kumar S, Thulkar S, Bhatnagar S. Ultrasonography reinvents the originally described technique for ganglion impar neurolysis in perianal cancer pain. Anesth Analg. 2008;107:1390–2.

第四部分

超声引导周围神经阻滞和置管

第 19 章

超声引导上肢神经阻滞

Jason McVicar，Sheila Riazi，Anahi Perlas

概述

　　传统的周围神经阻滞技术通过利用体表解剖标志和神经刺激进行神经识别来完成。个体之间存在的解剖变异通常给这些技术带来困难，导致治疗成功率不稳定，并可能导致严重的并发症，如出血、神经损伤、局麻药全身毒性反应和气胸。

　　超声是一种首选的成像方式，广泛应用于区域阻滞实践中。超声引导区域阻滞使用实时成像来评估个体解剖变异、精确引导进针过程、使用最小剂量的局麻药，并可监测目标结构周围的药物沉积（图 19.1）。与传统方法相比，这些优势提高了神经阻滞的安全性、有效性和效率[1-2]。

　　鉴于臂丛神经及其分支的位置表浅，使用高频

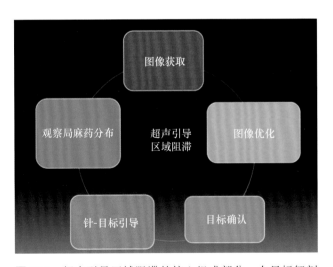

图 19.1　超声引导区域阻滞的核心组成部分。在目标解剖区域获取图像，并通过调整视野深度、增益（亮度）和焦点进行图像优化。扩大扫查范围可以识别目标结构以及需要避开的结构，例如血管和肺，以规划安全的进针路径。实时引导进针至目标，保持针尖在视野内。实时观察局麻药的分布（Reproduced with permission from www.usra.ca）

（> 10 MHz）线阵探头可以获得高分辨率的图像，故而尤其适合进行超声检查。

臂丛神经解剖

　　熟练掌握臂丛神经的解剖有助于阻滞置入以及优化患者特异阻滞部位的选择。臂丛神经阻滞的四个传统"窗口"分别是斜角肌水平（根）、锁骨上水平（干和股）、锁骨下水平（束）和腋窝水平（分支）（图 19.2）。然而，臂丛神经最好被看作一个连续的整体，走行范围内的任何部位都可以成像和实施麻醉。

　　臂丛神经支配上肢的感觉和运动。起自第 5 颈椎（C5）至第 1 胸椎（T1）脊神经根的前支，并从颈部延伸至腋窝（图 19.3）。解剖变异可能还会接收 C4 ～ T2 的神经。C5 和 C6 支通常在中斜角肌的内侧缘附近汇合，形成臂丛上干。C7 支形成中干，C8 支和 T1 支联合形成下干。C7 横突没有前结节，这有助于超声识别 C7 神经根[3-4]。根和干穿行于斜角肌间隙，该间隙是前斜角肌和中斜角肌之间可触及的体表解剖标志。三干走行至第一肋外侧分为前股（屈）和后股（伸）[5]。上、中干的前股形成臂丛的外侧束，三干的后股形成后束，下干的前股形成内侧束。三束发出分支形成臂丛的终末分支，每束均发出两个主要终末分支和不同数量的小的中间支。外侧束发出肌皮神经和正中神经的外侧部分。后束通过桡神经和腋神经支配上肢背面。内侧束发出尺神经和正中神经的内侧部分。内侧束的主要中间支包括臂和前臂内侧皮神经以及肋间臂神经（T2），支配手臂内侧面的皮肤[4-5]。胸外侧神经（C5 ～ C7）和胸内侧神经（C8、T1）支

臂丛神经

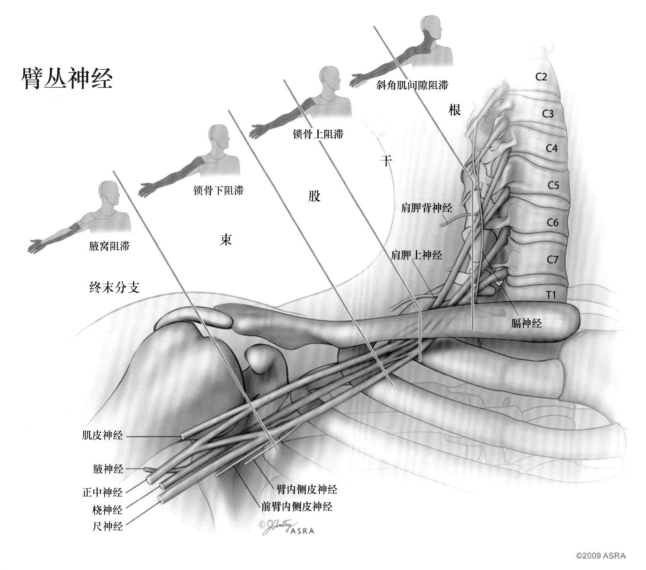

图 19.2　臂丛神经示意图。不同部位臂丛神经阻滞及预期的皮肤麻醉区域分布（Copyright 2009 American Society of Regional Anesthesia and Pain Medicine. Used with permission. All rights reserved）

配胸肌，胸长神经（C5 ~ C7）支配前锯肌，胸背神经（C6 ~ C8）支配背阔肌，肩胛上神经支配冈上肌和冈下肌。

颈丛浅支（C1 ~ C4）靠近臂丛，发出膈神经（C3 ~ C5）支配膈肌运动，走行于前斜角肌腹侧；锁骨上神经（C3 ~ C4）支配肩"顶部"至肩胛骨外侧缘的感觉。

斜角肌间隙阻滞

解剖

臂丛神经根位于由前斜角肌和中斜角肌形成

的斜角肌间隙内。在身材纤细的患者，在甲状软骨（C6）水平沿着胸锁乳突肌外侧缘可以触诊到斜角肌间隙。

适应证

斜角肌间隙阻滞仍然是肩部手术麻醉和镇痛的首选方法，目标是臂丛近端的神经根（C4 ~ C7）。斜角肌间隙不是一个局限的筋膜平面，因为局麻药可以向近侧扩散，包括非臂丛的锁骨上神经（C3 ~ C4），它为肩"顶部"提供感觉支配，而膈神经（C3 ~ C5）支配同侧半膈[6]。这种方法可以持续阻断 C5 和 C6 神经根，因此为肩部提供了可靠的镇痛 / 麻醉。三角肌和肱二头肌无力是典

Comparison of embryonic limb organization to the plan of the brachial plexus

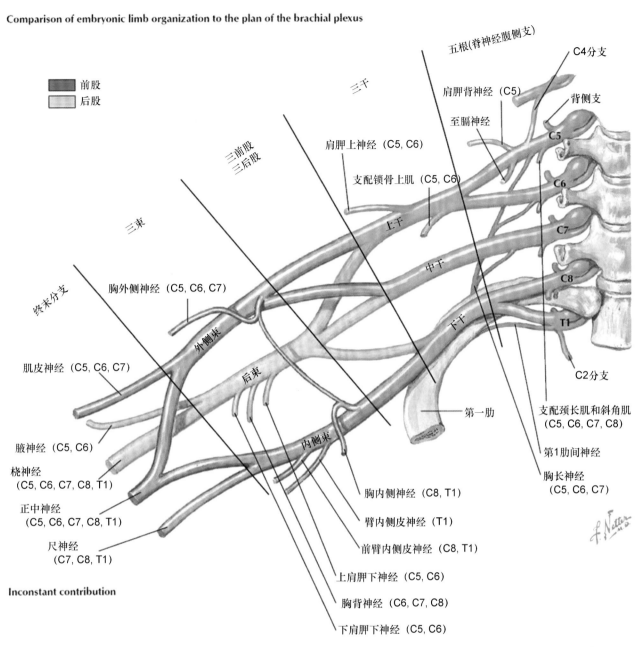

■ 前股
□ 后股

五根(脊神经腹侧支)

C4分支

背侧支

肩胛背神经（C5）

至膈神经

三干

三前股
三后股

肩胛上神经（C5，C6）

支配锁骨上肌（C5，C6）

三束

上干

中干

下干

C5

C6

C7

C8

T1

终末分支

胸外侧神经（C5，C6，C7）

外侧束

肌皮神经（C5，C6，C7）

后束

内侧束

腋神经（C5，C6）

桡神经
（C5，C6，C7，C8，T1）

正中神经
（C5，C6，C7，C8，T1）

尺神经
（C7，C8，T1）

Inconstant contribution

第一肋

C2分支

支配颈长肌和斜角肌
（C5，C6，C7，C8）

第1肋间神经

胸长神经
（C5，C6，C7）

胸内侧神经（C8，T1）

臂内侧皮神经（T1）

前臂内侧皮神经（C8，T1）

上肩胛下神经（C5，C6）

胸背神经（C6，C7，C8）

下肩胛下神经（C5，C6）

图 19.3　臂丛神经胚胎发育形成的上肢神经组织解剖（Copyright Elsevier Netter Images. Used with permission）

型表现。臂丛偏足侧的神经根（C8 ～ T1）通常不受影响[7]。

操作

　　患者仰卧位，头向对侧偏转 45°，手臂内收放于体侧。建议使用高频线阵探头（> 10 MHz）。由于臂丛通常位置表浅（< 3 cm），22 G、50 mm 阻滞针即可满足治疗需求。探头放置于颈部外侧环状软骨水平（C6）轴向斜切，可以获得斜角肌间隙区域臂丛神经根的短轴图像（图 19.4）。前斜角肌和中斜角肌围成斜角肌间隙，位于胸锁乳突肌深方、

颈动脉和颈内静脉外侧[8]。

　　在 C5 ～ C7 水平斜角肌间隙臂丛成像最佳，神经根横断面呈圆形或椭圆形。颈部解剖结构紧凑，加之神经和血管均呈低回声，故在锁骨上水平定位臂丛神经干需慎重，此处臂丛与锁骨下动脉的解剖关系非常恒定。因而可以使用向头侧"回溯"的方法定位斜角肌间隙神经根。通过识别颈椎的骨性标志来分别识别各个神经根。与更近端的颈椎不同，C7 椎体缺少前结节（图 19.5），因此，C6 和 C7 颈椎的横突可以通过前结节存在（在 C6）或不存在（在 C7）来区分。彩色多普勒可用于识别位

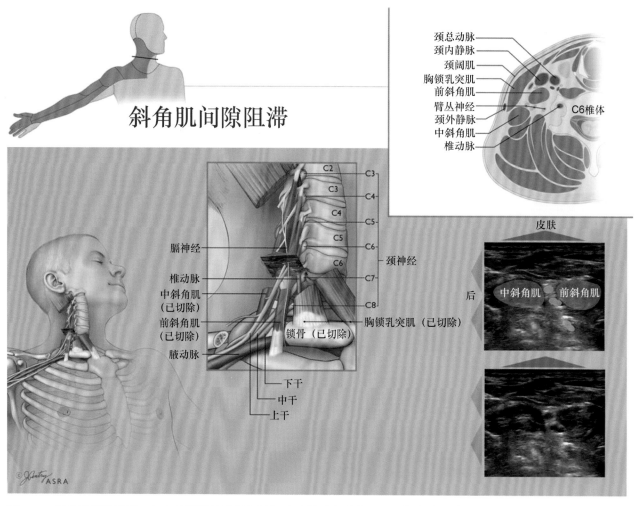

图 19.4 斜角肌间隙阻滞。左上插图描绘了斜角肌间隙阻滞后麻醉范围的预期分布。神经根在中斜角肌的内侧缘汇合形成干。椎动脉位于前斜角肌内侧和臂丛前方。经典超声图像显示斜角肌间隙内依次排列的低回声神经根（最有可能是 C5～C7）。右上插图描绘了臂丛与大动脉和椎管的紧密关系（Copyright 2009 American Society of Regional Anesthesia and Pain Medicine. Used with permission. All rights reserved）

于横突附近的椎动脉和静脉，这些血管结构位于斜角肌间隙深方。C6 椎体横突有前结节和后结节（图 19.6）。C6 前结节（Chassaignac 结节）是所有颈椎中最明显的，它的前方为颈动脉，后方为椎动脉。近来有数据表明，超声引导减少了斜角肌间隙阻滞进针的穿刺次数，并获得了下位神经干更持久的麻醉效果[9-10]。

斜角肌间隙阻滞最常见的副作用之一是膈神经麻痹，导致暂时性半侧膈肌麻痹[11]。虽然在健康患者中通常无症状，但是呼吸储备有限的患者可能耐受性较差。因此，对于患有严重呼吸疾病的患者，斜角肌间隙阻滞是相对禁忌证。超声引导斜角肌间隙阻滞仅用 5 ml 局麻药即可提供充分的术后镇痛，与之前常用的 20 ml 局麻药相比，低剂量阻滞可降低半侧膈肌麻痹的发生率和严重程度[12]。对

担心可能出现半侧膈肌麻痹的患者，可替代选择肩胛上神经阻滞和腋神经阻滞[13]。

机械性神经损伤可以表现为神经系统症状，如持续性疼痛、运动功能丧失、暂时或永久性感觉异常。锁骨上方臂丛神经与非神经组织相比占据较大空间，因此操作时需要特别谨慎，避免增加神经根机械性损伤的风险[14-15]。在区域阻滞操作中，意外神经内注射比预想的更多见[16]。一个新兴的研究领域聚焦于确定局麻药沉积的最佳平面，使其足够接近神经靶点以产生传导性麻醉，但也保证足够远以防止意外神经内注射（图 19.7）[17-18]。无意的硬膜外或脊椎麻醉和脊髓损伤是斜角肌间隙阻滞非常罕见的并发症[19]。

当神经根邻近椎动脉时，进行斜角肌间隙阻滞要保持高度警惕。椎动脉内径与神经根相似且在超

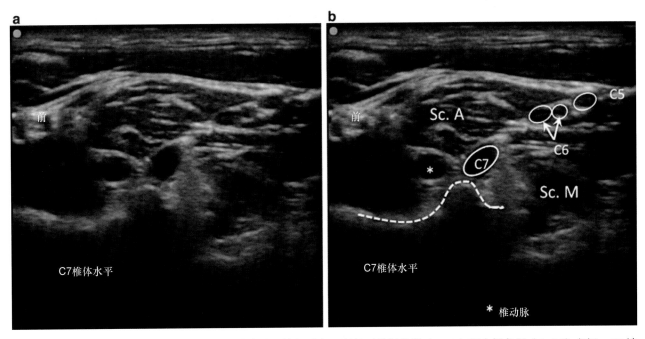

图 19.5 **a** 和 **b**. C7 椎体。C7 神经根位于椎动脉（星号）后方，穿行于前斜角肌（Sc.A）和中斜角肌（Sc.M）之间。C6 神经根（分叉）和 C5 神经根也可见。注意 C7 没有前结节（Reproduced with permission from www.usra.ca）

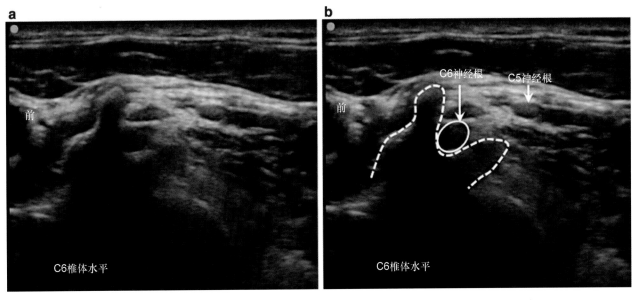

图 19.6 **a** 和 **b**. C6 椎体。C6 神经根位于前、后结节之间。C5 神经根在更浅表位置显示（Reproduced with permission from www.usra.ca）

声上也表现为低回声。即使在椎动脉内注射很少量的局麻药，也可能导致直接的中枢神经系统毒性和癫痫发作。常规使用彩色多普勒帮助识别血管解剖结构有助于预防这种并发症。

锁骨上阻滞

解剖

在锁骨上区域，臂丛神经的干（上、中、下）

及其前、后股最为紧密。这使得锁骨上阻滞具有潜伏期短和麻醉效果充分、可靠的优点[20]。臂丛神经位于锁骨下动脉的外后方，因为它们都经过第一肋并在锁骨下方走向腋窝。

适应证

锁骨上臂丛神经麻醉适用于上肢、前臂或手部手术。

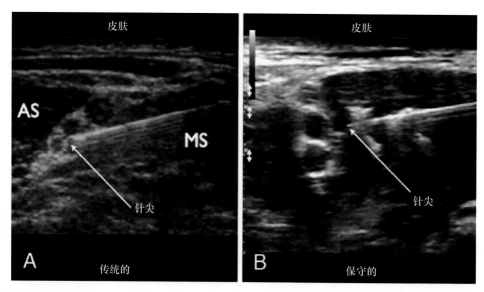

图 19.7　**A**. 传统斜角肌间隙阻滞，针尖位于两个神经根之间。**B**. 更为保守的操作是针尖位于臂丛神经根和斜角肌之间。保守的注射方法使局麻药呈半月形扩散。AS，前斜角肌；MS，中斜角肌（Reproduced with permission from Sites et al.[18]）

操作

患者仰卧，头向对侧偏转 45°，手臂在体侧内收并轻微拉伸以"打开"锁骨上窝。推荐使用高频线阵探头（＞ 10 MHz）。臂丛神经通常位置表浅（距离皮肤表面＜ 3 cm），22 G、50 mm 阻滞针可以满足大多数患者操作要求。与锁骨平行的冠状斜断面（超声束指向胸腔）扫查锁骨上窝，可以获得锁骨下动脉和臂丛神经的横断图像（图 19.8）。锁骨下动脉是超声扫查的主要标志，从纵隔向上并横向经过肺穹隆的胸膜表面，随后到达第一肋。在第一肋头侧、锁骨下动脉后外侧可以看到低回声的臂丛神经干，类似"一串葡萄"。

正确识别上述结构的超声解剖图像对于锁骨上阻滞的安全操作以及预防气胸至关重要。尽管肋骨和胸膜表面在超声图像上都表现为强回声线性平面，但许多特征可以帮助区分两者。第一肋深方是黑色无回声区域，而胸膜下方区域通常呈闪烁性带有"彗星尾"征象。胸膜表面随正常呼吸和锁骨下动脉搏动而移动，而肋骨无明显移动[21]。

当确定好最佳扫查图像，即可从内侧或外侧平面内插入穿刺针。在臂丛神经区域注射局麻药，确保其向上、中、下干弥散。下干通常位于第一肋正上方、锁骨下动脉外侧，该区域被称为"死角"（图 19.9）[22]。操作时可能需要特别注意，以确保下干的阻滞。

由于较高的气胸风险，在超声引导技术引入之前的几十年里锁骨上阻滞一直没有广泛开展。尽管没有进行直接的对照研究，但在阻滞操作时，实时持续对第一肋和胸膜成像能够将这种风险降至最低。一组 3000 例神经刺激器引导的锁骨上区血管周围阻滞的病例研究，评估气胸发生的风险为 0.1%[23-24]。

超声引导锁骨上神经阻滞中半侧膈肌麻痹的发生率尚未有明确统计，但明显低于神经刺激技术所致的 50% 发生率[25-26]。在一组超声引导锁骨上阻滞的 510 例无呼吸功能障碍患者的病例研究中，1% 的患者出现症状性半侧膈肌麻痹[21]。在对同侧膈肌麻痹不耐受的患者进行此项阻滞技术时，仍需谨慎操作。其他罕见的并发症包括霍纳综合征（1%）、意外血管穿刺（0.4%）和短暂性感觉功能缺失（0.4%）。在 50% 的患者中，超声引导锁骨上阻滞所需的最小麻醉剂量为 23 ml，与传统神经局部麻醉技术的推荐用量相似[27]。联合使用神经刺激技术似乎不能提高超声引导臂丛神经阻滞的有效性[28]。

锁骨下阻滞

解剖

在锁骨下水平，臂丛神经束在胸大肌和胸小肌后方包绕腋动脉第二段；臂丛外侧束位于动脉上外侧，后束位于动脉后方，内侧束位于动脉后内侧。锁骨下入路是显示臂丛神经最深的窗口，距离皮肤约 4 ～ 6 cm[29]。

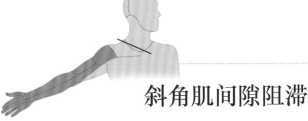

斜角肌间隙阻滞

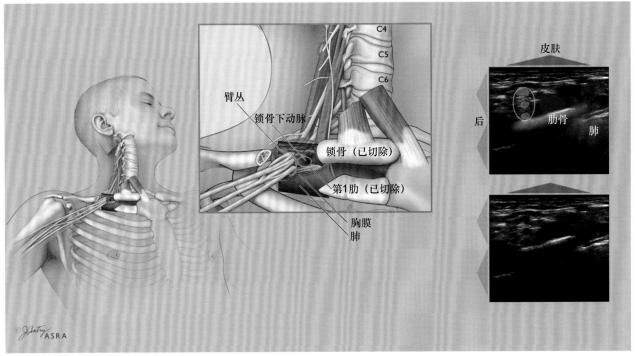

图 19.8 锁骨上阻滞。插图展示锁骨上阻滞后麻醉范围的预期分布。当臂丛神经行经锁骨下方和第一肋上方时，开始分成前、后股。臂丛神经位于锁骨下动脉的后外侧，两者都位于第一肋上方并紧邻胸膜和肺。臂丛神经干经典超声图像呈束状低回声，位于锁骨下动脉外侧和第一肋上方，骨质引起的声束衰减导致第一肋后方伴有声影。注意胸膜对超声束的阻挡不同于骨骼（Copyright 2009 American Society of Regional Anesthesia and Pain Medicine. Used with permission. All rights reserved）

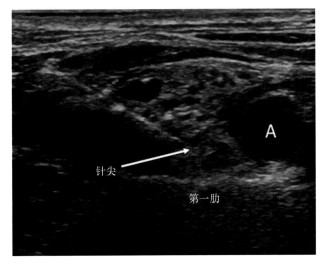

图 19.9 锁骨上阻滞，针尖位于锁骨下动脉（A）和第一肋之间的"死角"中（Reproduced with permission from www.usra.ca）

适应证

该入路的臂丛神经阻滞适应证与锁骨上阻滞相似[30]。

操作

患者仰卧位，手臂内收或肩部外展 90°。线阵和凸阵探头均可用于喙突附近臂丛神经的旁矢状面成像[31]。对于儿童或纤瘦的成年人，可使用 10 MHz 探头[32]。然而对于许多成年人来说，可能需要分辨率较低的探头（例如 4～7 MHz），以获取可达 5～6 cm 的成像穿透力。通常需要使用 22 G、80 mm 的阻滞针。旁矢状面扫查可以获得易于识别的腋动脉和静脉横断面图像（图 19.10）。三个

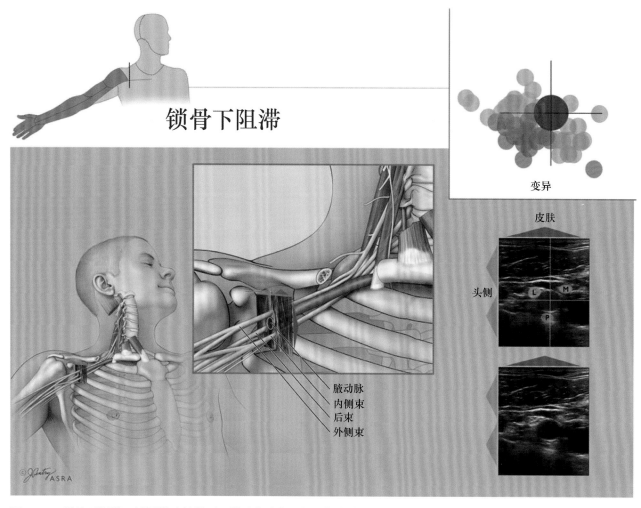

锁骨下阻滞

变异

皮肤

头侧

腋动脉
内侧束
后束
外侧束

图 19.10 锁骨下阻滞。插图描述锁骨下阻滞后麻醉范围的预期分布。如图所示，喙突水平成像显示臂丛三束位于腋动脉第二段的外侧、后侧和内侧的特定位置。内侧束通常位于腋动脉和静脉之间（4点钟）。动脉与臂丛神经束的关系存在很大变异，如右上方插图中的彩色标注臂丛神经束所示［外侧束（L），绿色；内侧束（M），蓝色；后束（P），橙色］。颜色饱和度与特定位置臂丛神经束的预期出现频率相关：饱和度越深，该位置臂丛神经束出现的频率越高（Copyright 2009 American Society of Regional Anesthesia and Pain Medicine. Used with permission. All rights reserved）

相邻的臂丛神经束表现为高回声，外侧束通常在动脉上方约9点至12点位置，内侧束位于动脉下方（12点至3点位置），后束位于动脉后方（5点至9点位置）[33]。将手臂外展110°并外旋肩关节可使臂丛远离胸部并靠近皮肤表面，通常可以改善神经束的显示[34]。超声束在头足方向沿旁矢状面扫查，在平面内插入阻滞针。必须避免针朝向内侧胸壁，因为这种方法存在气胸的风险[35]。局麻药在动脉后方呈"U"形分布，为臂丛三束提供了持续的麻醉效果[36-37]（图19.11）。超声引导锁骨下低剂量阻滞（16±2 ml）并不影响阻滞成功率或起效时间[38]。锁骨下水平阻滞臂丛的优点是能够持续麻醉手臂，包括腋神经和肌皮神经，很少发生气胸和半侧膈肌麻痹[39]。

腋窝阻滞

解剖

臂丛神经腋窝入路的靶点是臂丛的终末分支，包括正中神经、尺神经、桡神经和肌皮神经。肌皮神经通常自腋窝近端外侧束发出，故腋窝入路阻滞时不影响肌皮神经，除非是特意需要阻滞。

适应证

腋窝臂丛神经阻滞尤其适用于上肢肘关节远端手术。

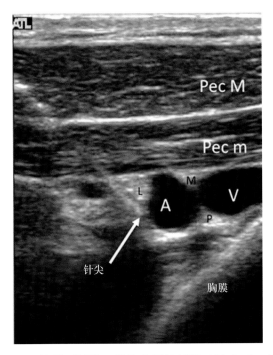

图 19.11　锁骨下阻滞，针从头侧接近腋动脉（A）。外侧束（L）、内侧束（M）和后束（P）位于动脉周围。腋静脉（V）、胸大肌（Pec M）和胸小肌（Pec m）以及胸膜均清晰可见（Reproduced with permission from www.usra.ca）

操作

患者仰卧位，手臂在肩部外展 90°。建议使用高频线阵探头（＞10 MHz），22 G、50 mm 穿刺针即可。探头放置在腋窝褶皱，于腋窝顶点处垂直于手臂长轴。正中神经、尺神经和桡神经通常紧邻腋动脉近端走行，在手臂近端前侧肌群（二头肌和喙肱肌）和后侧肌群（背阔肌和大圆肌）之间[40]（图 19.12）。起自背阔肌和大圆肌的肌腱汇合形成的联合腱是主要的超声标志[41]。神经分支和腋动脉位于该肌腱的表面。腋窝水平的神经分支呈混合回声，表现为"蜂窝"样，代表由低回声神经束和高回声非神经纤维构成。沿着联合腱走行时，正中神经通常位于动脉前内侧，尺神经位于动脉内侧，桡神经位于动脉后内侧（图 19.13）。肌皮神经通常于更近端的位置分支发出，可能位于二头肌和喙肱肌之间[42]。建议对每个神经分支进行单独阻滞以确保完全麻醉。与其他臂丛神经入路类似，由于所有末端神经分支的位置浅表，推荐使用平面内针入路。与非影像学引导技术相比，超声引导的优势包括较高的阻滞成功率和较少的局麻药用量[43-44]。

上肢远端周围神经阻滞

如果臂丛入路阻滞"漏掉"了某个神经支配区域，阻滞手臂远端或前臂的单个神经可能有助于弥补阻滞效果。沿上肢扫查，这些周围神经可以在其走行的许多位置定位和阻滞。通常，5 ml 局麻药足以阻滞任何一条单个终末神经。

手臂常用的一些定位如下：正中神经在肘部皱褶近端和肱动脉内侧（图 19.14）；桡神经在上臂远端外侧面，肱肌和肱桡肌深方及肱骨浅方（图 19.15）。尺神经可以在上臂远端（尺神经沟近端）或前臂被阻滞，在前臂，尺神经紧邻尺动脉纵向走行（图 19.16）。

总结

本章概述了超声引导臂丛神经及其远端分支的一些常见方法。超声引导区域阻滞是一个快速发展的领域。超声技术的最新进展提高了便携式设备的分辨率，改善了周围神经阻滞相关的神经结构及其周围解剖的图像质量。与传统技术相比，超声成像的独特优势在于能够实时成像、在影像引导下进针并能调整局麻药的扩散，对照研究越来越多地表明其在疗效和安全性方面都具有优势。

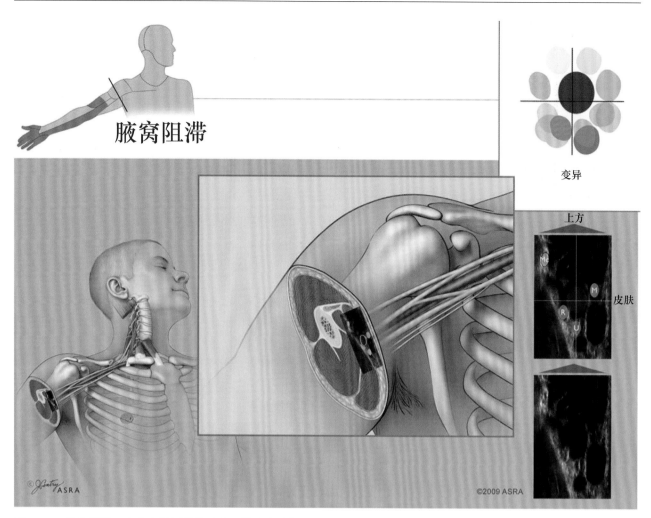

腋窝阻滞

变异

上方

皮肤

©2009 ASRA

图 19.12　腋窝阻滞。左上方插图描绘腋窝阻滞后麻醉范围的预期分布。四支终末神经与腋动脉的经典位置关系如图，而神经在超声图像中显示为高回声。注意：为了与示意图相关联，超声图像在常规患者视图的基础上顺时针旋转 90°。神经分支与腋动脉的关系存在显著变异。右上插图将这些变异通过对动脉周围不同位置的神经进行彩色编码［桡神经（R），橙色；尺神经（U），蓝色；正中神经（M），绿色］来显示。颜色饱和度与特定位置神经的预期分布频率相关，饱和度越深，在该位置发现神经的频率就越高。肌皮神经（Mc）位于喙肱肌和二头肌之间的筋膜平面（Copyright 2009 American Society of Regional Anesthesia and Pain Medicine. Used with permission. All rights reserved）

图 19.13　联合腱（CJT）水平腋窝阻滞。正中神经（M）、尺神经（U）和桡神经（R）紧邻腋动脉（A）。后方回声增强（PAE）效应有时会误认成桡神经。可以通过追踪桡神经走行来验证（Reproduced with permission from www.usra.ca）

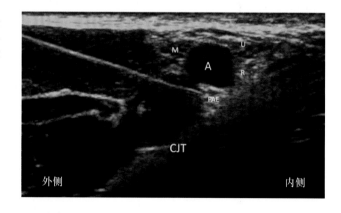

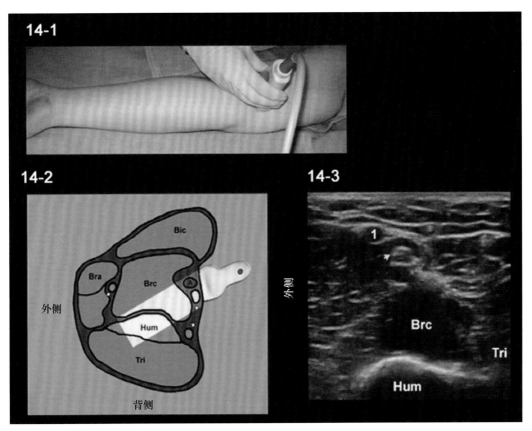

图 19.14　上臂远端正中神经阻滞。（1）超声探头放置位置。（2）超声探头扫查范围内的解剖结构。（3）上臂远端正中神经（箭头）的超声图像。Bra，肱桡肌；Brc，肱肌；Hum，肱骨；Tri，肱三头肌；Bic，肱二头肌；A，肱动脉

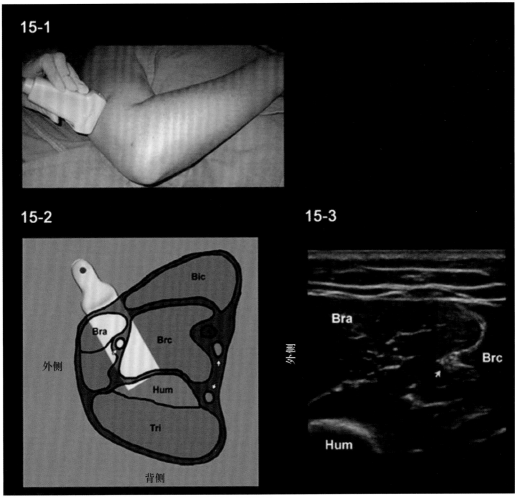

图 19.15　上臂远端桡神经阻滞。（1）超声探头放置位置。（2）超声探头扫查范围内的解剖结构。（3）上臂远端桡神经（箭头）超声图像。Bra，肱桡肌；Brc，肱肌；Hum，肱骨；Tri，肱三头肌；Bic，肱二头肌；A，肱动脉

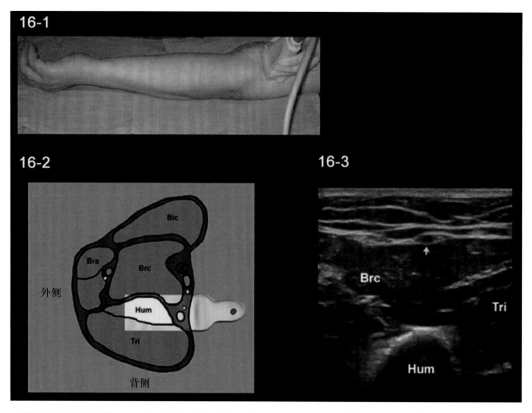

图 19.16 上臂远端尺神经阻滞。（1）超声探头放置位置。（2）超声探头扫查范围内的解剖结构。（3）上臂远端尺神经（箭头）超声图像。Bra，肱桡肌；Brc，肱肌；Hum，肱骨；Tri，肱三头肌；Bic，肱二头肌；A，肱动脉

参考文献

1. Bloc S, Mercadal L, Garnier T, Komly B, Leclerc P, Morel B, et al. Comfort of the patient during axillary blocks placement: a randomized comparison of the neurostimulation and the ultrasound guidance techniques. Eur J Anaesthesiol. 2010;27:628–33.

2. Neal JM, Brull R, Chan VW, Grant SA, Horn JL, Liu SS, et al. The ASRA evidence-based medicine assessment of ultrasound-guided regional anesthesia and pain medicine: executive summary. Reg Anesth Pain Med. 2010;35(2 Suppl):S1–9.

3. Martinoli C, Bianchi S, Santacroce E, Pugliese F, Graif M, Derchi LE. Brachial plexus sonography: a technique for assessing the root level. AJR Am J Roentgenol. 2002;179:699–702.

4. Standring S, editor. Gray's anatomy. The anatomical basis of clinical practice. 39th ed. Edinburgh: Elsevier Churchill Livingstone; 2005.

5. Neal JM, Gerancher JC, Hebl JR, Ilfeld BM, McCartney CJ, Franco CD, Hogan QH. Upper extremity regional anesthesia: essentials of our current understanding, 2008. Reg Anesth Pain Med. 2009;34:134–70.

6. Urmey WF, Grossi P, Sharrock NE, Stanton J, Gloeggler PJ. Digital pressure during interscalene block is clinically ineffective in preventing anesthetic spread to the cervical plexus. Anesth Analg. 1996;83:366–70.

7. Lanz E, Theiss D, Jankovic D. The extent of blockade following various techniques of brachial plexus block. Anesth Analg. 1983;62:55–8.

8. Chan VWS. Applying ultrasound imaging to interscalene brachial plexus block. Reg Anesth Pain Med. 2003;28:340–3.

9. Liu SS, Zayas VM, Gordon MA, Beathe JC, Maalouf DB, Paroli L, et al. A prospective, randomized, controlled trial comparing ultrasound versus nerve stimulator guidance for interscalene block for ambulatory shoulder surgery for postoperative neurological symptoms. Anesth Analg. 2009;109:265–71.

10. Kapral S, Greher M, Huber G, Willschke H, Kettner S, Kdolsky R, Marhofer P. Ultrasonographic guidance improves the success rate of interscalene brachial plexus blockade. Reg Anesth Pain Med. 2008;33:253–8.

11. Urmey WF, Talts KH, Sharrock NE. One hundred percent incidence of hemidiaphragmatic paresis associated with interscalene brachial plexus anesthesia as diagnosed by ultrasonography. Anesth Analg. 1991;72:498–503.

12. Riazi S, Carmichael N, Awad I, Holtby RM, McCartney CJL. Effect of local anesthetic volume (20 vs 5 ml) on the efficacy and respiratory consequences of ultrasound-guided interscalene brachial plexus block. Br J Anaesth. 2008;101:549–56.

13. Price DJ. The shoulder block: a new alternative to interscalene brachial plexus blockade for the control of postoperative shoulder pain. Anaesth Intensive Care. 2007;35:575–81.

14. Boezaart AP, Tighe P. New trends in regional anesthesia for shoulder surgery: avoiding devastating complications. Int J Shoulder Surg. 2010;4:1–7.

15. Moayeri N, Bigeleisen PE, Groe GJ. Quantitative architecture of the brachial plexus and surrounding compartments, and their possible significance for plexus blocks. Anesthesiology. 2008;108:299–304.

16. Liu SS, YaDeau JT, Shaw PM, Wilfred S, Shetty T, Gordon M. Incidence of unintentional intraneural injection and postoperative neurological complications with ultrasound-guided interscalene and supraclavicular nerve blocks. Anaesthesia. 2011;66:168–74.

17. Spence BC, Beach ML, Gallagher JD, Sites BD. Ultrasound-guided interscalene blocks: understanding where to inject the local anaesthetic. Anaesthesia. 2011;66:509–14.

18. Sites BD, Neal JM, Chan V. Ultrasound in regional anesthesia: where should the "focus" be set? Reg Anesth Pain Med. 2009;34:531–3.

19. Yanovski B, Gaitini L, Volodarski D, Ben-David B. Catastrophic complication of an interscalene catheter for continuous peripheral nerve block analgesia. Anaesthesia. 2012;67:1166–9.

20. Perlas A, Lobo G, Lo N, Brull R, Chan V, Karkhanis R. Ultrasound-guided supraclavicular block. Outcome of 510 consecutive cases. Reg Anesth Pain Med. 2009;34:171–6.

21. Brown DL, Cahill DR, Bridenbaugh LD. Supraclavicular nerve block: anatomic analysis of a method to prevent pneumothorax. Anesth Analg. 1993;76:530–4.

22. Soares LG, Brull R, Lai J, Chan VW. Eight ball, corner pocket: the optimal needle position for ultrasound-guided supraclavicular block. Reg Anesth Pain Med. 2007;32:9.

23. Franco CD, Vieira ZE. 1,001 subclavian perivascular brachial plexus blocks: success with a nerve stimulator. Reg Anesth Pain Med. 2000;25:41–6.

24. Franco CD, Gloss FJ, Voronov G, Tyler SG, Stojiljkovic LS. Supraclavicular block in the obese population: an analysis of 2020 blocks. Anesth Analg. 2006;102(4):1252.

25. Mak PH, Irwin MG, Ooi CG, Chow BF. Incidence of diaphragmatic paralysis following supraclavicular brachial plexus block and its effect on pulmonary function. Anaesthesia. 2001;56:352–6.

26. Renes SH, Spoormans HH, Gielen MJ, Rettig HC, van Geffen GJ. Hemidiaphragmatic paresis can be avoided in ultrasound-guided supraclavicular brachial plexus block. Reg Anesth Pain Med. 2009;34:595–9.

27. Duggan E, El Beheiry H, Perlas A, Lupu M, Nuica A, Chan VW, Brull R. Minimum effective volume of local anesthetic for ultrasound-guided supraclavicular brachial plexus block. Reg Anesth Pain Med. 2009;34:215–8.

28. Beach ML, Sites BD, Gallagher JD. Use of a nerve stimulator does not improve the efficacy of ultrasound-guided supraclavicular block. J Clin Anesth. 2006;18:580–4.

29. Sauter AR, Smith HJ, Stubhaug A, Dodgson MS, Klaastad O. Use of magnetic resonance imaging to define the anatomical location closest to all three cords of the infraclavicular brachial plexus. Anesth Analg. 2006;103(6):1574.

30. Arcand G, Williams SR, Chouinard P, Boudreault D, Harris P, Ruel M, Girard F. Ultrasound-guided infraclavicular versus supraclavicular block. Anesth Analg. 2005;101:886–90.

31. Sandhu NS, Manne JS, Medabalmi PK, Capan LM. Sonographically guided infraclavicular brachial plexus block in adults: a retrospective analysis of 1146 cases. J Ultrasound Med. 2006;25:1555–61.

32. Marhofer P, Sitzwohl C, Greher M, Kapral S. Ultrasound guidance for infraclavicular brachial plexus anesthesia in children. Anesthesia. 2004;59:642–6.

33. Porter J, Mc Cartney C, Chan V. Needle placement and injection posterior to the axillary artery may predict successful infraclavicular brachial plexus block: a report of three cases. Can J Anaesth. 2005;52:69–73.

34. Bigeleisen P, Wilson M. A comparison of two techniques for ultrasound guided infraclavicular block. Br J Anesth. 2006;96:502–7.

35. Koscielniak-Nielsen ZJ, Rasmussen H, Hesselbjerg L. Pneumothorax after an ultrasound guided lateral sagittal infraclavicular block. Acta Anaesthesiol Scand. 2008;52:1176–7.

36. Tran DQ, Charghi R, Finlayson RJ. The "double bubble" sign for successful infraclavicular brachial plexus blockade. Anesth Analg. 2006;103:1048–9.

37. Bloc S, Garnier T, Komly B, Asfazadourian H, Leclerc P, Mercadal L, et al. Spread of injectate associated with radial or median nerve-type motor response during infraclavicular brachial-plexus block: an ultrasound evaluation. Reg Anesth Pain Med. 2007;32:130–5.

38. Sandhu NS, Bahniwal CS, Capan LM. Feasibility of an infraclavicular block with a reduced volume of lidocaine with sonographic guidance. J Ultrasound Med. 2006;25:51–6.

39. Brown DL, Bridenbaugh LD. The upper extremity: somatic block. In: Cousins MJ, Bridenbaugh PO, editors. Neural blockade in clinical anesthesia and management of pain. 3rd ed. Philadelphia: Lippincott-Raven; 1998. p. 345–61.

40. Retzl G, Kapral S, Greher M, Mauritz W. Ultrasonographic findings of the axillary part of the brachial plexus. Anesth Analg. 2001;92:1271–5.

41. Gray AT. The conjoint tendon of the latissimus dorsi and teres major: an important landmark for ultrasound-guided axillary block. Reg Anesth Pain Med. 2009;34:179–80.

42. Spence B, Sites B, Beach M. Ultrasound-guided musculocutaneous nerve block: a description of a novel technique. Reg Anesth Pain Med. 2005;30:198–201.

43. Lo N, Brull R, Perlas A, Chan VW, McCartney CJ, Sacco R, El-Beheiry H. Evolution of ultrasound guided axillary brachial plexus blockade: retrospective analysis of 662 blocks. Can J Anaesth. 2008;55:408–13.

44. O'Donnell BD, Iohom G. An estimation of the minimum effective anesthetic volume of 2% lidocaine in ultrasound-guided axillary brachial plexus block. Anesthesiology. 2009;111:25–9.

第 20 章

超声引导下肢神经阻滞

Mandeep Singh，Imad T. Awad，Colin J. L. McCartney

概述

大部分下肢手术在围手术期都需要有效麻醉，这使区域麻醉技术受到很大的关注。区域麻醉技术通常在中枢神经阻滞之前进行，也可以和监测镇静一起作为单独的麻醉技术。下肢区域麻醉常和多模式镇痛方案共同使用，具有明显的优势，如避免使用阿片类药物，缩短住院日，提高患者满意度，并且能够改善患者的功能[1]。本章介绍了使用超声引导进行下肢神经阻滞的具体方法和适应证。

超声成像能够在针尖行进过程中直接显示其位置，并且能够实时控制局麻药的弥散[2-3]。但使用超声引导需要操作者具有工作经验并了解超声原理，同时具有良好的手眼配合能力，以优化探头和针的掌控技术[4]。超声仪器需要配备高频线阵探头（7～12 MHz），以便于观察浅表结构（深度在 50 mm 以内），同时还需要低频凸阵探头（2～5 MHz），其组织穿透力更好且视野更广（但分辨率会下降）（图 20.1）。

当使用超声辅助神经阻滞时，操作者应处在良好的人体工程学体位，从而防止疲劳并提高阻滞效率（图 20.2）。握持探头时，抓紧探头下部同时手指置于患者皮肤表面有助于固定位置[5]。

股神经阻滞

临床应用

股神经阻滞能够提供大腿及膝关节前面的镇痛与麻醉，同时通过隐神经还可以作用于小腿及足内侧。可以使用单次注射或连续导管技术。当和坐骨神经阻滞联合使用时，可以获得膝关节以下完全镇痛与麻醉。

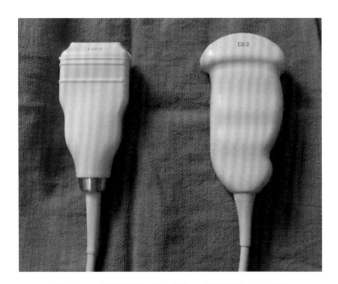

图 20.1 线阵探头（左侧），凸阵探头（右侧）

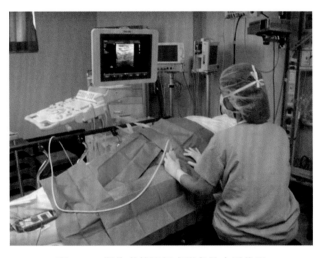

图 20.2 操作者使用超声设备的合适位置

解剖

股神经起自腰丛（L2、L3 和 L4 脊神经）并穿过腰大肌体部[6]，位于髂筋膜深面、髂腰肌浅方。髂筋膜从盆腔后外侧壁延伸，与腹股沟韧带融合，股动、静脉位于髂筋膜前方，从腹股沟韧带深方穿出进入筋膜鞘内。股神经和股血管不同，不走行于筋膜鞘内，而位于其后外侧（图 20.3 和 20.4）。阔筋膜覆盖股动、静脉和股神经。股神经由于位置表浅且恒定位于股动脉外侧，适用于超声检查。

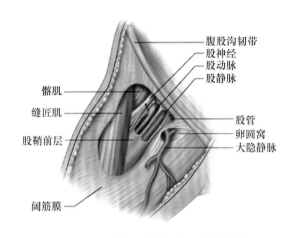

图 20.3　股神经及其与股三角的关系

术前准备和体位

建立静脉通路并进行常规监测。患者仰卧位，下肢处于中立位。必要时静脉输注镇静剂和吸氧。在高体重指数（BMI）的患者，可能需要将下腹部脂肪向上推以暴露腹股沟皱褶。可能需要助手或使用胶带将患者腹壁固定，如担架扶手。然后消毒皮肤并遵循无菌操作。

超声技术

高频线阵探头（7 ～ 12 MHz）放置在腹股沟皱褶处，可使用平面内法或平面外法（图 20.5 和图 20.6）。

超声探头首先扫查股动脉，然后向外侧移动，使股动脉位于屏幕内侧。相较于远端发出股深动脉水平，近心端股总动脉旁扫查更容易显示股神经。因此，如果显示两条动脉，则向近端扫查直到只显示一条动脉。股神经表现为位于股动脉外侧的高回声扁平椭圆形结构（图 20.7）。

股神经通常在股动脉外侧 1 ～ 2 cm 处。当确定股神经后，使用利多卡因浸润麻醉表面皮肤和皮下组织。超声图像上可以看到利多卡因引起的皮下组织扩张。

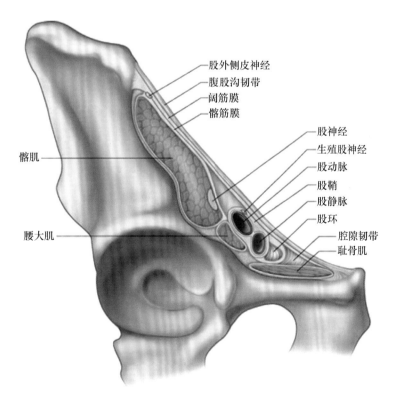

图 20.4　股神经

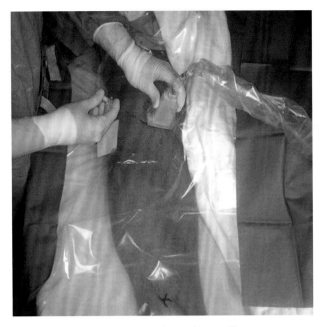

图 20.5　平面内法股神经阻滞

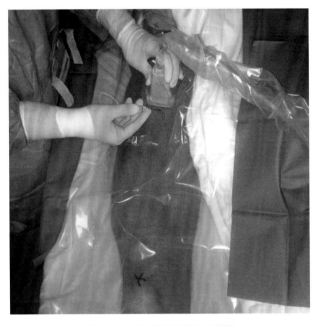

图 20.6　平面外法股神经阻滞

单次注射技术

使用 20 ml 注射器，连接 50 mm 阻滞针。平面内法或平面外法插入阻滞针，通过超声持续观察针尖。平面内法的优势是能够观察到整个阻滞针，而使用平面外法只能显示针尖。阻滞针瞄准神经附近。单独使用超声引导，可以将阻滞针置于髂筋膜深方股神经血管束外侧。如果刺激神经，可以观察到股四头肌收缩（髌骨痉挛）或者缝匠肌收缩，则认为位置满意。回抽以避免阻滞针进入血管，然后注射 20 ml 局麻药，可视情况增加 5 ml。实时观察

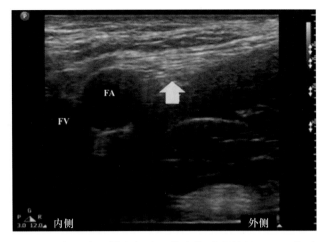

图 20.7　腹股沟区横向扫查。箭头指示股神经。FA，股动脉；FV，股静脉

局麻药扩散，呈低-无回声包绕股神经。如果弥散不满意，可以重新调整针尖位置。图 20.8 和 20.9 显示了局麻药注射前后的股神经。图 20.8 中，可以观察到股神经血管束旁的阻滞针。图 20.9 则显示股神经旁局麻药的弥散。

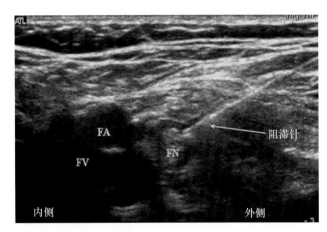

图 20.8　使用平面内法显示位于股神经血管束旁的阻滞针。FA，股动脉；FN，股神经；FV，股静脉

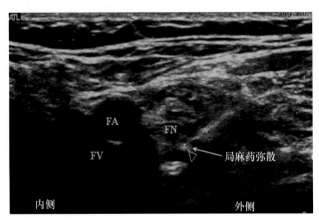

图 20.9　股神经血管束旁局麻药弥散。FA，股动脉；FN，股神经；FV，股静脉

连续置管技术

连续置管技术与单次注射技术相似。可应用平面内法或平面外法，使用 80 mm 17 G 穿刺引导针和 20 G 导管。如果使用神经刺激，则将其连接于导管而非引导针。将导管置于引导针内，其尖端也位于其内，这样可以避免放置引导针时损坏导管尖端。须小心握住导管和引导针柄部，避免导管在引导针内向远端移位。电流通过导管尖端到引导针尖端，再进入患者体内，形成电流回路。通过超声确定引导针在正确位置，如使用电刺激，则通过 0.3 ~ 0.5 mA 电流引起股四头肌收缩。在此处可以将针调整到更水平的位置，以确保导管通过。将导管向前推进并保持电刺激（如果使用）。导管插入应无阻力。如果有阻力，则须重新调整针的位置。将引导针拔出的同时将导管向前送，通常将导管置于引导针针尖以远 5 cm 处（即距离皮肤 10 cm）。保持导管位置并贴敷料。通过横向切面和纵向切面都可以观察到局麻药在股神经周围弥散。

坐骨神经阻滞

临床应用

坐骨神经阻滞能够提供大腿及小腿后方的镇痛和麻醉。和股神经、隐神经或腰丛阻滞联合应用，可以获得膝关节以下的全面麻醉。

解剖

最后两根腰神经（L4 和 L5）与第一骶神经前支融合，形成腰骶干。腰骶干和前三根骶神经相融合，形成骶丛（图 20.10）。在骶骨外侧前缘形成神经根，并在梨状肌腹侧面形成坐骨神经。坐骨神经在梨状肌下方通过坐骨大孔离开盆腔，在股骨大转子和坐骨结节之间下行且位于梨状肌和臀大肌之间，之后走行于股方肌、上孖肌、下孖肌和臀大肌之间。再往远端，坐骨神经走行于股二头肌前方，然后进入腘三角。在股骨下 1/3 水平（常存在变异），坐骨神经分为胫神经和腓总神经。

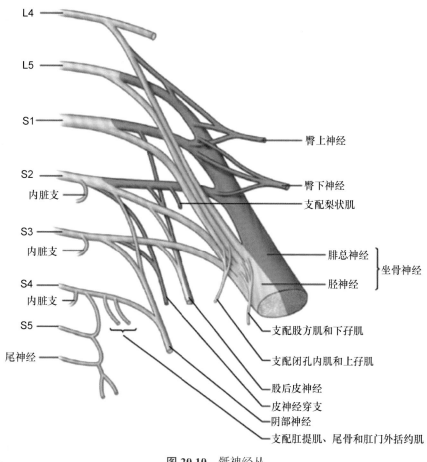

图 20.10　骶神经丛

175

术前准备和体位

建立监护和静脉通道后，患者取侧卧位，阻滞侧朝上。膝关节屈曲，方便观察患者足部是否抽动。首先确定体表骨性标志，包括大转子和坐骨结节。坐骨神经位于二者之间，在进行超声检查之前可在体表标记。之后消毒皮肤并遵循无菌操作。

超声技术

坐骨神经是人体最大的周围神经，起始处宽度可超过 1 cm，最宽处约 2 cm。使用体表标记已描述了多种不同入路。使用超声可以对坐骨神经成像，但在阻滞技术上很有挑战性，因为坐骨神经位置深在且周边缺乏伴行血管结构。可以通过平面内法（图 20.11）或平面外法（图 20.12）进行操作。

首选低频凸阵探头（2～5 MHz）。探头放置于股骨大转子上，可以观察到骨表面的弧形强回声及声影，之后探头向内侧移动显示同样呈弧形强回声的坐骨结节。可以在上述两强回声结构之间观察到坐骨神经（图 20.13）。坐骨神经通常表现为楔形高回声，在近端更容易识别，之后连续扫查至臀下区域。通过降低超声仪器的增益，更容易将其与周围组织区分开来。坐骨神经的深度与体型相关。为了到达目标，阻滞针的进针角度几乎与皮肤垂直[7]，但这样使平面内法观察整个针干变得更加困难。因此通常使用平面外法，只能观察针的横断面。首先使用

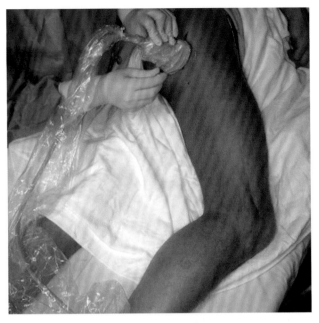

图 20.12　平面外法坐骨神经阻滞，臀下入路

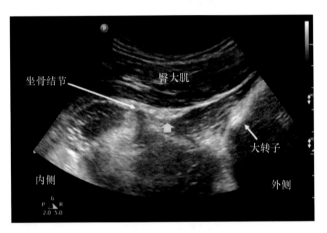

图 20.13　坐骨神经（箭头）横向扫查

利多卡因对阻滞针穿刺点进行浸润麻醉，之后全程追踪针尖。在一定深度直接观察针尖可能比较困难，但可以通过抖动阻滞针引起周围组织震动，或通过注射 5% 葡萄糖溶液、局麻药或者少量空气来判断其位置。使用电刺激可以帮助确定针尖与神经接触情况。使用超声实时观察局麻药在坐骨神经周围的扩散形式十分有用。如果需要，可以调整针尖位置，从而使局麻药在神经周围环形弥散，但有时很难完成，因为在神经周围移动阻滞针具有挑战性。

腘窝水平坐骨神经阻滞

临床应用

腘窝处的坐骨神经远端阻滞应用于小腿的镇痛

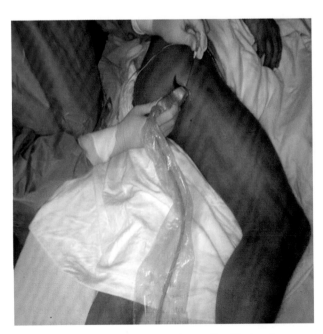

图 20.11　平面内法坐骨神经阻滞，臀下入路

和麻醉。和坐骨神经近端阻滞不同，腘窝处坐骨神经阻滞麻醉腘绳肌以远的肢体，能够使患者保持膝关节屈曲。

解剖

坐骨神经是一个神经束，包含两个独立的神经干，即胫神经和腓总神经。坐骨神经在大腿水平位于腘绳肌［半膜肌、半腱肌和股二头肌（包括长头和短头）］前方、大收肌外侧和腘动静脉后外侧。在腘窝上方 30 ～ 120 mm 水平，坐骨神经分为胫神经（内侧）和腓总神经（外侧）[8]。胫神经较腓总神经更为粗大，垂直下行通过腘窝并与腘动、静脉伴行。其终末支为足底内侧神经和足底外侧神经。腓总神经沿腓骨头、颈向下走行，分支为腓浅神经和腓深神经。由于大部分足踝部手术同时涉及胫神经和腓总神经支配区域，需要同时将二者麻醉。在其分叉水平以上进行神经阻滞使操作过程更为简单。

术前准备和体位

建立无创监护和静脉通道后，患者取俯卧位。在踝关节下方垫枕，使阻滞侧足悬在床边，方便观察患者足部是否移动。吸氧并给予充足静脉镇静药物。首先确认腘窝皱褶，在体表标记腘窝内侧界。然后消毒皮肤并遵循无菌操作。完成阻滞后，患者取仰卧位开始手术操作。

超声技术

超声成像可以追踪并精确定位坐骨神经分叉水平，可以在腘窝上方任意位置进行操作，因此选择神经与皮肤最近的位置作为穿刺点。平面内法和平面外法均可使用（图 20.14，图 20.15）。

首选高频（7 ～ 12 MHz）线阵探头进行神经阻滞。探头首先横向放置在腘窝皱褶上方。寻找坐骨神经最简单的方法是先找到胫神经。首先在腘窝皱褶处定位腘动脉，可以在其后外侧发现胫神经，表现为高回声结构。沿其向近心端连续扫查，就可以观察到其与腓总神经汇合。也可以在腘窝以上直接观察到位于股二头肌和半腱肌深方内侧、腘动脉浅方外侧的坐骨神经（图 20.16）。

探头扫查平面向足侧偏转有助于显示神经。如

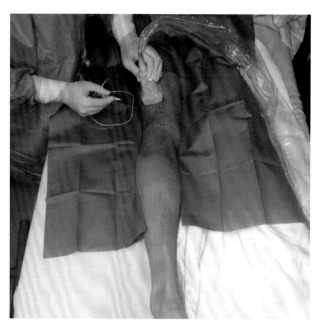

图 20.14　平面内法腘窝上方坐骨神经阻滞

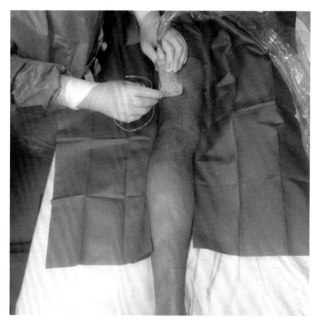

图 20.15　平面外法腘窝上方坐骨神经阻滞

果显示仍然困难，可以让患者跖屈和背屈足部，足部运动时可使胫神经与腓总神经移动，称之为"跷跷板"征。

当在腘窝处识别坐骨神经后，使用利多卡因对局部穿刺点皮肤进行浸润麻醉。通常使用平面外法，因为其更简单且患者不适度更少，但它不能显示阻滞针全程。

插入阻滞针，将其置于坐骨神经旁。当针尖邻近神经后，即可逐渐加大神经刺激电流（通常小于

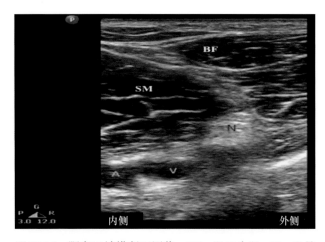

图 20.16 腘窝区域横断面图像。BF，股二头肌；N，坐骨神经；SM，半膜肌；A，腘动脉；V，腘静脉

0.5 mA），直至观察到肌肉收缩。回抽无血后，逐渐注入局麻药。确保局麻药在神经周围环形弥散很重要。为保证药物在神经两侧充分弥散，可能需要调整针尖位置（图 20.17）。

腰丛阻滞

临床应用

腰丛阻滞（腰肌间隙区域）可以麻醉髋关节、膝关节和大腿前方。当和坐骨神经阻滞联合应用时，可以麻醉整个下肢。

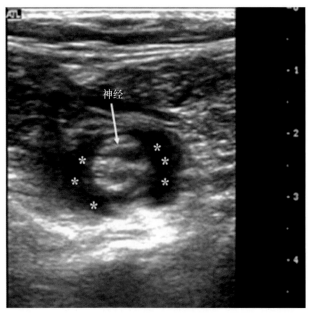

图 20.17 注射局麻药（星号）后腘窝神经图像

解剖

腰丛由 L1、L2、L3 和部分 L4 前支形成（图 20.18）。L1 神经根通常还接受一部分 T12 的分支。腰丛一般位于腰大肌后 1/3 处，腰椎横突前方。腰丛的主要分支是生殖股神经、股外侧皮神经、股神经和闭孔神经。

术前准备和体位

患者取侧卧位，阻滞侧朝上。下肢放置在合适位置，方便观察股四头肌收缩。建立监护和静脉通道。如有需要，给予静脉镇静药物并吸氧。因为操作过程中阻滞针需要穿过多个肌平面，相比其他阻滞技术，腰丛阻滞通常需要更多的镇静药物。消毒皮肤并遵循无菌操作。

超声技术

这项技术要求较高，因为目标位置深在，进行阻滞时使用超声实时成像存在技术上的难度。

目标是将阻滞针放置在 L3/L4 水平的椎旁区域。超声能够确认正确的椎体水平，并在直视下引导针尖。使用低频凸阵探头（2 ～ 5 MHz），纵向放置于中线旁位置（图 20.19）。探头加压，从而提

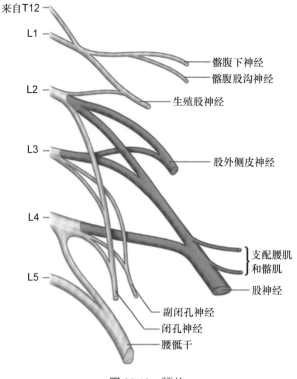

图 20.18 腰丛

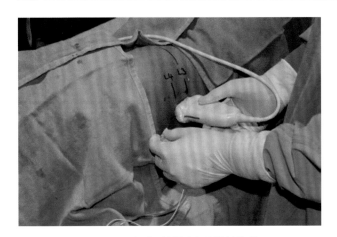

图 20.19　超声引导腰丛阻滞的体位

高图像质量。探头自中线的棘突向外侧移动至 L3/L4 间隙识别横突，并保持在纵切面。将探头从中线向外侧移动时，可以观察到关节突，相邻的上关节突和下关节突形成连续的"锯齿状"强回声线。探头进一步向外侧移动可以显示横突，腰大肌位于其间。横突伴声影与其间的腰肌构成了"三叉戟"样声像图（图 20.20）。

在此位置，探头通常距离中线 3 ～ 5 cm。超声通常并不能直接显示腰丛，但腰丛位于腰大肌后 1/3（即超声探头能够观察到的最近的 1/3 腰大肌）内。使用超声仪器的标尺功能测量皮肤与腰大肌之间的距离。这样可以在进针之前评估腰丛的深度。注意腹腔、大血管和肾位于腰大肌前方（在此切面距离皮肤更远），要时刻小心针尖的位置。

腰丛距离皮肤表面的深度通常是 50 ～ 100 mm，可以使用平面内法或平面外法。如果使用平面内法，通常从足侧向头侧进针。如果使用平面外法，

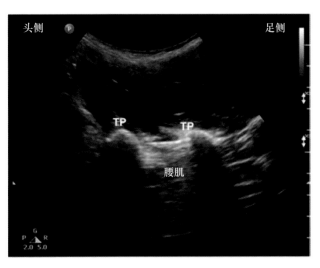

图 20.20　使用凸阵探头扫查 L3 ～ L4 椎旁区域。TP，横突

进针的位置位于探头内侧（探头保持长轴位置）。阻滞针必须位于探头中央稍偏外，这样其针道恰位于超声束下方。建议从内侧向外侧进针，避免进入硬膜鞘，因为硬膜鞘可能向外延伸超出神经孔。使用利多卡因对穿刺区域皮肤及皮下组织浸润麻醉。实时观察针，目标为腰大肌肌腹后 1/3 处。通常需要使用电刺激以确认阻滞针已邻近腰丛，会诱发股四头肌收缩。阻滞针位置满意后，缓慢注射局麻药（反复回抽以防有血液或脑脊液），并观察液体在腰大肌肌腹内弥散。

闭孔神经阻滞

临床应用

闭孔神经发出关节支支配髋关节和膝关节，并分布于膝关节内侧一小片皮肤区域。闭孔神经同时支配大腿内侧的收肌。使用"三合一"技术阻滞闭孔神经并不可靠，而超声能够直接显示该神经并进行有效阻滞。

解剖

闭孔神经由 L2 ～ L4 腹侧支的前股组成，从腰大肌的内侧缘向下走向盆腔，并穿过闭孔管。从闭孔管穿出后，闭孔神经进入大腿内侧并分为前支和后支，走行于短收肌的前、后面。前支支配短收肌和长收肌，后支支配大收肌和膝关节。

术前准备和体位

建立无创监护并开通静脉。如有需要，同时给予静脉镇静药物并吸氧。暴露阻滞侧腹股沟区。轻度外旋髋关节并外旋大腿，有利于探头摆放和优化图像。消毒皮肤并遵循无菌操作。

超声技术

首选高频（7 ～ 12 MHz）线阵探头进行阻滞引导。探头首先放置于腹股沟韧带下方，观察股动、静脉。然后将探头向内侧及足侧移动并保持横切面（图 20.21）。可以看到闭孔神经位于耻骨肌、长收肌和短收肌之间。闭孔神经前支位于耻骨肌、长收肌和短收肌之间的筋膜，其后支位于短收肌和大收肌之间。

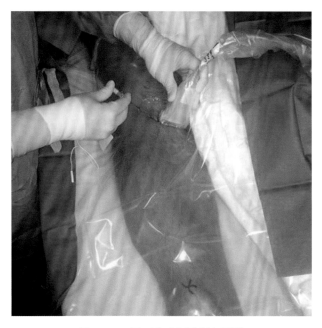

图 20.21　平面内法闭孔神经阻滞

探头向外侧移动，可观察到耻骨肌，之后是收肌。闭孔神经前支位于长收肌和深方的短收肌之间，后支位于短收肌和深方的大收肌之间。无论前支和后支，闭孔神经都表现为高回声结构，有时仅能观察到所在筋膜平面（图 20.22）。

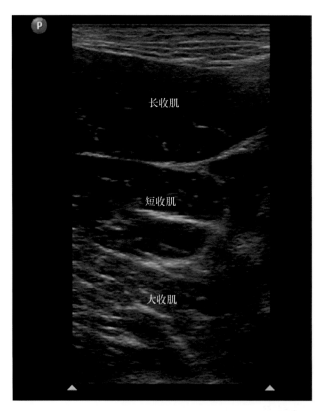

图 20.22　大腿上段内侧横断图像，显示长收肌、短收肌和大收肌

可以使用平面内法或平面外法。获取能同时显示两个分支的超声图像，然后选择单针插入点，从此处，闭孔神经的两个分支都可以阻滞。使用利多卡因浸润穿刺点皮肤。当阻滞针尖定位在筋膜层面之间正确的位置时，注射局麻药。应观察到局麻药引起肌间筋膜平面扩张并包绕神经（如果可见）。

为帮助定位闭孔神经，可使用低电流神经刺激引发收肌收缩。不使用神经刺激或没有准确识别闭孔神经分支也可以进行阻滞[9]。使用超声引导的重要步骤是正确识别肌肉层次以及局麻药沉积在合适的筋膜间平面。

股外侧皮神经阻滞

临床应用

股外侧皮神经支配大腿外侧的感觉。股外侧皮神经阻滞可用于老年患者股骨颈骨折手术的麻醉，也可用于感觉异常性股痛的诊断与治疗，该疾病是一种股外侧皮神经卡压引起的慢性疼痛综合征（通常是由髂嵴处脂肪压迫所致）[10]。股外侧皮神经走行通常存在较大变异，所以与盲法阻滞相比，超声引导阻滞的成功率更高[11]。

解剖

股外侧皮神经起源于 L2 ～ L3 腹侧支，是纯感觉神经。自腰大肌外侧缘发出后，神经路径多变：可在髂前上棘上方或下方穿过。如果股外侧皮神经在髂前上棘内侧走行，与其距离可短至 1 cm 或长至 7 cm[12]，位于阔筋膜与髂筋膜之间。神经在腹股沟韧带下方穿过后跨过缝匠肌外侧，位于髂前上棘下方不同的距离（2 ～ 11 cm），并分为前支和后支。

术前准备和体位

患者仰卧位，下肢处于中立位。建立无创监护并开通静脉。暴露阻滞侧腹股沟区并标记髂前上棘。如有需要，同时给予静脉镇静药物并吸氧。消毒髂前上棘/腹股沟区域皮肤并遵循无菌操作。

超声技术

腹外侧皮神经位置表浅，将 7 ～ 12 MHz 高频

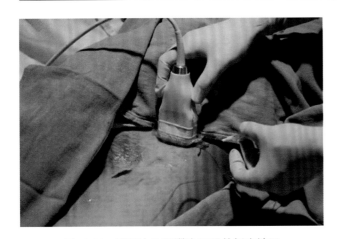

图 20.23 平面内法阻滞大腿股外侧皮神经

线阵探头沿腹股沟韧带放置在髂前上棘内侧，探头外侧放在髂前上棘上。髂前上棘在超声上显示为骨性强回声伴声影。从此处探头向内侧、下方移动。可使用平面内法或平面外法进行引导。识别阔筋膜、髂筋膜和缝匠肌。神经表现为缝匠肌上方筋膜间的细小低回声结构。由于其位置表浅，推荐使用平面内法，并选择小角度进针。使用利多卡因浸润麻醉皮肤，将阻滞针插入到达目标平面，即髂前下棘下内侧。应用超声引导对股外侧皮神经进行阻滞，局麻药剂量较小，文献中报道可以仅使用 0.3 ml 利多卡因进行阻滞[13]。

隐神经阻滞

临床应用

隐神经是股神经的感觉支，分布于膝关节上方至足部内侧、前内侧、后内侧的皮肤。因此隐神经阻滞后，可以产生小腿、踝关节、足部前内侧皮肤的麻醉和镇痛，但不会造成股四头肌无力。该阻滞通常和坐骨神经阻滞同时使用，从而获得整个小腿的麻醉。由于隐神经较为细小且缺乏运动成分，使用常规神经定位技术较为困难，超声引导提高了该神经阻滞的成功率[14]。

解剖

隐神经是股神经的终末分支，在股三角近端离开股管后在收肌管内下降，位于缝匠肌深方与股浅动脉伴行（图 20.24），在近心端位于股动脉外侧，之后在大收肌远端水平偏内侧位于股动脉前方[15]。隐神经是感觉神经，覆盖小腿、踝关节、足部和蹈趾内侧。

术前准备和体位

患者仰卧位，下肢轻度外旋伴膝关节屈曲。建

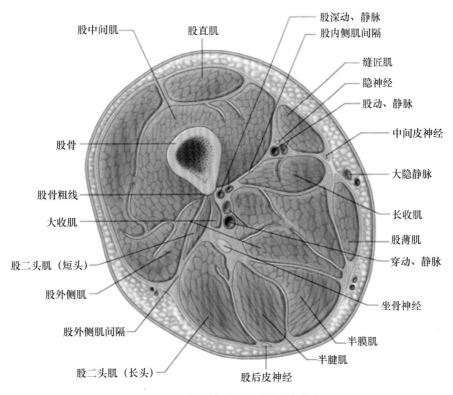

图 20.24 大腿横断面显示隐神经位置

立无创监护并开通静脉。如有需要，同时给予静脉镇静药物并吸氧。暴露大腿内侧区域至膝关节。消毒皮肤并遵循无菌操作。

超声技术

在大腿中远段很容易阻滞隐神经。可以使用平面内法（图20.25）或平面外法阻滞。高频（7～12 MHz）线阵探头横向放置扫查大腿内侧。通常不能直接观察到隐神经，但是它与缝匠肌和大隐静脉的位置相对恒定。在大腿中段内侧区域（髌骨近心端约15 cm）可识别缝匠肌和股动脉。隐神经位于缝匠肌深方。探头从此位置向足侧移动，可见股动脉向深方走行至大腿后侧并移行为腘动脉。该区域称为"收肌裂孔"。从这里，探头向近端移动2～3 cm，位于收肌管远端，在此水平进行隐神经阻滞（图20.26）。

注意隐神经直径变化较大，需要将阻滞针插入缝匠肌深方，并将局麻药注射至动脉内侧。在大腿更远端，腘窝皱褶近端5～7 cm的位置，隐神经位于股动脉降支浅方、缝匠肌深方和股内侧肌后方。

在更远的位置，隐神经在缝匠肌和股薄肌腱之间穿过阔筋膜并与皮下的大隐静脉伴行，在胫骨结节水平位于其后内侧，但使用超声通常难以显示隐神经。在此水平使用高频探头适度加压，超声引导下静脉旁注射局麻药相对容易。

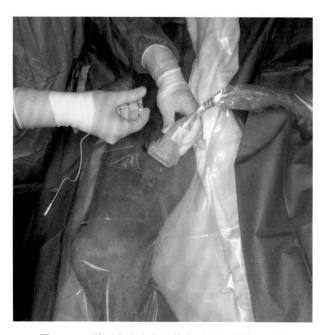

图20.25 平面内法在收肌管水平进行隐神经阻滞

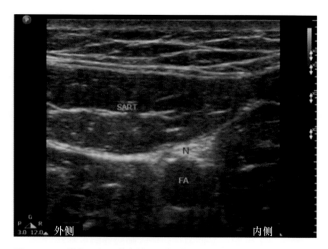

图20.26 横切面显示隐神经（N）和缝匠肌（SART）。FA，股动脉

踝阻滞

临床应用

踝阻滞可用于足部（中足、前足）的麻醉和镇痛，可以作为痉挛性马蹄内翻足和交感系统介导型疼痛的诊断和治疗方法。由于其不引起足部运动阻滞，很适于缓解术后疼痛。患者术后能够很快拄拐行走，有助于提前出院回家。

解剖

五支周围神经分布于足部区域（图20.27）：

- 隐神经（股神经的终末分支）支配足内侧区域。坐骨神经的分支支配足部其他区域。
- 腓肠神经支配足外侧区域，由胫神经和腓浅神经分支形成。
- 胫神经支配足底深部结构、肌肉和足趾。
- 腓浅神经支配足背区域。
- 腓深神经支配足背深部区域和拇趾、第二足趾之间的间隙。

隐神经、腓浅神经、腓肠神经在内、外踝水平位于皮下。胫神经和腓深神经位置相对较深：胫神经位于屈肌支持带深方，腓深神经位于伸肌支持带深方。胫神经在内踝后方与胫后动脉伴行。腓深神经在屈肌支持带深方位于胫前动脉外侧，之后向浅方走行于足背，与足背动脉伴行。

在人群中，足部神经支配的具体区域变异较大。因此进行足部手术需要止血带的同时，还需要

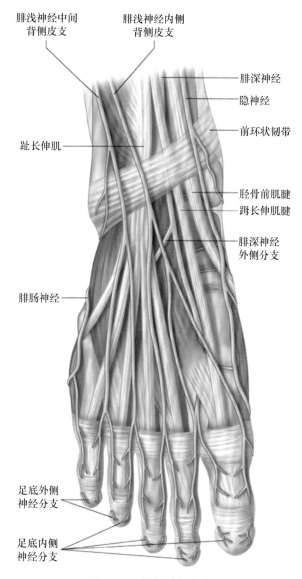

腓浅神经中间背侧皮支
腓浅神经内侧背侧皮支
腓深神经
隐神经
前环状韧带
趾长伸肌
胫骨前肌腱
蹈长伸肌腱
腓深神经外侧分支
腓肠神经
足底外侧神经分支
足底内侧神经分支

图 20.27　踝部神经支配

对所有五支神经进行阻滞。

术前准备和体位

　　患者仰卧位，建立无创监护并开通静脉。如有需要，同时给予静脉镇静药物并吸氧。患者足部垫枕（或类似物）上抬，这样可以对踝关节前方和内侧进行操作。消毒皮肤并遵循无菌操作。

超声技术

腓浅神经、隐神经和腓肠神经阻滞

　　既往对于腓浅神经、隐神经和腓肠神经的阻滞都是在皮下进行浸润，而不使用超声引导。具体操作是在踝关节前方、内外踝近端皮下环周注射10 ～ 15 ml 利多卡因。但是新近的文献中介绍了使

用超声对腓肠神经进行定位的技术，首先应用止血带，之后在外踝近端 1 cm 处寻找增宽的小隐静脉[16]。无需寻找腓肠神经本身，使用平面外法注射局麻药，观察环血管旁药物弥散（通常少于 5 ml 局麻药即可）。

　　超声引导也可以阻滞胫神经和腓深神经，它们同样支配足部感觉。

胫神经阻滞

　　胫神经通常位于皮下 2 ～ 3 cm，因此使用 7 ～ 12 MHz 高频线阵探头。如果配备，也可以使用 10 ～ 15 MHz "曲棍球棒" 探头。探头横向放置于内踝上方偏后侧。内踝骨性标志很容易识别，表现为弧形强回声伴声影。在内踝后方浅表位置，可以观察到搏动性的胫后动脉及高回声的胫神经。上述结构从前到后的顺序（从内踝观察）分别为肌腱（Tendon）、动脉（Artery）和神经（Nerve），即 "TAN"。

　　可以使用平面内法或平面外法（图 20.28 和图 20.29）。通常使用平面内法。如果需要，在注射局

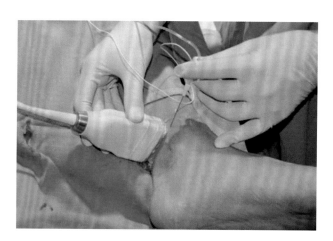

图 20.28　平面内法阻滞胫神经

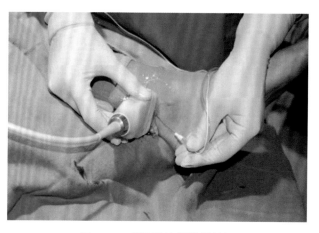

图 20.29　平面外法阻滞胫神经

麻药之前可以进行神经刺激以确保位置合适。超声可以确认局麻药在神经周围环形弥散。使用超声 5 ml局麻药即可。

腓深神经阻滞

超声不易显示腓深神经，通常通过定位足背动脉确认其位置。超声探头放置于足背踝间线，可观察到足背动脉搏动，有时可显示腓深神经，表现为圆形高回声结构，位于动脉外侧。

足背形态凸出，而且神经位置表浅，所以使用平面内法进行阻滞比较困难。通常使用平面外法进针。当识别目标后，在腓深神经周围注射 2 ～ 3 ml局麻药。如果不能显示腓深神经，则在足背动脉外侧注射局麻药。

腓浅神经近端阻滞

近期，有文献描述了超声扫查腓浅神经的方法[17-18]。患者取仰卧位，膝关节屈曲。使用高频线阵探头（7 ～ 12 MHz），在膝关节水平扫查腓总神经，可观察到其绕行腓骨头。向远端连续扫查，可见其分为浅支和深支。腓浅神经位于外侧腓骨短肌和内侧趾长伸肌之间的筋膜层内。使用平面内法

及 22 G 阻滞针，在该间隙内注射 5 ml 利多卡因溶液（图 20.30 和图 20.31）。

致谢 感激 Ewen Chen 先生（HBSc，MBBS 在读）在本章图片的排版和修订方面做出的杰出努力和帮助。

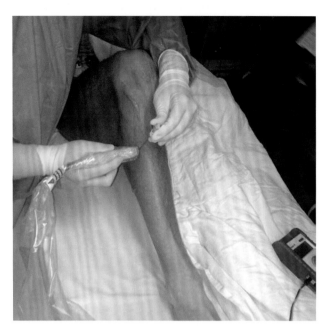

图 20.30 平面内法超声引导阻滞近端腓浅神经

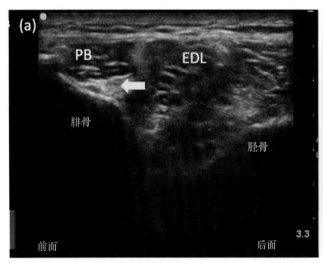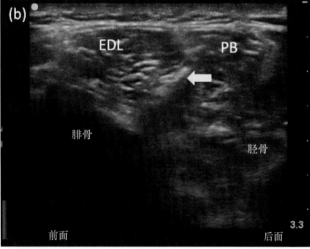

图 20.31 （a，b）超声图像显示腓浅神经位于外侧腓骨短肌和内侧趾长伸肌之间。EDL，趾长伸肌；PB，腓骨短肌

参考文献

1. Chang CB, Cho WS. Pain management protocols, peri-operative pain and patient satisfaction after total knee replacement: a multi-centre study. J Bone Joint Surg Br. 2012;94:1511–6.
2. Liu SS, Ngeow JE, YaDeau JT. Ultrasound-guided regional anesthesia and analgesia: a qualitative systematic review. Reg Anesth Pain Med. 2009;34:47–59.
3. Marhofer P, Chan VW. Ultrasound-guided regional anesthesia: current concepts and future trends. Anesth Analg. 2007;104:1265–9.
4. Gofeld M. Ultrasonography in pain medicine: a critical review. Pain Pract. 2008;8:226–40.
5. Chin KJ, Perlas A, Chan VW, Brull R. Needle visualization in ultrasound-guided regional anesthesia: challenges and solutions. Reg Anesth Pain Med. 2008;33:532–44.
6. Awad IT, Duggan EM. Posterior lumbar plexus block: anatomy, approaches, and techniques. Reg Anesth Pain Med. 2005;30:143–9.
7. Chan VW, Abbas S, Brull R. Ultrasound imaging for regional anesthesia. 2nd ed; 2009.
8. Vloka JD, Hadzić A, April E, Thys DM. The division of the sciatic

nerve in the popliteal fossa: anatomical implications for popliteal nerve blockade. Anesth Analg. 2001;92:215–7.

9. Sinha SK, Abrams JH, Houle TT, Weller RS. Ultrasound-guided obturator nerve block: an interfacial injection approach without nerve stimulation. Reg Anesth Pain Med. 2009;34:261–4.

10. Harney D, Patijn J. Meralgia paresthetica: diagnosis and management strategies. Pain Med. 2007;8:669–77.

11. Ng I, Vaghadia H, Choi PT, Helmy N. Ultrasound imaging accurately identifies the lateral femoral cutaneous nerve. Anesth Analg. 2008;107:1070–4.

12. Grothaus MC, Holt M, Mekhail AO, Ebraheim NA, Yeasting RA. Lateral femoral cutaneous nerve: an anatomic study. Clin Orthop Relat Res. 2005;437:164–8.

13. Bodner G, Bernathova M, Galiano K, Putz D, Martinoli C, Felfernig M. Ultrasound of the lateral femoral cutaneous nerve: normal findings in a cadaver and in volunteers. Reg Anesth Pain Med. 2009;34:265–8.

14. Manickam B, Perlas A, Duggan E, Brull R, Chan VW, Ramlogan R. Feasibility and efficacy of ultrasound-guided block of the saphenous nerve in the adductor canal. Reg Anesth Pain Med. 2009;34:578–80.

15. Tsui BCH, Ozelsel T. Ultrasound-guided transsartorial perifemoral artery approach for saphenous nerve block. Reg Anesth Pain Med. 2009;34:177–8.

16. Redborg KE, Sites BD, Chinn CD, Gallagher JD, Ball PA, Antonakakis JG, Beach ML. Ultrasound improves the success rate of a sural nerve block at the ankle. Reg Anesth Pain Med. 2009;34:24–8.

17. Snaith R, Dolan J. Ultrasound-guided superficial peroneal nerve block for foot surgery. AJR Am J Roentgenol. 2010;194:W538; author reply W542.

18. Canella C, Demondion X, Guillin R, Boutry N, Peltier J, Cotten A. Anatomic study of the superficial peroneal nerve using sonography. AJR Am J Roentgenol. 2009;193:174–9.

第21章

超声引导连续周围神经阻滞

Edward R. Mariano，Brian M. Ilfeld

概述

连续周围神经阻滞（continuous peripheral nerve block，CPNB）导管，也称为"神经周围"导管，延长了周围神经阻滞技术提供的麻醉和镇痛作用时间。对于门诊手术，使用连续周围神经阻滞技术提高了患者居家疼痛控制的质量，同时减少了常规阿片类镇痛药副作用的发生率[1-3]。对于住院患者，连续周围神经阻滞技术同样提高了大手术后的镇痛效果[4-7]，并有助于早期康复[4, 8]，对于关节置换术患者，还能够缩短他们达到出院标准的时间[6-7, 9]。在选定的关节置换患者，可以仅术后当晚住院，之后在门诊进行神经周围注药治疗[10-12]，从而获得潜在的经济效益[13]。

使用神经电刺激引导进行连续周围神经阻滞是公认的方法，可借助神经周围导管刺激，也可不用[1, 2, 14-16]，但超声引导已逐渐成为神经周围导管置入的可靠且高效的方法[17-23]。

应用

超声引导连续周围神经阻滞技术可用于多个部位：臂丛[17-18, 22-25]、股神经[21, 26-27]、坐骨神经[19, 22, 27-28]、椎旁间隙[29]、髂腹股沟神经和髂腹下神经[30]以及腹横肌平面[29]。通常，使用超声引导用于连续局部麻醉药物灌注的神经周围导管可以放置于所有周围神经旁。目前，大部分发表的超声引导神经周围导管置入技术采用同样的方法：即在直视下通过目标神经周围置入的穿刺针注射液体，为随后的导管置入创造充足空间[17, 19-22]。具体技术的差异主要是相对于探头位置可选择不同的进针点和针道（平面内法或平面外法），

以及相对于目标神经探头的方位（短轴或长轴）[33-34]。

超声引导神经周围导管置入概述

神经短轴切面：平面内法进针

目标神经的短轴图像（横断面图像）可以清晰分辨出神经组织和周围的解剖结构，如肌肉和脂肪[34]。在超声束（平面内法）实时引导下将17 G或18 G Tuohy针插入，操作者可以观察到整个针道包括针尖的位置，从而避免连续周围神经阻滞过程中穿刺针意外插入血管内或神经内（图21.1）[33]。在神经周围导管置入之前，通过穿刺针在目标神经周围小心注射液体。短轴图像平面内法引导进针技术的潜在不足是：针的方向垂直于目标神经走行，可能会导致置入的导管距离神经较远，随后的局麻药灌注位置不佳[35]。使用柔软的硬膜外型导管可以避免将导管尖端置于不合适的位置，因此可能更适合使用短轴图像平面内法超声引导连续周围神经阻滞技术[17, 19, 21]。

对于平面内进针引导入路，存在的挑战是需要接受与经典神经刺激技术不同的"新"的穿刺点[19, 21]，同时在整个连续周围神经阻滞进针过程中显示针尖，存在一定技术困难。

神经短轴切面：平面外法进针

在这种方法中，短轴显示目标神经，穿刺进针点与神经刺激技术推荐的进针位置相似，只不过进针过程由超声引导并辅助神经定位（图21.2）。因为针穿过超声束平面，因此针尖识别十分困难，甚至不太可能[34, 36]。在针推进过程中，推荐操作者使用局部组织移动和通过针间断注射液体来确定针

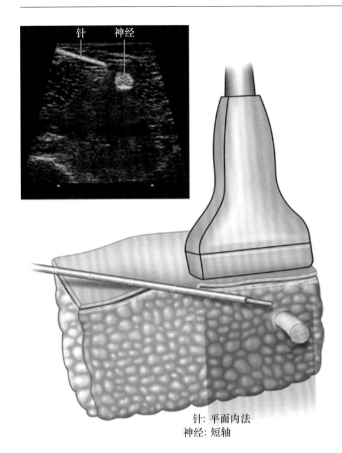

图 21.1　目标神经短轴图像，平面内法超声引导进针

针: 平面内法
神经: 短轴

尖位置[22, 36]。当穿刺针接近目标神经时，此方法相对于平面内法的可能优势是：神经周围导管推进几乎平行于神经走行。同时，有神经刺激引导区域麻醉经验的操作者也十分熟悉穿刺点位置。

神经长轴切面：平面内法进针

理论上，长轴显示目标神经并使用平面内法引导进针和置入神经周围导管是首选方法（图 21.3）。但是在同一切面显示这些结构比较困难，因此仅适用于特定情况[27, 37]。解剖上，也只有少数神经走行足够平直，能够进行长轴切面成像[27, 38]，而且虽然该方法能够将导管尖端更接近目标神经，但操作所花费的时间往往比短轴平面内法更长，而且使用标准的神经周围灌注方案并没有任何临床优势[37]。目前，此方法是否适用于臂丛神经周围导管置入并没有被随机临床研究证实。

超声引导神经周围导管置入的准备

无菌技术

在神经周围导管置入术前，如有必要，应该将

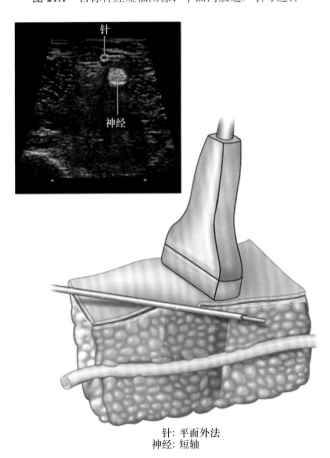

针: 平面外法
神经: 短轴

图 21.2　目标神经短轴图像，平面外法超声引导进针

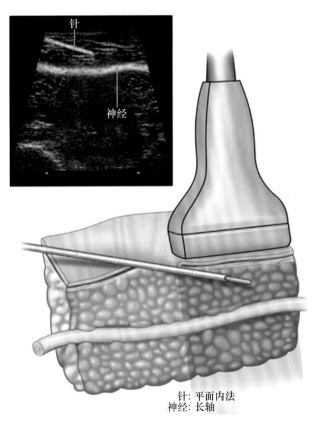

针: 平面内法
神经: 长轴

图 21.3　目标神经长轴图像，平面内法超声引导进针

穿刺点周围毛发剃除，从而更好地贴附导管敷料。所有导管置入操作都推荐使用无菌技术[39]，包括葡萄糖酸氯己定消毒皮肤、无菌手术洞巾、无菌物品（包括探头套、耦合剂）、无菌手套，以及外科帽子和口罩。

标准的神经周围置管设备

有多种穿刺针及神经周围导管套装可供选择。操作者使用短轴图像平面内针引导技术时，推荐使用非神经刺激性、柔软的硬膜外导管和 Tuohy 针[17, 19-21]。也可以在超声引导下使用刺激性神经周围导管[18, 23, 25, 28, 35]。许多其他非刺激性导管和置入针组合已用于超声引导下神经周围导管技术[22, 36, 40]。根据不同的导管置入技术和神经周围灌注方案，导管开口个数可能对临床效果有一定影响[41]，但目前没有进行详细的研究。如果使用超声和电刺激共同引导，还需要神经电刺激仪。局部麻醉剂（如 1% 利多卡因）应该也包括在神经周围导管套装内，以便对局部皮肤以及针道行经的皮下软组织和肌肉进行浸润麻醉和注射。

超声引导神经周围导管置入术用于常见外科手术

斜角肌间隙连续周围神经阻滞

适应证： 肩关节或肱骨近端手术。
探头选择： 高频线阵探头。
术前准备和用品： 如上。
患者体位： 仰卧位，头偏向健侧[42]，或侧卧位患侧朝上[18, 25]。
技术： 探头位于环状软骨水平，与皮肤平行。探头前缘位于胸锁乳突肌锁骨头（图 21.4a）。识别位于前、中斜角肌之间的臂丛神经后（图 21.4b），通过平面外法从头侧向足侧方向[36, 43]或平面内法从后向前方向[18, 24-25]插入引导针，直至针尖接近目标神经。通过引导针注射液体（局麻药、生理盐水、含糖溶液），以便随后的神经周围导管置入。使用电刺激[25]、通过导管注射混悬液[44]或空气[45]以确定导管尖端位置。
要点： 识别颈内静脉上方的胸锁乳突肌，沿胸锁乳突肌深筋膜向后扫查。胸锁乳突肌深方的肌群

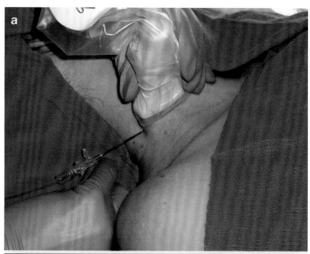

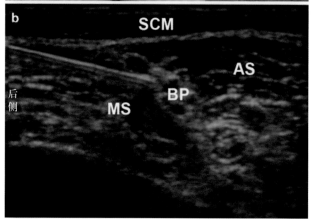

图 21.4　a. 右侧斜角肌间隙臂丛神经周围导管置入时的探头位置及进针点。患者仰卧位，头转离滞侧。b. 超声引导斜角肌间隙臂丛神经周围导管置入图像。AS，前斜角肌；BP，臂丛神经；MS，中斜角肌；SCM，胸锁乳突肌

即斜角肌。如果前斜角肌和中斜角肌间隙平面不明显，向足侧滑动探头，直到显示两块分离的肌肉。使用平面内法进针穿过中斜角肌时，将针尖朝向高回声的结缔组织或神经周围脂肪而非低回声神经结构，避免引起神经刺激带来感觉异常。

锁骨下连续周围神经阻滞

适应证： 肱骨远端、肘部、前臂和手部手术。
探头选择： 低频小凸阵探头（首选），或高频线阵探头。
术前准备和用品： 如上。
患者体位： 仰卧位，患侧外展。如果可以，头偏向健侧[17, 20]。
技术： 探头置于同侧喙突内侧偏足侧，方向为旁矢状平面（图 21.5a）。在短轴识别腋动脉周围的臂丛神经后（图 21.5b），采用平面内法将引导针从

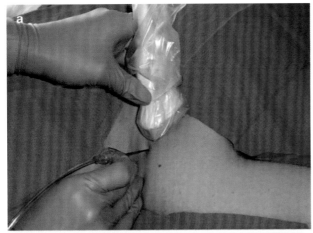

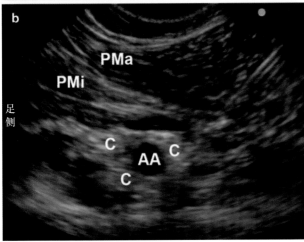

图 21.5　**a.** 右侧锁骨下臂丛神经周围导管置入时探头位置及进针点。患者仰卧位，头偏离阻滞侧，右上肢外展。**b.** 超声引导锁骨下间隙臂丛神经周围导管置入图像。AA，腋动脉；C，臂丛神经束；PMa，胸大肌；PMi，胸小肌

头侧向足侧进针，全程显示针尖以避免意外血管穿刺[17, 20]。可以通过引导针对臂丛神经的三束分别注射[17]，或在神经周围导管置入前，在腋动脉后方进行一次注射[46]。将非神经刺激性、柔软的硬膜外型导管[17, 20]或神经刺激性导管[23]置于腋动脉后方。

　　要点：进行锁骨下连续周围神经阻滞时，上肢可处于任意位置，但是外展肩关节有利于横断成像臂丛和血管结构，并且由于胸肌伸展且远离胸壁，减少了成像深度。一项研究显示，进行锁骨下连续周围神经阻滞时，单次注射和三次注射效果类似[46]，因此，如果仅为术后镇痛，建议在腋动脉后方进行单次注射，随后进行神经周围导管置入。对于神经周围灌注的情况，应考虑使用更高基础速率的稀释局麻药（如 0.2% 罗哌卡因），从而达到最大镇痛效果的同时减少肢体麻木的发生率[47]。当应用于类似

的外科手术时（上肢远端手术），两者均使用超声引导，锁骨下连续周围神经阻滞的镇痛效果比锁骨上神经周围导管技术更有效[48]。

股神经连续周围神经阻滞

　　适应证：大腿和膝关节手术。
　　探头选择：高频线阵探头。
　　术前准备和用品：如上。
　　患者体位：仰卧位，患侧下肢伸直。
　　技术：超声探头放置于腹股沟皮纹水平，垂直于皮肤，平行于腹股沟韧带并紧邻搏动的股动脉外侧（图 21.6a）。识别位于髂筋膜深方、股动脉外侧的股神经后（图 21.6b），使用平面外法头侧向足侧进针[22, 26]或平面内法外侧向内侧进针[21]或平面内法头侧向足侧进针[27]，针尖接近股神经后注射药物，可见液体在其周围弥散。然后通过引导针将神经周围导管置入神经前方或后方，在志愿者中，两个导管位置可以产生同等程度的运动神经阻滞[49]。

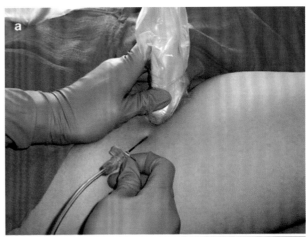

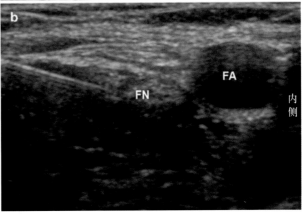

图 21.6　**a.** 右侧股神经周围导管置入时探头位置及进针点。患者仰卧位，患侧腿伸直。**b.** 超声引导股神经周围导管置入图像。FA，股动脉；FN，股神经

要点：使用彩色多普勒帮助识别股动脉。如果显示的是股深动脉，则向头侧扫查，直到其并入股动脉。股神经通常与股动脉在同一深度。从外向内识别髂肌浅方的弧形髂筋膜，股神经位于髂筋膜内侧与髂肌分离处。为了避免意外损伤神经，可以考虑在穿刺针通过髂筋膜后使用水分离技术。用于膝关节手术的神经周围导管应放置在股神经前外侧或后外侧[49-50]；对于门诊患者应使用低剂量灌注，以减少股四头肌无力[7, 51]。

臀下坐骨神经连续周围神经阻滞

适应证：足踝部手术。

探头选择：高频线阵探头，或大的低频凸阵探头（首选）。

术前准备和用品：如上。

患者体位：半俯卧位（Sims体位），患侧下肢屈曲，跨过健侧下肢。

技术：超声探头横向放置于坐骨结节和股骨大转子之间，垂直于皮肤（图21.7a）[52-53]，识别位于臀大肌筋膜深方、股骨内侧的坐骨神经（图21.7b）[52]。使用平面内法将引导针从外向内方向置入，或使用平面外法足侧向头侧方向置入[28]。当针尖接近坐骨神经后，通过引导针注射溶液。确认液体在坐骨神经周围弥散后，通过引导针置入柔软的硬膜外导管或带导丝的刺激性神经周围导管[28]。

要点：臀下入路也可在俯卧位进行。半卧位的优势是能够紧张臀肌，从而减少皮肤到坐骨神经的距离。坐骨神经位于股骨和坐骨结节之间。当使用臀下坐骨神经周围导管，采取药物团注方式进行术后镇痛时，对于类似的手术所使用的局麻药剂量低于腘窝导管灌注[54]。

腘窝坐骨神经连续周围神经阻滞

适应证：足踝部手术。

探头选择：高频线阵探头（首选），低频凸阵探头（肥胖患者）。

术前准备和用品：如上。

患者体位：俯卧位，患侧踝关节下方垫枕头或毛巾。

技术：超声探头横向放置于肌腱间水平，垂直于皮肤（图21.8a）[55]。识别位于股二头肌筋膜前方偏内侧的坐骨神经后（图21.8b），通过平面外法头

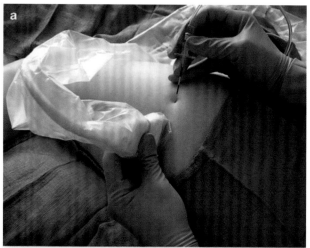

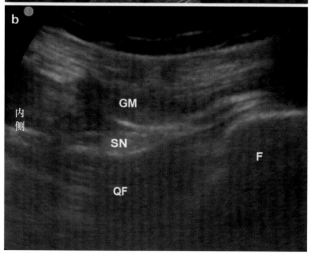

图21.7　**a**. 左侧臀下坐骨神经周围导管置入时探头位置及进针点。患者取半卧位，右下肢在下方。**b**. 超声引导臀下坐骨神经周围导管置入图像。F，股骨；GM，臀大肌；QF，股方肌；SN，坐骨神经

侧向足侧方向进针[22]或平面内法从外向内方向进针[19]。当针尖接近坐骨神经后，通过引导针注射药液。当确认药液在坐骨神经周围弥散后，通过引导针置入柔软的[19]或标准的[22]硬膜外神经周围导管。

要点：采用俯卧位或侧卧位，超声引导都有助于腘窝坐骨神经连续周围神经阻滞的操作。寻找神经时，首先确定股骨表面作为外侧标志和最深处；坐骨神经总是位于股骨的后内侧，伴行后方的股二头肌及其筋膜以及内侧的股骨。坐骨神经恒定位于股二头肌筋膜内侧。进行术后神经周围灌注时，避免使用高基础速率灌注稀释局麻药，以尽量减少肢体麻木的可能性[56]。

腹横肌平面连续周围神经阻滞

适应证：腹壁手术（如腹股沟疝、腹壁疝修补

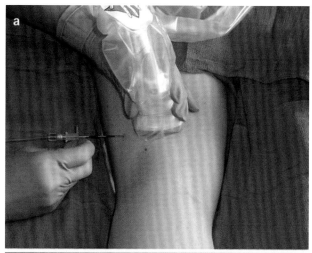

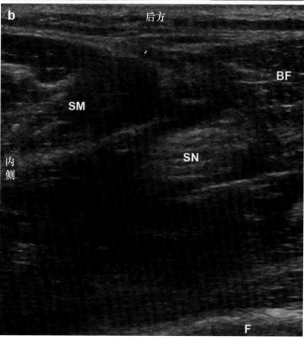

图 21.8 a. 左侧腘窝坐骨神经周围导管置入时探头位置及进针点。患者取俯卧位，患侧膝关节轻度屈曲。**b.** 超声引导腘窝坐骨神经周围导管置入图像。BF，股二头肌；F，股骨；SM，半膜肌；SN，坐骨神经

或腹腔镜）。

　　探头选择： 高频线阵探头，或低频凸阵探头（肥胖患者）。

　　术前准备和用品： 如上。

　　患者体位： 仰卧位，或侧卧位患侧朝上。

　　技术： 超声探头横向放置于肋缘与髂嵴之间的腋中线，垂直于皮肤（图 21.9a）。识别腹壁的三层肌肉（腹外斜肌、腹内斜肌、腹横肌）后，将针从前向后[30]或从后向前插入，直到针尖进入腹内斜肌和腹横肌之间的平面（图 21.9b）。通过引导针注射约 20 ml 局麻药溶液，能够对同侧 T10 ～ L1 水

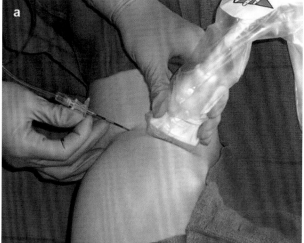

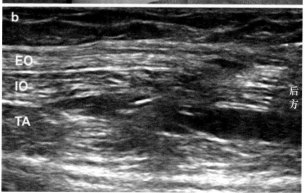

图 21.9 a. 右侧腹横肌平面（TAP）神经周围导管置入时探头位置及进针点。患者取左侧卧位。**b.** 超声引导腹横肌平面神经周围导管置入图像。EO，腹外斜肌；IO，腹内斜肌；TA，腹横肌

平皮肤产生可靠的麻醉作用[57-58]。对于术后局麻药灌注，可以通过引导针将柔软的硬膜外导管置入腹横肌平面（TAP），如果是腹中线切口，则需要双侧腹横肌平面导管[30]。将探头沿肋缘内侧扫查可显示肋下腹横肌平面，在这一水平进行导管置入则可以对 T7 ～ T9 支配区域的皮肤进行麻醉[32]。

　　要点： 使用双侧腹横肌平面导管并不能替代硬膜外麻醉，但对于不符合硬膜外麻醉适应证的患者，腹横肌平面阻滞能够有效减轻各种腹、盆腔手术后患者的疼痛[59-62]。如果从后方置入腹横肌平面导管，具有远离手术区域的优势，就可以在术前操作。目前腹横肌平面导管最佳药物灌注方案尚未确定。

结论

　　对于各种外科手术，超声引导连续周围神经阻滞和随后的神经周围局麻药灌注都可以提供更好的

镇痛效果。应用超声引导提高了连续周围神经阻滞操作的成功率和效率[19-21]，但是对于神经周围药物灌注的速率和剂量目前还没有定论。今后的研究应关注各种类型的导管设计（例如刺激性与非刺激性，单孔与多孔）、引导针、超声探头与仪器、不同位置超声引导神经周围导管的灌注方案以及新技术的应用。

参考文献

1. Ilfeld BM, Morey TE, Enneking FK. Continuous infraclavicular brachial plexus block for postoperative pain control at home: a randomized, double-blinded, placebo-controlled study. Anesthesiology. 2002;96:1297–304.

2. Ilfeld BM, Morey TE, Wang RD, Enneking FK. Continuous popliteal sciatic nerve block for postoperative pain control at home: a randomized, double-blinded, placebo-controlled study. Anesthesiology. 2002;97:959–65.

3. Ilfeld BM, Morey TE, Wright TW, Chidgey LK, Enneking FK. Continuous interscalene brachial plexus block for postoperative pain control at home: a randomized, double-blinded, placebo-controlled study. Anesth Analg. 2003;96:1089–95.

4. Singelyn FJ, Deyaert M, Joris D, Pendeville E, Gouverneur JM. Effects of intravenous patient-controlled analgesia with morphine, continuous epidural analgesia, and continuous three-in-one block on postoperative pain and knee rehabilitation after unilateral total knee arthroplasty. Anesth Analg. 1998;87:88–92.

5. Ganapathy S, Wasserman RA, Watson JT, Bennett J, Armstrong KP, Stockall CA, et al. Modified continuous femoral three-in-one block for postoperative pain after total knee arthroplasty. Anesth Analg. 1999;89:1197–202.

6. Ilfeld BM, Ball ST, Gearen PF, Le LT, Mariano ER, Vandenborne K, et al. Ambulatory continuous posterior lumbar plexus nerve blocks after hip arthroplasty: a dual-center, randomized, triple-masked, placebo-controlled trial. Anesthesiology. 2008;109:491–501.

7. Ilfeld BM, Le LT, Meyer RS, Mariano ER, Vandenborne K, Duncan PW, et al. Ambulatory continuous femoral nerve blocks decrease time to discharge readiness after tricompartment total knee arthroplasty: a randomized, triple-masked, placebo-controlled study. Anesthesiology. 2008;108:703–13.

8. Ilfeld BM, Wright TW, Enneking FK, Morey TE. Joint range of motion after total shoulder arthroplasty with and without a continuous interscalene nerve block: a retrospective, case-control study. Reg Anesth Pain Med. 2005;30:429–33.

9. Ilfeld BM, Vandenborne K, Duncan PW, Sessler DI, Enneking FK, Shuster JJ, et al. Ambulatory continuous interscalene nerve blocks decrease the time to discharge readiness after total shoulder arthroplasty: a randomized, triple-masked, placebo-controlled study. Anesthesiology. 2006;105:999–1007.

10. Ilfeld BM, Wright TW, Enneking FK, Vandenborne K. Total elbow arthroplasty as an outpatient procedure using a continuous infraclavicular nerve block at home: a prospective case report. Reg Anesth Pain Med. 2006;31:172–6.

11. Ilfeld BM, Gearen PF, Enneking FK, Berry LF, Spadoni EH, George SZ, Vandenborne K. Total hip arthroplasty as an overnight-stay procedure using an ambulatory continuous psoas compartment nerve block: a prospective feasibility study. Reg Anesth Pain Med. 2006;31:113–8.

12. Ilfeld BM, Gearen PF, Enneking FK, Berry LF, Spadoni EH, George SZ, Vandenborne K. Total knee arthroplasty as an overnight-stay procedure using continuous femoral nerve blocks at home: a prospective feasibility study. Anesth Analg. 2006;102:87–90.

13. Ilfeld BM, Mariano ER, Williams BA, Woodard JN, Macario

A. Hospitalization costs of total knee arthroplasty with a continuous femoral nerve block provided only in the hospital versus on an ambulatory basis: a retrospective, case-control, cost-minimization analysis. Reg Anesth Pain Med. 2007;32:46–54.

14. Grant SA, Nielsen KC, Greengrass RA, Steele SM, Klein SM. Continuous peripheral nerve block for ambulatory surgery. Reg Anesth Pain Med. 2001;26:209–14.

15. Boezaart AP, De Beer JF, Nell ML. Early experience with continuous cervical paravertebral block using a stimulating catheter. Reg Anesth Pain Med. 2003;28:406–13.

16. Pham-Dang C, Kick O, Collet T, Gouin F, Pinaud M. Continuous peripheral nerve blocks with stimulating catheters. Reg Anesth Pain Med. 2003;28:83–8.

17. Sandhu NS, Capan LM. Ultrasound-guided infraclavicular brachial plexus block. Br J Anaesth. 2002;89:254–9.

18. Mariano ER, Afra R, Loland VJ, Sandhu NS, Bellars RH, Bishop ML, et al. Continuous interscalene brachial plexus block via an ultrasound-guided posterior approach: a randomized, triple-masked, placebo-controlled study. Anesth Analg. 2009;108:1688–94.

19. Mariano ER, Cheng GS, Choy LP, Loland VJ, Bellars RH, Sandhu NS, et al. Electrical stimulation versus ultrasound guidance for popliteal-sciatic perineural catheter insertion: a randomized controlled trial. Reg Anesth Pain Med. 2009;34:480–5.

20. Mariano ER, Loland VJ, Bellars RH, Sandhu NS, Bishop ML, Abrams RA, et al. Ultrasound guidance versus electrical stimulation for infraclavicular brachial plexus perineural catheter insertion. J Ultrasound Med. 2009;28:1211–8.

21. Mariano ER, Loland VJ, Sandhu NS, Bellars RH, Bishop ML, Afra R, et al. Ultrasound guidance versus electrical stimulation for femoral perineural catheter insertion. J Ultrasound Med. 2009;28:1453–60.

22. Swenson JD, Bay N, Loose E, Bankhead B, Davis J, Beals TC, et al. Outpatient management of continuous peripheral nerve catheters placed using ultrasound guidance: an experience in 620 patients. Anesth Analg. 2006;103:1436–43.

23. Dhir S, Ganapathy S. Use of ultrasound guidance and contrast enhancement: a study of continuous infraclavicular brachial plexus approach. Acta Anaesthesiol Scand. 2008;52:338–42.

24. Antonakakis JG, Sites BD, Shiffrin J. Ultrasound-guided posterior approach for the placement of a continuous interscalene catheter. Reg Anesth Pain Med. 2009;34:64–8.

25. Mariano ER, Loland VJ, Ilfeld BM. Interscalene perineural catheter placement using an ultrasound-guided posterior approach. Reg Anesth Pain Med. 2009;34:60–3.

26. Fredrickson MJ, Danesh-Clough TK. Ambulatory continuous femoral analgesia for major knee surgery: a randomised study of ultrasound-guided femoral catheter placement. Anaesth Intensive Care. 2009;37:758–66.

27. Koscielniak-Nielsen ZJ, Rasmussen H, Hesselbjerg L. Long-axis ultrasound imaging of the nerves and advancement of perineural catheters under direct vision: a preliminary report of four cases. Reg Anesth Pain Med. 2008;33:477–82.

28. van Geffen GJ, Gielen M. Ultrasound-guided subgluteal sciatic nerve blocks with stimulating catheters in children: a descriptive study. Anesth Analg. 2006;103:328–33.

29. Luyet C, Eichenberger U, Greif R, Vogt A, Szucs Farkas Z, Moriggl B. Ultrasound-guided paravertebral puncture and placement of catheters in human cadavers: an imaging study. Br J Anaesth. 2009;102:534–9.

30. Gucev G, Yasui GM, Chang TY, Lee J. Bilateral ultrasound-guided continuous ilioinguinal-iliohypogastric block for pain relief after cesarean delivery. Anesth Analg. 2008;106:1220–2.

31. Heil JW, Ilfeld BM, Loland VJ, Sandhu NS, Mariano ER. Ultrasound-guided transversus abdominis plane catheters and ambulatory perineural infusions for outpatient inguinal hernia repair. Reg Anesth Pain Med. 2010;35:556–8.

32. Hebbard PD, Barrington MJ, Vasey C. Ultrasound-guided continuous oblique subcostal transversus abdominis plane blockade: description of anatomy and clinical technique. Reg Anesth Pain Med. 2010;35:436–41.

33. Sites BD, Brull R, Chan VW, Spence BC, Gallagher J, Beach ML,

et al. Artifacts and pitfall errors associated with ultrasound-guided regional anesthesia. Part I: understanding the basic principles of ultrasound physics and machine operations. Reg Anesth Pain Med. 2007;32:412–8.

34. Gray AT. Ultrasound-guided regional anesthesia: current state of the art. Anesthesiology. 2006;104:368–73; discussion 5A

35. Dhir S, Ganapathy S. Comparative evaluation of ultrasound-guided continuous infraclavicular brachial plexus block with stimulating catheter and traditional technique: a prospective-randomized trial. Acta Anaesthesiol Scand. 2008;52:1158–66.

36. Fredrickson MJ, Ball CM, Dalgleish AJ, Stewart AW, Short TG. A prospective randomized comparison of ultrasound and neurostimulation as needle end points for interscalene catheter placement. Anesth Analg. 2009;108:1695–700.

37. Mariano ER, Kim TE, Funck N, Walters T, Wagner MJ, Harrison TK, et al. A randomized comparison of long-and short-axis imaging for in-plane ultrasound-guided femoral perineural catheter insertion. J Ultrasound Med. 2013;32:149–56.

38. Tsui BC, Ozelsel TJ. Ultrasound-guided anterior sciatic nerve block using a longitudinal approach: "expanding the view". Reg Anesth Pain Med. 2008;33:275–6.

39. Hebl JR, Neal JM. Infectious complications: a new practice advisory. Reg Anesth Pain Med. 2006;31:289–90.

40. Mariano ER, Ilfeld BM, Cheng GS, Nicodemus HF, Suresh S. Feasibility of ultrasound-guided peripheral nerve block catheters for pain control on pediatric medical missions in developing countries. Paediatr Anaesth. 2008;18:598–601.

41. Fredrickson MJ, Ball CM, Dalgleish AJ. Catheter orifice configuration influences the effectiveness of continuous peripheral nerve blockade. Reg Anesth Pain Med. 2011;36:470–5.

42. Fredrickson MJ, Ball CM, Dalgleish AJ. A prospective randomized comparison of ultrasound guidance versus neurostimulation for interscalene catheter placement. Reg Anesth Pain Med. 2009;34:590–4.

43. Davis JJ, Swenson JD, Greis PE, Burks RT, Tashjian RZ. Interscalene block for postoperative analgesia using only ultrasound guidance: the outcome in 200 patients. J Clin Anesth. 2009;21:272–7.

44. Swenson JD, Davis JJ, DeCou JA. A novel approach for assessing catheter position after ultrasound-guided placement of continuous interscalene block. Anesth Analg. 2008;106:1015–6.

45. Sandhu NS, Maharlouei B, Patel B, Erkulwater E, Medabalmi P. Simultaneous bilateral infraclavicular brachial plexus blocks with low-dose lidocaine using ultrasound guidance. Anesthesiology. 2006;104:199–201.

46. Desgagnes MC, Levesque S, Dion N, Nadeau MJ, Cote D, Brassard J, et al. A comparison of a single or triple injection technique for ultrasound-guided infraclavicular block: a prospective randomized controlled study. Anesth Analg. 2009;109:668–72.

47. Ilfeld BM, Le LT, Ramjohn J, Loland VJ, Wadhwa AN, Gerancher JC, et al. The effects of local anesthetic concentration and dose on continuous infraclavicular nerve blocks: a multicenter, randomized, observer-masked, controlled study. Anesth Analg. 2009;108:345–50.

48. Mariano ER, Sandhu NS, Loland VJ, Bishop ML, Madison SJ, Abrams RA, et al. A randomized comparison of infraclavicular and supraclavicular continuous peripheral nerve blocks for postoperative analgesia. Reg Anesth Pain Med. 2011;36:26–31.

49. Ilfeld BM, Loland VJ, Sandhu NS, Suresh PJ, Bishop MJ, Donohue MC, et al. Continuous femoral nerve blocks: the impact of catheter tip location relative to the femoral nerve (anterior versus posterior) on quadriceps weakness and cutaneous sensory block. Anesth Analg. 2012;115:721–7.

50. Nader A, Malik K, Kendall MC, Benzon H, McCarthy RJ. Relationship between ultrasound imaging and eliciting motor response during femoral nerve stimulation. J Ultrasound Med. 2009;28:345–50.

51. Charous MT, Madison SJ, Suresh PJ, Sandhu NS, Loland VJ, Mariano ER, et al. Continuous femoral nerve blocks: varying local anesthetic delivery method (bolus versus basal) to minimize quadriceps motor block while maintaining sensory block. Anesthesiology. 2011;115:774–81.

52. Chan VW, Nova H, Abbas S, McCartney CJ, Perlas A, Xu DQ. Ultrasound examination and localization of the sciatic nerve: a volunteer study. Anesthesiology. 2006;104:309–14; discussion 5A

53. Karmakar MK, Kwok WH, Ho AM, Tsang K, Chui PT, Gin T. Ultrasound-guided sciatic nerve block: description of a new approach at the subgluteal space. Br J Anaesth. 2007;98:390–5.

54. Taboada M, Rodriguez J, Valino C, Vazquez M, Laya A, Garea M, et al. A prospective, randomized comparison between the popliteal and subgluteal approaches for continuous sciatic nerve block with stimulating catheters. Anesth Analg. 2006;103:244–7.

55. Hadzic A, Vloka JD, Singson R, Santos AC, Thys DM. A comparison of intertendinous and classical approaches to popliteal nerve block using magnetic resonance imaging simulation. Anesth Analg. 2002;94:1321–4.

56. Ilfeld BM, Loland VJ, Gerancher JC, Wadhwa AN, Renehan EM, Sessler DI, et al. The effects of varying local anesthetic concentration and volume on continuous popliteal sciatic nerve blocks: a dual-center, randomized, controlled study. Anesth Analg. 2008;107:701–7.

57. Shibata Y, Sato Y, Fujiwara Y, Komatsu T. Transversus abdominis plane block. Anesth Analg. 2007;105:883; author reply 883

58. Tran TM, Ivanusic JJ, Hebbard P, Barrington MJ. Determination of spread of injectate after ultrasound-guided transversus abdominis plane block: a cadaveric study. Br J Anaesth. 2009;102:123–7.

59. El-Dawlatly AA, Turkistani A, Kettner SC, Machata AM, Delvi MB, Thallaj A, et al. Ultrasound-guided transversus abdominis plane block: description of a new technique and comparison with conventional systemic analgesia during laparoscopic cholecystectomy. Br J Anaesth. 2009;102:763–7.

60. McDonnell JG, Curley G, Carney J, Benton A, Costello J, Maharaj CH, Laffey JG. The analgesic efficacy of transversus abdominis plane block after cesarean delivery: a randomized controlled trial. Anesth Analg. 2008;106:186–91.

61. McDonnell JG, O'Donnell B, Curley G, Heffernan A, Power C, Laffey JG. The analgesic efficacy of transversus abdominis plane block after abdominal surgery: a prospective randomized controlled trial. Anesth Analg. 2007;104:193–7.

62. O'Donnell BD, McDonnell JG, McShane AJ. The transversus abdominis plane (TAP) block in open retropubic prostatectomy. Reg Anesth Pain Med. 2006;31:91.

第22章

超声引导浅表三叉神经阻滞

David A. Spinner，Jonathan S. Kirschner

概述

三叉神经痛（trigeminal neuralgia，TN）是一种令人虚弱的面部疼痛疾病，其特征是严重的阵发性面部疼痛，通常单侧发病、突然发作并骤然停止[1]。疼痛的特点是尖锐痛和电击感。患者通常周期性发作和缓解[2-3]。面部局部触发点或区域可能会被日常活动所触发或刺激，如刷牙、化妆，甚至说话、吃饭或风吹[2, 4]。这些患者神经系统检查正常。

三叉神经痛被认为是由神经血管压迫引起，异常血管（通常是动脉）压迫三叉神经，引起局灶性脱髓鞘[5]。目前三叉神经痛的治疗模式通常从卡马西平或奥卡西平等抗癫痫药物开始[2, 5]。持续疼痛或无法耐受药物副作用的患者通常会进行微血管减压手术，手术将致病血管与三叉神经分离，并在血管和神经之间放置 Teflon 片以防止接触和进一步刺激神经[2, 4-6]。三叉神经痛的其他治疗方法包括经皮立体定向神经切开术、甘油神经切开术、经皮球囊压迫术、立体定向放射外科治疗，以及三叉神经周围注射。在三叉神经痛的治疗方式中，周围注射治疗通常适用于不能耐受口服药物且不适合手术的患者。这些注射治疗一直以来采用盲法技术，没有关于其治疗准确性的文献回顾。使用超声引导的最新研究表明，超声引导眶上、眶下和颏神经注射的准确率为97%[7]。

扫查技术

患者取仰卧位，可在颈部下方放置枕头以保舒适。使用高频线阵探头（10～15 MHz）进行检查。根据疼痛分布区域，扫查定位目标神经浅出的孔上。探头横向放置于眶缘顶部可以显示眶上孔，扫查骨质时找到低回声裂口就可以定位孔的位置（图 22.1）。探头放置于鼻唇褶外侧矢状面并向外侧扫查，发现骨质低回声裂口即可确定眶下孔（图 22.2）。探头横向放置于下颌骨下缘第二前磨牙水平并向头侧扫查，发现低回声裂口即是颏孔（图 22.3）。神经及其伴行血管穿过相应的孔。如果难

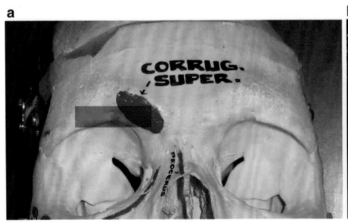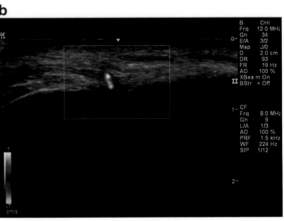

图 22.1　眶上神经注射扫查技术。a. 探头横向（轴向）放置（半透明彩色矩形）。b. 多普勒模式识别血管

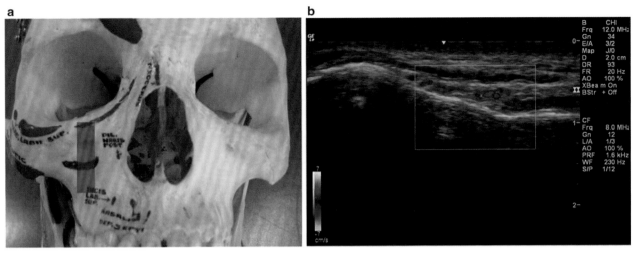

图 22.2　眶下神经注射扫查技术。**a.** 探头矢状位放置（半透明彩色矩形）。**b.** 多普勒模式识别血管

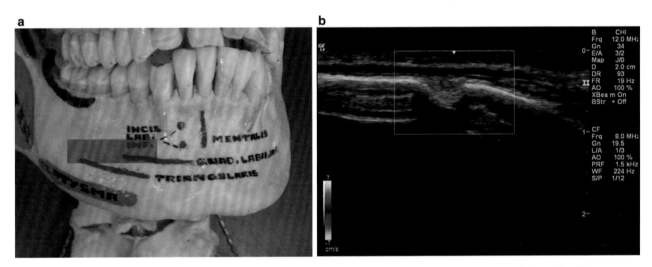

图 22.3　颏神经注射扫查技术。**a.** 探头横向（轴向）放置（半透明彩色矩形）。**b.** 多普勒模式识别血管

以识别低回声裂口，多普勒功能可用于帮助识别孔附近的血管结构。

超声引导浅表三叉神经注射技术

　　患者体位和设置与上述扫查技术相同。当确定了目标位置，使用适宜的无菌技术对该区域进行标记和消毒。无需使用监测仪器或留置静脉通路。所有部位的注射都可以通过平面内或平面外技术进行（图 22.4、22.5 和 22.6）。在三个孔处，彩色多普勒有助于显示孔及其邻近神经，并有助于规划注射路线而不造成血管损伤。25 G 或 27 G、1 英寸（约 2.54 cm）穿刺针可以用于上述注射治疗。由于解剖结构位置表浅，凝胶导声垫可能会有所帮助。

结论

　　三叉神经痛患者在疼痛发作时，几乎无法吃饭、喝水、睡觉或工作。患者的整体生活质量和日常行为能力显著下降。尽管口服药物和手术可以为许多患者缓解症状，但对有些患者，神经外科介入治疗并不适用。对于这些患者，周围神经注射成为治疗方案中的重要组成部分。

　　患者对周围酒精注射满意度很高，大多数患者表示当疼痛再次发作时，他们愿意接受注射治疗[8]。有文献证明周围酒精注射的有效性，但注射治疗对于一定比例患者无效的原因尚不清楚[3]。Shah 等给出了治疗无效的可能原因，包括神经解剖变异、患者不配合和技术错误[3]。据报道，盲法注射的并

a

b

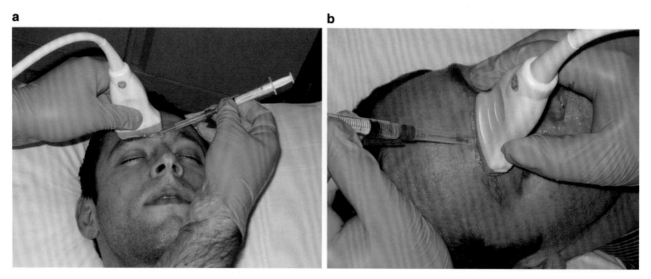

图 22.4　超声引导眶上神经注射技术。**a**. 平面内进针位置示例。**b**. 平面外进针位置示例

a

b

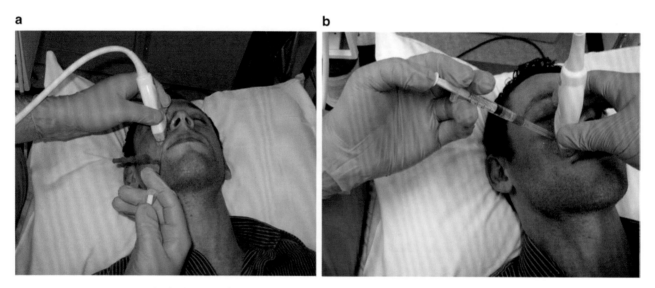

图 22.5　超声引导眶下神经注射技术。**a**. 平面内进针位置示例。**b**. 平面外进针位置示例

a

b

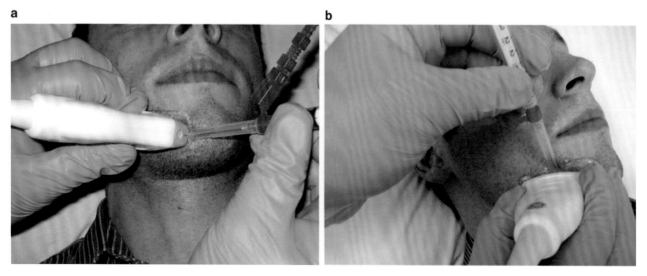

图 22.6　超声引导颏神经注射技术。**a**. 平面内进针位置示例。**b**. 平面外进针位置示例

发症包括疼痛、感染、肿胀、感觉障碍和头痛[3]。
Spinner 和 Kirschner 最近的一项研究表明，浅表的
眶上、眶下和颏神经注射的准确率为 97%，该结果
可能提高注射的有效性并减少并发症[7]。

参考文献

1. Obermann M, Katsarava Z. Update on trigeminal neuralgia. Expert Rev Neurother. 2009;9:323–9.
2. Cheshire WP. Trigeminal neuralgia: for one nerve a multitude of treatments. Expert Rev Neurother. 2007;7:1565–79.
3. Shah SA, Khan MN, Shah SF, Ghafoor A, Khattak A. Is peripheral alcohol injection of value in the treatment of trigeminal neuralgia? An analysis of 100 cases. Int J Oral Maxillofac Surg. 2011;40:388–92.
4. Bayer DB, Stenger TG. Trigeminal neuralgia: an overview. Oral Surg Oral Med Oral Pathol. 1979;48(5):393–9.
5. Jannetta PJ. Trigeminal Neuralgia. New York: Oxford; 2011.
6. Apfelbaum RI. Comparison of the long-term results of microvascular decompression and percutaneous trigeminal neurolysis for the treatment of trigeminal neuralgia. Int Congr Ser. 2002;1247:629–43.
7. Spinner DA, Kirschner JS. Accuracy of ultrasound-guided superficial trigeminal nerve blocks using methylene blue in cadavers. Pain Med. 2012;13:1469–73.
8. Gallagher C, Gallagher V, Sleeman D. A study of the effectiveness of peripheral alcohol injection in trigeminal neuralgia and a review of patient attitudes to this treatment. Ir Med J. 2005;98:149–50.

第23章

超声引导枕大神经阻滞

Bernhard Moriggl，Manfred Greher

概述

枕大神经（greater occipital nerve，GON）阻滞长期以来只依靠体表标志进行，没有可视化靶点。我们团队在 2010 年首次提出超声引导技术[1]。枕大神经阻滞不仅对枕神经痛（一种相对罕见的病变）有效，也对其他类型的头痛甚至面部疼痛也有临床价值。研究证实，枕大神经阻滞可缓解偏头痛[2-3]、颈源性头痛[4]、丛集性头痛[5-6]，甚至硬膜外穿刺后头痛[7]，但对慢性紧张型头痛没有改善[8]。此外，其对三叉神经痛有疗效，但对持续性特发性面痛无益处[9]。颈部神经与三叉神经相汇合可能是这种现象的解释，因为对枕大神经的实验性刺激增加了三叉神经尾侧核和颈髓后角的代谢活动[10]。由于广泛的适应证范围，疼痛医生会频繁进行枕大神经阻滞。

枕大神经与邻近结构的解剖

枕大神经是 C2 脊神经后支的感觉分支，与枕小神经一起，支配枕部区域至头顶的皮肤。枕大神经从寰枢关节外侧后面离开 C2 脊神经，向外下走行，出现在头下斜肌下缘，随后沿头下斜肌后表面上行，夹在头下斜肌和头半棘肌之间，然后穿入后者。枕大神经终末支是浅表神经，贯穿斜方肌上部或穿过斜方肌和胸锁乳突肌之间的腱弓，位于枕动脉内侧（图 23.1）。这是"盲法"阻滞的经典位置，在上枕线水平，可触及的动脉可作为定位标记。最后，枕大神经分为许多分支，其中一些与枕小神经分支连接。

值得注意的是，Loukas 等[11]在 100 具尸体中发现，在枕外隆凸和乳突之间，枕大神经在水平位置到中线的距离存在高度变异（1.5～7.5 cm）。相反，枕大神经环绕头下斜肌时的位置非常恒定。头下斜肌是颈部短肌中最粗的肌肉，从内侧枢椎棘突（右或左侧结节）至外侧寰椎横突（图 23.2）。因此，在超声引导下定位和阻滞 C2/C1 水平的枕大神经时，头下斜肌是重要的深层肌性标志。

同样重要的是，在头下斜肌背侧面进行枕大神经阻滞时，要注意椎动脉的走行和位置。进入枕下三角之前，椎动脉位于头下斜肌前面，并邻近寰椎横突。在这里，椎动脉也明显位于枕大神经外侧。通过 C1 横突孔上升后，椎动脉经过寰椎后弓上面的凹，到达枕下三角（图 23.3）。

枕大神经阻滞的传统方法：局限性和缺点

枕大神经阻滞的传统"盲法"在上项线水平枕动脉搏动的内侧进行，有多种局限性和不足。由于枕大神经在此位置有明显的变异和多个分支，需要相对高的注射剂量以获得可靠的阻滞效果。不可避免的是肌肉内浸润及附近其他神经的阻滞，如枕小神经和第三枕神经的分支，甚至耳大神经。因此，这一技术不具备特异性并且缺乏诊断性。在解剖变异的病例，在这个区域"盲法"注射可能会引起不必要和惊人的并发症，如突然昏迷[12-13]。最后，超声在这个经典位置识别枕大神经的能力比在靠近端的位置更加困难[1]。

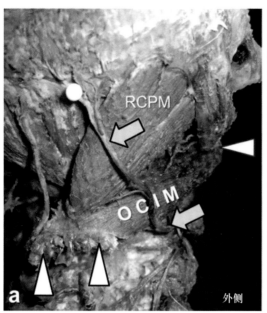
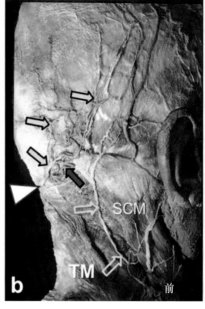

图 23.1 枕大神经的解剖（黄长箭）。（**a**）标本（右侧，后外侧观）显示枕大神经分叉之前的深层走行，头半棘肌已被去除。白色图钉指示枕大神经在枕部区域浅出的位置，这对应它穿过斜方肌的点。白箭头指示枢椎棘突的右侧和左侧结节（内侧）及寰枢横突（外侧）。因为枕大神经始终在头下斜肌（OCIM）背侧面上行，所以头下斜肌是在 C2/C1 水平定位枕大神经的重要深层肌性标志。RCPM，头后大直肌。（**b**）枕大神经的浅表走行及其与枕小神经（空黄箭）的关系，注意两者之间的吻合。白箭头指示枕大神经穿过斜方肌（TM）的点；可见神经在枕动脉（红长箭）内侧。SCM，胸锁乳突肌

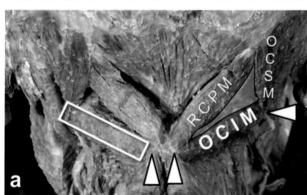

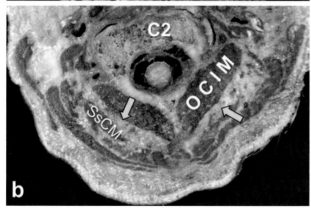

图 23.2 颈部的短肌，包括头下斜肌（OCIM）。**a.** 双侧枕下三角（右侧标记颜色）后面观。三角形的下界是突出的头下斜肌，它连接枢椎棘突和寰椎横突（白箭头）。三角形的其余两边是头后大直肌（RCPM）和头上斜肌（OCSM），白色空心矩形指示准确的探头位置（也参见图 23.6）。**b.** 沿着双侧头下斜肌的颈部横断面（参见图 23.5），枕大神经（黄长箭）夹在头下斜肌（OCIM）和头半棘肌（SsCM）之间。C2，枢椎椎体

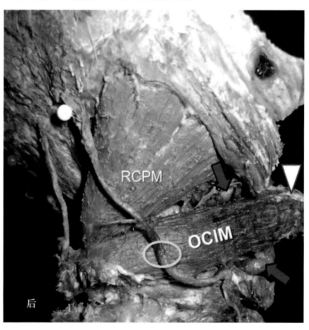

图 23.3 C2/C1 水平的椎动脉剖（偏外侧观，标本细节见图 23.1）。在进入枕下三角之前，椎动脉（红长箭）走行于头下斜肌（OCIM）前方（红色椭圆）邻近其在寰椎横突的附着点（白箭头）（参见图 23.5）。黄色椭圆表示在头下斜肌后表面枕大神经阻滞的位置。RCPM，头后大直肌

超声引导枕大神经阻滞：我们的技术和经验

扫查技术

患者可以取俯卧位、坐位或侧卧位（我们的偏好），头保持在中立位且颈椎前屈。我们通常将高频线阵探头（10～12 MHz）沿着头下斜肌的走行方向略微斜向放置在皮肤上，探头内侧端指向枢椎棘突，外侧端指向寰椎横突，以获取最佳的枕大神经横断面图像（图 23.2a 和 23.4c）。大接触面探头或低频凸阵探头在这个区域可以帮助提供扩大的视野。如果配备，也可以使用虚拟扇形成像技术（图 23.4d）。这样，就可以从内侧端枢椎附着点到外侧端寰椎附着点完整显示头下斜肌。即使使用较低频率，大多数病例仍然可以显示枕大神经。这种技术对于"粗脖子"尤其有帮助。

我们建议初学者从中线开始从头侧到足侧按系统超声解剖进行操作：首先，将探头放置在可触及的枕外隆凸上，显示这一骨性标志和枕骨表面的横向图像；然后将探头缓慢向下移动，显示枕下寰椎后弓的横向图像（图 23.4a）；再进一步向下移动到 C2 水平，此处枢椎具有特征性突出的分叉棘突伴左、右结节（图 23.4b 和 23.1a）。确定这个重要体表标志后，探头向外侧移动显示头下斜肌。如果探头外侧端稍微朝下倾斜向另一个可触及的标志——乳突尖端，则可以获得最佳图像。头下斜肌位于枢椎椎板后面和头半棘肌深方。通常情况下，与上覆头半棘肌相比，头下斜肌表现为低回声。枕大神经夹在头半棘肌和头下斜肌之间，呈卵圆形低回声结构（图 23.4c）。建议向外侧追踪到头下斜肌的寰椎附着点，以定位椎动脉（如有必要，可通过彩色多普勒确认），其位于头下斜肌前方（图 23.4d）。最后，探头重新定位到偏内侧进行阻滞。

总之，很多超声显示的骨骼、肌肉和血管标志有助于定位枕大神经。骨性标志是枕外隆凸、没有棘突的寰椎弓、具有大的分叉棘突的枢椎。肌肉标志是头下斜肌和头半棘肌。血管标志是位于枕大神

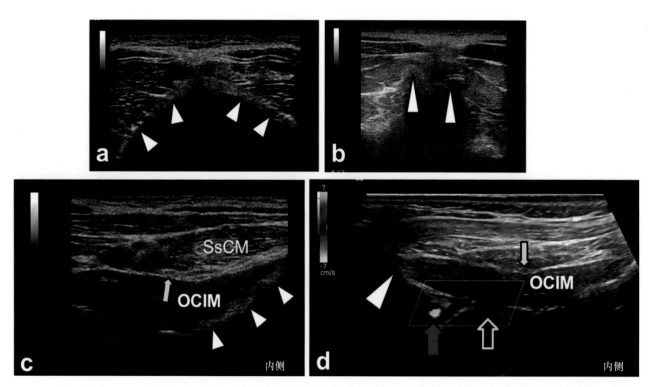

图 23.4 枕大神经的系统超声检查。**a.** 将探头从初始位置的枕外隆凸向下移动，可以看到寰椎后弓的表面（白箭头）。注意寰椎没有棘突。**b.** 继续向尾侧移动探头，可以看到巨大枢椎棘突的两个明显结节（白箭头）。这是定位头下斜肌最重要的骨性超声标志。**c.** 相对于上覆的头半棘肌（SsCM），头下斜肌（OCIM）通常呈低回声；椭圆形的枕大神经（黄长箭）清晰地出现在头下斜肌"顶部"；白箭头描绘出枢椎椎板。**d.** 邻近寰椎横突（白箭头）且在头下斜肌（OCIM）前方，椎动脉（红长箭）显现。在这个病例使用了虚拟扇形成像技术。注意枕大神经（黄长箭）与椎动脉有足够的安全距离。黄空箭指示第二背根神经节的位置

经外侧和头下斜肌外侧部分前面的椎动脉。神经标志是位于椎动脉内侧和头下斜肌前面的 C2 背根神经节（图 23.5 和 23.4d）。

神经阻滞

我们倾向于让患者处于侧卧位，因为这样操作者更舒适，对患者的循环稳定性也更有利。颈椎必须前屈，但绝不能侧屈。经过适当的皮肤和探头准备后，插入通过延长管连接 5 ml 注射器的 5 cm 25 G

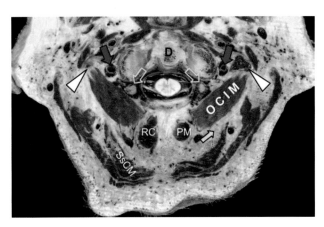

图 23.5　C1 水平的颈部横断面（参见图 23.2b）和椎动脉解剖。在寰椎横突（白箭头）附近，椎动脉（红长箭）位于头下斜肌（OCIM）前方。此外，在头下斜肌前方但在椎动脉内侧，可以清楚地看到第 2 背根神经节（黄空箭）（参见图 23.4d）。在这个水平，枕大神经（黄长箭）已经从头下斜肌背面离开，开始进入头半棘肌（SsCM）。D，枢椎齿突；RCPM，头后大直肌

针，最好使用平面内技术外侧向内侧方向。有经验的操作者也可以采用平面外技术进针。通常，抽吸试验阴性后，在枕大神经周围缓慢注射 3 ～ 5 ml 局麻药。关于添加类固醇药物的研究结果不一致[14-15]。超声显示附近血管（图 23.6）有助于避免意外的静脉内注射。在极少数情况下，如果枕大神经显示不清晰，针尖可以放置在头下斜肌和头半棘肌之间的平面。通过使用水分离法，平面扩张并最终暴露枕大神经。

经验与展望

超声研究已经提供了枕大神经在枕上线[16]和头下斜肌[17]处的标准测量方法。用于枕大神经阻滞的头下斜肌可视化技术也可能对超声引导枕大神经刺激装置的放置有用[18]。这种超声技术还可能对超声引导枕大神经周围触发点注射或肉毒杆菌毒素注射[19]或头下斜肌内注射也具有重要意义。

结论

头下斜肌水平的超声引导枕大神经阻滞具有靶点特异性，对于枕神经痛的诊断和治疗非常有用，同时对于其他类型的头痛（如偏头痛或颈源性头痛），甚至一些面部疼痛，如三叉神经痛也有效。在我们的技术指导下，可以准确识别枕大神经，并通过直接显示针尖、目标和局麻药扩散来避免阻滞并发症。

图 23.6　超声引导枕大神经阻滞。a. 探头位置（T）和平面外针穿刺点（N/oop）。b. 相应的超声图像显示头下斜肌（OCIM）、两条可压缩的静脉（白箭头）和枕大神经（黄长箭）

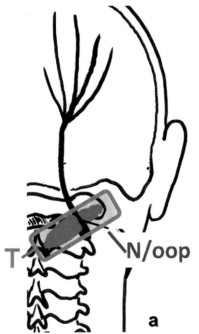

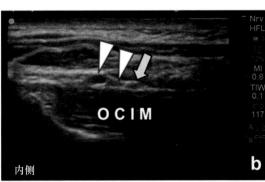

参考文献

1. Greher M, Moriggl B, Curatolo M, Kirchmair L, Eichenberger U. Sonographic visualization and ultrasound-guided blockade of the greater occipital nerve: a comparison of two selective techniques confirmed by anatomical dissection. Br J Anaesth. 2010;104:637–42.
2. Afridi SK, Shields KG, Bhola R, Goadsby PJ. Greater occipital nerve injection in primary headache syndromes – prolonged effects from a single injection. Pain. 2006;122:126–9.
3. Rozen T. Cessation of hemiplegic migraine auras with greater occipital nerve blockade. Headache. 2007;47:917–9.
4. Naja ZM, El-Rajab M, Al-Tannir MA, Ziade FM, Tawfik OM. Occipital nerve blockade for cervicogenic headache: a double-blind randomized controlled clinical trial. Pain Pract. 2006;6:89–95.
5. Peres MF, Stiles MA, Siow HC, Rozen TD, Young WB, Silberstein SD. Greater occipital nerve blockade for cluster headache. Cephalalgia. 2002;22:520–2.
6. Gantenbein AR, Lutz NJ, Riederer F, Sandor PS. Efficacy and safety of 121 injections of the greater occipital nerve in episodic and chronic cluster headache. Cephalalgia. 2012;32:630–4.
7. Akin Takmaz S, Unal Kantekin C, Kaymak C, Basar H. Treatment of post-dural puncture headache with bilateral greater occipital nerve block. Headache. 2010;50:869–72.
8. Leinisch-Dahlke E, Jurgens T, Bogdahn U, Jakob W, May A. Greater occipital nerve block is ineffective in chronic tension type headache. Cephalalgia. 2005;25:704–8.
9. Jürgens TP, Müller P, Seedorf H, Regelsberger J, May A. Occipital nerve block is effective in craniofacial neuralgias but not in idiopathic persistent facial pain. J Headache Pain. 2012;13:199–213.
10. Goadsby PJ, Knight YE, Hoskin KL. Stimulation of the greater occipital nerve increases metabolic activity in the trigeminal nucleus caudalis and cervical dorsal horn of the cat. Pain. 1997;73:23–8.
11. Loukas M, El-Sedfy A, Tubbs RS, Louis RG Jr, Wartmann CH, Curry B, Jordan R. Identification of greater occipital nerve landmarks for the treatment of occipital neuralgia. Folia Morphol (Warsz). 2006;65:337–42.
12. Okuda Y, Matsumoto T, Shinohara M, Kitajima T, Kim P. Sudden unconsciousness during a lesser occipital nerve block in a patient with the occipital bone defect. Eur J Anaesthesiol. 2001;18:829–32.
13. Sprenger T, Seifert CL. Coma after greater occipital nerve blockade in a patient with previous posterior fossa surgery. Headache. 2013;53:548–50.
14. Ashkenazi A, Matro R, Shaw JW, Abbas MA, Silberstein SD. Greater occipital nerve block using local anaesthetics alone or with triamcinolone for transformed migraine: a randomised comparative study. J Neurol Neurosurg Psychiatry. 2008;79:415–7.
15. Saracco MG, Valfre W, Cavallini M, Aguggia M. Greater occipital nerve block in chronic migraine. Neurol Sci. 2010;31(Suppl 1):S179–80.
16. Shim JH, Ko SY, Bang MR, Jeon WJ, Cho SY, Yeom JH, et al. Ultrasound-guided greater occipital nerve block for patients with occipital headache and short term follow up. Kor J Anaesthesiol. 2011;61:50–4.
17. Cho JC, Haun DW, Kettner NW, Scali F, Clark TB. Sonography of the normal greater occipital nerve and obliquus capitis inferior muscle. J Clin Ultrasound. 2010;38:299–304.
18. Young WB, Silberstein SD. Occipital nerve stimulation for primary headaches. J Neurosurg Sci. 2012;56:307–12.
19. Kapural L, Stillman M, Kapural M, McIntyre P, Guirgius M, Mekhail N. Botulinum toxin occipital nerve block for the treatment of severe occipital neuralgia: a case series. Pain Pract. 2007;7:337–40.

超声引导颈交感神经阻滞

Philip W.H.Peng

概述

星状神经节阻滞（stellate ganglion block，SGB）用于各种疼痛情况患者的治疗，包括复杂区域疼痛综合征和周围血管疾病[1-2]。星状神经节阻滞最广泛使用的是气管旁入路，将针插到 C6 椎体前结节（Chassaignac 结节）部位[3]。这一入路实质上是对靠近颈中交感神经节的颈交感神经链的封闭，而不是位于第 1 肋颈部的星状神经节（图 24.1）[4]。因此，经典的入路最好称为颈交感神经阻滞。

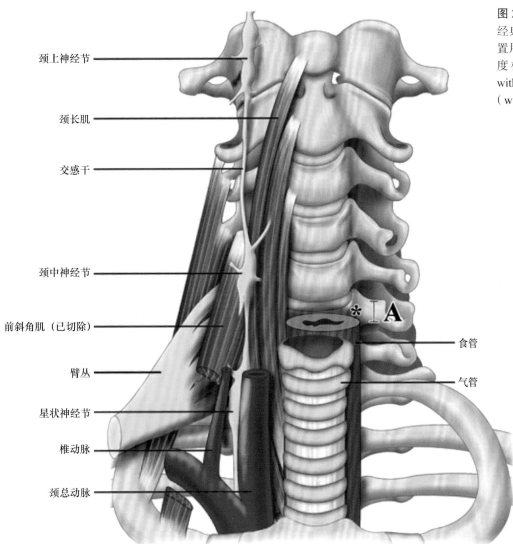

图 24.1 颈部椎前区域。经典入路针插入的靶点位置用星号表示。横突的宽度标记为 A［Reproduced with permission from USRA（www.usra.ca）］

颈上神经节

颈长肌

交感干

颈中神经节

前斜角肌（已切除）

臂丛

星状神经节

椎动脉

颈总动脉

食管

气管

解剖

　　交感神经起源于胸椎和上两节腰椎节段脊髓外侧角的神经节前神经元。头部、颈部、上肢和心脏的交感神经纤维从前几个胸节开始，通过交感神经链上升，在颈上、中、下神经节有突触[4-5]。星状神经节由颈下神经节和第 1 胸神经节融合形成，从第一肋骨头水平延伸到 C7 横突下缘，位于椎动脉内侧或后方紧邻胸膜顶（图 24.1）。从星状神经节发出的神经节后纤维和颈神经（第 7 和第 8 神经）以及第 1 胸神经为上肢提供交感神经支配[4-7]。头颈部的神经节前纤维通过颈交感神经干继续向头侧颈上和颈中神经节移行。在星状神经节周围注射局麻药，通过神经节前和神经节后纤维失活，阻断交感神经对头、颈部和上肢的支配。而在颈交感神经干周围注射局麻药，只导致头颈部区域的交感神经阻滞[5-6]。颈交感神经干位于颈动脉后鞘的背侧，位于椎前筋膜前方并包被其中（个人沟通 E Civelek 医生）[8-10]。

现有技术

　　如上所述，由于星状神经节与胸膜和椎动脉密切相关，常用的入路是 C6 水平前气管旁入路，有或无透视引导。这种间接颈交感神经干入路假设药物将向足侧扩散到星状神经节。下面将讨论关于这些方法的一些关注点。

　　C6 椎体前结节的宽度（头足距离）可窄至 6 mm（图 24.1）[3]。因此，常规技术穿刺进针很容易错过，可能会穿刺到椎动脉或神经根，这些结构通常由 C6 前结节保护。然而，即使针与骨质接触，椎动脉仍然有危险。椎动脉通常上行并进入 C6 椎体横突孔。但是一项尸体研究表明，这种排列只存在于 90% ～ 93% 的尸体中，椎动脉也可能进入 C4 或 C5 横突孔[11-12]。虽然透视引导造影剂注射技术有助于避免意外将局麻药注入椎动脉，但只有在动脉穿刺后才能识别血管内注射。改良的透视引导斜入路可减少椎动脉穿刺的风险，因为穿刺针指向钩突和椎体交界处[13]。然而，这种技术将引导穿刺针更接近食管（见下文）。

　　基于体表标志的技术和透视引导技术都不能显示针道通过的软组织[14]。在大多数解剖图谱中，食管通常位于环状软骨和气管后面。然而，文献与这些相矛盾。在 53% 的受试者中发现食管偏离中线[15]。在 5% 的受试者中，大约 40% ～ 60% 的食管不被环状软骨遮挡而位于横突内侧的腹侧，这是针道的一部分（图 24.2）[15]。这可导致纵隔炎，尤其是如果患者有未知的憩室[16]。此外，这可能是"异物"感的原因，过去通常归因于阻断喉上神经喉外支或喉返神经[17]。

　　某些动脉，特别是甲状腺下动脉，可能通过针道（图 24.3）[18]。C6 或 C7 横突前的另一条动脉是颈升动脉，它被认为与椎动脉或脊柱前动脉相吻

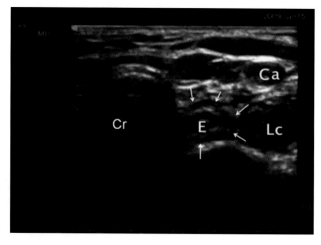

图 24.2 C6 水平颈部超声图像显示食管偏离（线箭标记）。Cr，环状软骨；Lc，颈长肌；E，食管；Ca，颈总动脉［Reproduced with permission from USRA（www.usra.ca）］

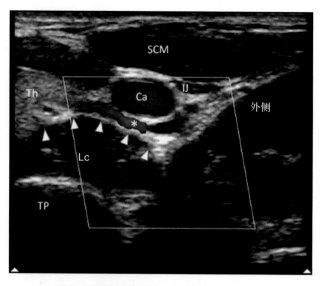

图 24.3 彩色多普勒超声图像。甲状腺下动脉用星号指示，椎前筋膜用箭头标记。TP，C6 横突；Th，甲状腺；Lc，颈长肌；IJ，颈内静脉；Ca，颈总动脉；SCM，胸锁乳突肌［Reproduced with permission from USRA（www.usra.ca）］

合[19]。未识别这种变异的主要后果是血肿形成[20-21]。事实上，在第一个比较超声引导和"盲法"注射技术的病例系列中，血肿相当常见（25%）[22]。对星状神经阻滞后咽后血肿患者的回顾表明，大血肿后续可能危及生命[23]。

阻断交感神经干成功的关键是将局麻药沉积在其周围，并使局麻药向足侧扩散到星状神经节。交感神经干定位在椎前筋膜，后者为疏松结缔组织。在不参考这一关键解剖标志的情况下，基于体表标志的技术和透视引导技术都依赖于替代标志——C6或C7横突——作为目标。该技术包括引导穿刺针指向横突骨质并回撤。研究"骨接触和回撤"后的溶液扩散，发现在大多数患者中，注射液在椎前筋膜前方和气管旁间隙扩散，并没有太多的足侧扩散[24]。有人认为筋膜下注射可导致更多的足侧扩散，上肢交感神经阻滞的发生率更高，且声音嘶哑的风险更低[25-26]。进针太深导致颈长肌内注射也会使交感神经阻滞无效[27]。考虑到交感神经干

的解剖位置，理想的进针位置在椎前筋膜内。

超声引导注射技术

患者仰卧位，颈部轻微伸展。高频线阵探头（6 ～ 13 MHz）放置在 C6 水平横断显示解剖结构，包括 C6 横突及前结节、颈长肌、椎前筋膜、颈动脉和甲状腺（图 24.4 和 24.5）[14, 17]。预扫查规划针的插入路径非常重要，因为食管和甲状腺下动脉的存在可能会影响在颈动脉和气管之间插入穿刺针[28]。在这种情况下，针可以插入颈动脉外侧，这是作者的首选。

对于外侧入路，针尖指向颈动脉和 C6 前结节尖之间的椎前筋膜（图 24.6）。这条针道可以避免损伤颈神经根。颈内静脉可以通过减少探头压力显示，并通过用针"推开"来避开。共注射 5 ml 局麻药。实时观察注射液的扩散很重要，以防止血管内注射。

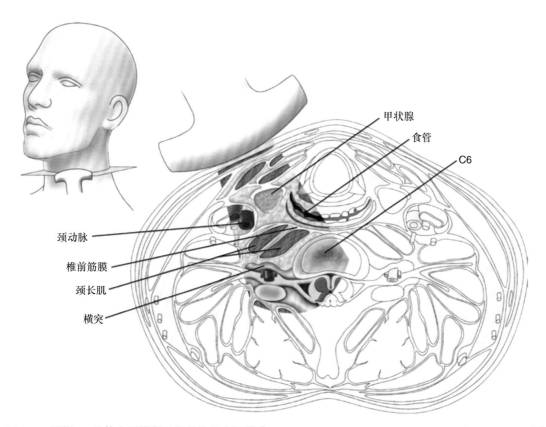

甲状腺
食管
C6
颈动脉
椎前筋膜
颈长肌
横突

图 24.4 颈部 C6 椎体水平横断面相关的超声图像［Reproduced with permission from USRA（www.usra.ca）］

205

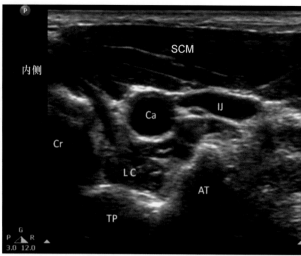

图 24.5 颈部 C6 水平超声图像。SCM，胸锁乳突肌；Ca，颈动脉；TP，C6 横突；AT，前结节；LC，颈长肌；IJ，颈内静脉；Cr，环状软骨［Reproduced with permission from USRA（www.usra.ca）］

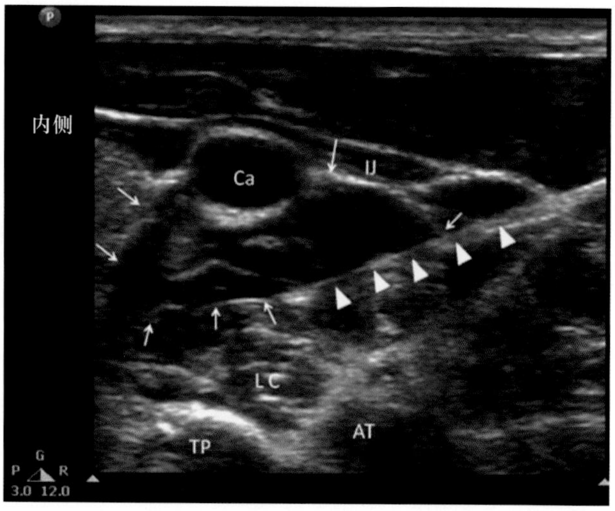

图 24.6 图 24.5 中 C6 水平注射局麻药后的超声图像。针由箭头指示，局麻药由线箭标记。Ca，颈动脉；IJ，颈内静脉；LC，颈长肌；TP，横突；AT，前结节［Reproduced with permission from USRA（www.usra.ca）］

参考文献

1. Stanton-Hicks MD, Burton AW, Bruehl SP, et al. An updated interdisciplinary clinical pathway for CRPS: report of an expert panel. Pain Pract. 2002;2:1–16.
2. Elias M. Cervical sympathetic and stellate ganglion blocks. Pain Physician. 2000;3:294–304.
3. Janik JE, Hoeft MA, Ajar AH, Also from GF, Borrello MT, Rathmell JP. Variable osteology of the sixth cervical vertebra in relation to stellate ganglion block. Reg Anesth Pain Med. 2008;33:102–8.
4. Williams PL. Gray's anatomy. 38th ed. New York: Churchill Livingstone; 1995.
5. Fitzgerald MJT. Neuroanatomy: basic and clinical. 3rd ed. London: WB Saunders; 1996.
6. Tubbs RS, Loukas M, Remy AC, Shoja MM, Salter EG. The vertebral nerve revisited. Clin Anat. 2007;20:644–7.
7. Hogan QH, Erickson SJ. MR imaging of the stellate ganglion: normal appearance. AJR Am J Roentgenol. 1992;158:655–9.
8. Civelek E, Kiris T, Hepgul K, Canbolat A, Ersoy G, Cansever T. Anterolateral approach to the cervical spine: major anatomical structures and landmarks. J Neurosurg Spine. 2007;7:669–78.
9. Honma M, Murakami G, Sato TJ, Namiki A. Spread of injectate during C6 stellate ganglion block and fascial arrangement in the prevertebral region: an experimental study using donated cadavers. Reg Anesth Pain Med. 2000;25:573–83.
10. Kiray A, Arman C, Naderi S, Guvencer M, Korman E. Surgical anatomy of the cervical sympathetic trunk. Clin Anat. 2005;18:179–85.
11. Matula C, Trattnig S, Tschabitscher M, Day JD, Koos WT. The course of the prevertebral segment of the vertebral artery: anatomy and clinical significance. Surg Neurol. 1997;48:125–31.
12. Bruneau M, Cornelius JF, Marneffe V, Triffaux M, George B. Anatomical variations of the V2 segment of the vertebral artery. Neurosurgery. 2006;59:20–4.
13. Abdi S. A new and easy technique to block the stellate ganglion. Pain Physician. 2004;7:327–31.
14. Peng P, Narouze S. Ultrasound-guided interventional procedures in pain medicine: a review of anatomy, sonoanatomy and procedures. Part I: non-axial structures. Reg Anesth Pain Med. 2009;34:458–74.
15. Smith KJ, Dobranowski J, Yip G, Dauphin A, Choi PT. Cricoid pressure displaces the esophagus: an observational study using magnetic resonance imaging. Anesthesiology. 2003;99:60–4.
16. Narouze S, Vydyanathan A, Patel N. Ultrasound-guided stellate ganglion block successfully prevented esophageal puncture. Pain Physician. 2007;10:747–52.
17. Peng P. How I do it? Stellate ganglion block. ASRA Newsl. 2010:16–8.
18. Narouze S. Beware of the "serpentine" inferior thyroid artery while performing stellate ganglion block. Anesth Analg. 2009;109:289–90.
19. Huntoon MA. The vertebral artery is unlikely to be the sole source of vascular complications occurring during stellate ganglion block. Pain Pract. 2010;10:25–30.
20. Mishio M, Matsumoto T, Okuda Y, Kitajima T. Delayed severe airway obstruction due to hematoma following stellate ganglion block. Reg Anesth Pain Med. 1998;23:516–9.
21. Takanami I, Abiko T, Koizumi S. Life-threatening airway obstruction due to retropharyngeal and cervicomediastinal hematomas following stellate ganglion block. Thorac Cardiovasc Surg. 2009;57:311–2.
22. Kapral S, Krafft P, Gosch M, Fleischmann D, Weinstabl C. Ultrasound imaging for stellate ganglion block: direct visualization of puncture site and local anesthetic spread. Reg Anesth. 1995;20:323–8.
23. Higa K, Hirata K, Hirota K, Nitahara K, Shono S. Retropharyngeal hematoma after stellate ganglion block. Anesthesiology. 2006;105:1238–45.
24. Hogan QH, Erickson SJ, Haddox JD, Abram SE. The spread of solutions during stellate ganglion block. Reg Anesth. 1992;17:78–83.
25. Shibata Y, Fujiwara Y, Komatsu T. A new approach of ultrasound-guided stellate ganglion block. Anesth Analg. 2007;105:550–1.
26. Christie JM, Martinez CR. Computerized axial tomography to define the distribution of solution after stellate ganglion nerve block. J Clin Anesth. 1995;7:306–11.
27. Atez Y, Asik I, Özgencil E, Açar HI, Yağmurlu B, Tekdemir I. Evaluation of the longus colli muscle in relation to stellate ganglion block. Reg Anesth Pain Med. 2009;34:219–23.
28. Gofeld M, Bhatia A, Abbas S, Ganapathy S, Johnson M. Development and validation of a new technique for ultrasound-guided stellate ganglion block. Reg Anesth Pain Med. 2009;34:475–9.

第25章

超声引导周围神经阻滞治疗慢性疼痛

Anuj Bhatia，Philip W. H. Peng

概述

　　超声在疼痛医学中的应用是疼痛介入治疗中一个迅速发展的医学领域[1]。一般来说，超声在疼痛医学中的应用可以分为三个区域：外周、中枢和肌肉骨骼结构。在本章中，我们将回顾股外侧皮神经（lateral femoral cutaneous nerve，LFCN）、肩胛上神经（suprascapular nerve，SSN）和肋间神经（intercostal nerve，ICN）三个外周神经相关的大体解剖、超声解剖和注射技术。

股外侧皮神经阻滞

　　股外侧皮神经为大腿前部和外侧部分以及膝部的皮肤提供感觉神经支配（图 25.1）。股外侧皮神经的区域阻滞用于手术后的急性疼痛缓解，以及诊断和治疗感觉异常性股痛[2-3]。感觉异常性股痛是指大腿前外侧的疼痛、麻木、刺痛和感觉异常的症状综合征，继发于神经卡压、挤压、创伤或牵拉。在初级保健社区，其每年的发病率约为 4.3/10 000 人[4]。

解剖

　　股外侧皮神经为纯感觉神经，起源于第 2 和第 3 腰神经的背侧支分支。它从腰大肌外侧缘穿出，斜向越过髂肌，朝向髂前上棘[5]，然后在髂前上棘内侧 36±20 mm 的位置从腹股沟韧带深方穿过，进入大腿之后，股外侧皮神经转向外侧和下方，在此通常分成前支和后支（图 25.1）[6]。股外侧皮神经穿过腹股沟韧带时，其走向和位置非常多变。虽然大部分情况下，神经在髂前上棘内侧走行，但在 25% 的患者中，它可能会跨过髂前上棘，甚至走行

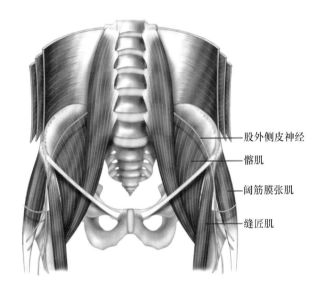

图 25.1　股外侧皮神经的典型走行路径。注意神经穿过腹股沟韧带走行于缝匠肌浅方，然后位于缝匠肌和阔筋膜张肌之间（Reproduced with permission from Philip Peng Educational Series）

标注：
股外侧皮神经
髂肌
阔筋膜张肌
缝匠肌

于髂前上棘后面[5-7]。尽管在绝大多数病例中，股外侧皮神经从缝匠肌浅方的阔筋膜进入大腿，但在 22% 的病例中，股外侧皮神经会穿过肌肉[8]。股外侧皮神经已被证实在髂前上棘内侧 4.6 ～ 7.3 cm 处穿过腹股沟韧带深方[6, 9-10]。在大腿，股外侧皮神经分为前支和后支：前支在腹股沟韧带下方浅出的距离多变，并发出分布于大腿到膝盖前面和外侧面皮肤的分支；后支穿过阔筋膜，并向后分成经过大腿外侧面和后面的细支，支配从大转子水平到大腿中段的皮肤[11]。

注射技术的文献回顾

　　传统的股外侧皮神经阻滞方法是一种盲法、体表标志辅助技术。这种方法的成功率多变，据报

道，成功率可低至 38%[12]。阻滞成功率低可能是由于股外侧皮神经神经走行的解剖变异大，以及股外侧皮神经与可触及的血管结构或骨性标志物缺乏明确的关系[3]。

有几篇使用超声识别和阻滞股外侧皮神经的报道[3, 13-16]。其中一项研究表明，在尸体和志愿者中，超声识别股外侧皮神经的准确性更高[13]。在尸体中，超声引导插入的针与股外侧皮神经接触率高达 16/19（84.2%），而根据体表标志物插入时仅为 1/19（5.3%）。同一项研究中，在志愿者中使用超声成像标记对应股外侧皮神经的位置，利用经皮神经刺激器验证，针尖接触率为 16/20（80%），而根据解剖标志标记者则为 0/20。

在 10 名平均 BMI 为 31 kg/m² 的病例报道中，作者发现可以通过超声显示所有患者的股外侧皮神经并且都成功实施了感觉阻滞[3]。该技术没有合并阻滞任何附近的神经，也没有患者因针尖与股外侧皮神经直接接触产生感觉异常。在一项前瞻性病例研究中，对 20 名患者进行超声引导下神经周围类固醇注射，注射点在三个不同的水平（髂前上棘水平、腹股沟韧带远端和大腿下段），注射水平的选择依据超声检查到的最接近神经"肿胀"（横截面积增加）的位置。所有患者在注射后 12 个月，感觉异常性股痛的症状获得完全或部分缓解[14]。

超声引导阻滞技术

超声定位股外侧皮神经是一项挑战，因为神经较小且其走行高度变异。然而，一些重要的原则可辅助初学者定位神经：

1. 深入了解股外侧皮神经的走行和方向以及其周围结构的解剖学知识[16]。
2. 由于神经较小且邻近筋膜层，动态扫查或宽景视图可以更好地显示神经[3, 16]。
3. 股外侧皮神经可能表现为高回声、低回声或混合回声，取决于神经本身的走行（穿过腹股沟韧带或在腹股沟韧带下方，或在髂棘上方）、相应区域的特殊组织结构以及使用的探头频率（高频探头可能会产生伪像）[3, 13, 16]。
4. 对于患有明显或严重感觉异常性股痛的患者，股外侧皮神经可能会肿胀或增大（假性神经瘤），并可能会被检测到（超声检查）[8]。
5. 股外侧皮神经通常可以在腹股沟区域下方发现，走行在缝匠肌浅方或在缝匠肌和阔筋膜张肌之间。

患者取仰卧位，在皮肤上标记髂前上棘和腹股沟韧带。使用高频线阵探头（6～13 MHz），将超声探头首先放置在髂前上棘上，显示腹股沟韧带的长轴图像，然后向下移动。髂前上棘显示为高回声结构，后方伴声影（图 25.2），可见缝匠肌为倒三角形结构。要注意探头与神经走行的方向。在缝匠肌表面，股外侧皮神经短轴图像表现为一个或多个低回声结构。在某些情况下，它位于偏中央的位置且夹在阔筋膜和髂筋膜之间（图 25.2）。当在这一区域无法找到神经时，可以在阔筋膜张肌和缝匠肌的夹角之间寻找股外侧皮神经。当确认了股外侧皮神经位置，可以使用 22 G、2.5 英寸（约 6.35 cm）针在超声探头平面内进行穿刺，也可以在平面外进针并使用神经刺激帮助确认位置。

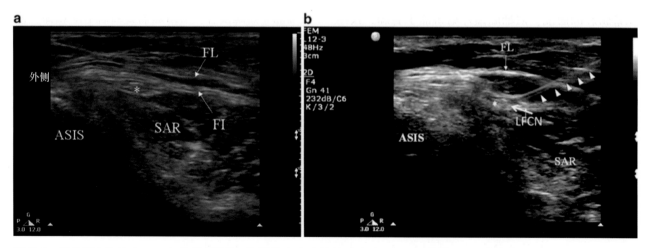

图 25.2　股外侧皮神经（LFCN）的超声图像。注射前（a）和注射后（b）。FL，阔筋膜；FI，髂筋膜；SAR，缝匠肌；ASIS，髂前上棘。实心箭头指示针的路径，星号表示股外侧皮神经。（Reproduced with permission from Lippincott Williams & Wilkins）

如果很难识别股外侧皮神经，则可以采用其他两种方法。其中一种是注射 5% 葡萄糖溶液，分离阔筋膜与缝匠肌和髂肌表面筋膜之间的平面[15]。另一种方法是使用经皮神经刺激器或刺激针来定位神经[13]。当确定神经后，进行注射。通过超声观察注射液围绕神经周围并向头端扩散，通常需要 5 ～ 10 ml 局麻药才能确保完全阻滞。

肩胛上神经阻滞

1941 年首次报道肩胛上神经阻滞[17]，多年来一直被麻醉医师、风湿病医师和疼痛医师用于治疗急性和慢性肩痛[1, 18-19]。疼痛介入治疗中进行这一阻滞的适应证包括黏连性关节囊炎、冻结肩、肩袖撕裂和继发于退行性变或炎症的盂肱关节炎[20]。近年来，超声引导肩胛上神经阻滞技术再次受到关注，并在最近发表的医学论文中出现[21-23]。

解剖

肩胛上神经是感觉和运动混合神经，起源于臂丛神经的上干（由第 5 和第 6 颈神经联合形成），与肩胛舌骨肌平行走行并位于斜方肌下方，在肩胛上切迹处穿过肩胛横韧带（图 25.3）。然后走行于冈上肌深方并绕行肩胛冈外侧缘（冈盂切迹），到达冈下窝（图 25.4）。在肩胛上窝，它发出两个分支支配冈上肌和一个关节支支配肩关节；在冈下窝，它发出两个分支支配冈下肌，还有一些分支支配肩关节和肩胛骨。肩胛上神经提供了肩关节约 70% 的感觉纤维。

"U" 或 "V" 形的肩胛上切迹位于肩胛骨的上缘、喙突内侧（图 25.5）。然而，在尸体中，肩胛上切迹缺失率高达 8%[24]。在切迹上方走行肩胛上动脉和静脉，然而动脉很少与肩胛上神经一起穿过切迹[25]。冈上窝由背侧的肩胛冈、腹侧的肩胛骨、表面的冈上肌筋膜形成边界，形成一个典型的间室，唯一的出口即为肩胛上窝（suprascapular fossa，译者考虑为肩胛上切迹）[26-27]。

注射技术的文献回顾

大多数注射技术的目标是肩胛上切迹或肩胛冈底部。如果没有影像引导，依赖于识别肩胛上切迹有潜在的肩胛上神经阻滞失败和（或）不良反应的风险。气胸的风险大约为 1%，这一并发症通常是

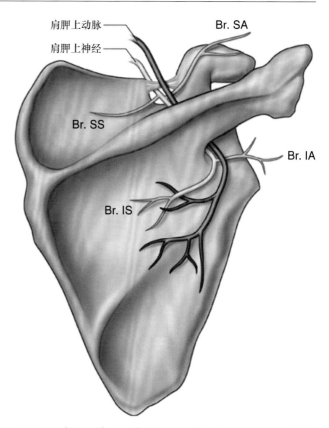

图 25.3　肩胛上神经及其分支。上关节支（Br. SA）支配喙肱韧带、肩峰下滑囊和肩锁关节囊后面；下关节支（Br. IA）支配肩关节囊后面；冈上肌分支（Br. SS）支配冈上肌，冈下肌分支（Br. IS）支配冈下肌

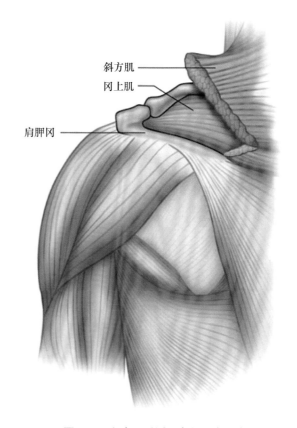

图 25.4　左肩显示冈上窝的肌肉层次

由于进针太深引起[28-29]。一项使用CT确认针尖位置的研究表明，如果盲法将针置入，针尖不太可能接近肩胛上切迹[30]。使用透视，可以确保针尖位置在切迹中。但是，存在局麻药向臂丛弥散的风险[26]。已经报道了一种上入路法，在此方法中将针垂直插入肩胛上窝。大剂量局麻药（10ml或更多）可以实现这一点，但根据最近的尸体研究，在这些病例中少数情况下药液会扩散到腋窝[27]。

不过，进行肩胛上神经注射的理想部位是在肩胛上切迹和冈盂切迹之间的肩胛冈底部（图25.5和25.6）。首先，这种方法无需将肩胛上切迹作为靶

点。因此，如果控制针的方向，可以避免气胸的风险。这种技术也适用于没有肩胛上切迹的个体（人群中约8%）。其次，冈上窝形成一个独立空间，可将局麻药保留在神经周围。最容易显示这个软组织平面的方法之一就是使用超声[31]。

迄今为止，只有一个病例系列分析评估了肩胛上切迹的超声形态学[23]，该系列报道了基于50名志愿者的切迹宽度、深度和皮肤与切迹之间距离的测量结果。作者能够在96%的志愿者中显示肩胛上横韧带和在86%的志愿者中显示动-静脉。虽然显示肩胛上横韧带可行，但探头必须保持在非常狭窄的角度，这使得进针非常具有挑战性（图25.7和25.8）。同样重要的是，利用超声识别位于肩胛上

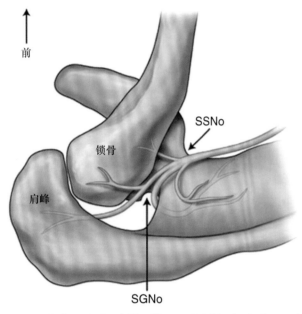

图25.5 左肩上面观。肩胛上神经通过肩胛上切迹（SSNo）进入冈上窝，然后通过冈盂切迹（SGNo）进入冈下窝

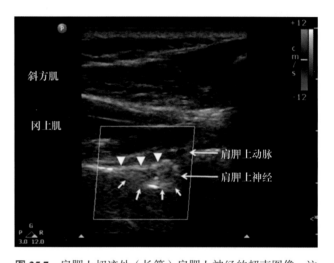

图25.7 肩胛上切迹处（长箭）肩胛上神经的超声图像。注意在此水平，肩胛上动脉位于肩胛横韧带（箭头）之上（Reproduced with permission from Philip Peng Educational Series）

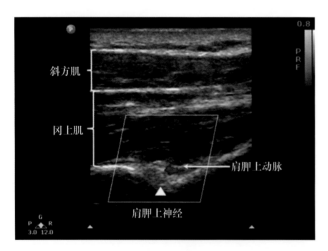

图25.6 位于冈盂切迹与肩胛上切迹之间的肩胛冈底部的肩胛上神经的超声图像。肩胛上神经和动脉都在冈上肌筋膜下方走行（Reproduced with permission from Philip Peng Educational Series）

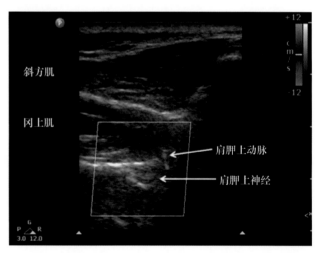

图25.8 肩胛上神经在图25.7所示平面稍向后的超声图像。可见肩胛上动脉朝肩胛冈底部走行（Reproduced with permission from Philip Peng Educational Series）

切迹和冈盂切迹之间的肩胛冈底部（图 25.6）。

超声引导阻滞技术

患者可以取坐位（或俯卧位）。肩胛冈、喙突和肩峰可用作体表标志。使用线阵超声探头（7 ～ 13 MHz）扫查，冠状面放置在冈上窝上方并略向前倾斜。探头放置方向应该是在喙突和肩峰连接线的短轴（反映了冈盂切迹的位置）[1]。喙突和肩峰之间的连线对应了肩胛上神经在肩胛上切迹和冈盂切迹之间的走行。正确放置探头后应该可以显示冈上肌、斜方肌和深方的冈上窝（图 25.6）。在头足方向调整超声探头的角度，肩胛上神经和动脉应该在声像图底部的凹槽中显示。神经有时很难显示，因为它的直径约为 2.5 mm（译者注：原文为 25 mm，应是谬误）。使用 22 G、80 mm 针从探头内侧平面内插入，因为外侧的肩峰阻挡了针的角度。由于邻近神经，通常注射 5 ～ 8 ml 药液即可满足临床需求。

肋间神经阻滞

肋间神经支配胸壁和腹壁的皮肤和肌肉。肋间神经阻滞用于治疗影响胸部和上腹部的急性和慢性疼痛症状[32-33]。肋间神经阻滞还可以有效缓解肋骨骨折[34]、胸部和上腹部手术[35]所致的疼痛。肋间神经毁损可用于治疗慢性疼痛，如乳腺切除术后和胸腔术后的疼痛[36]以及肋骨转移所致疼痛[37]。

解剖

肋间神经起源于 12 对胸神经。胸神经从各自椎间孔发出，分为支配椎旁区域皮肤与肌肉的后皮支和成为肋间神经的腹侧支（图 25.9）。肋间神经是感觉-运动混合神经，从脊柱发出后位于胸膜和后肋间膜之间，随后穿过肋间膜，位于肋间内肌深方或其内（图 25.10）。肋间静脉和动脉在肋沟内紧邻肋间神经走行，并位于神经上方（图 25.11）[38]。神经血管束位于肋间隙内，但在肋角处走行于肋沟深方。在肋角前方约 5 ～ 8 cm 处，肋沟终止并融合到肋骨下缘表面[39]。肋间神经的外侧皮支支配胸壁皮肤，在腋后线和腋中线之间的区域分支并穿过肋间外肌。当肋间神经接近前方中线时，穿过上覆的肌肉和皮肤，称为前皮支。

然而，有一些例外情况：第 1 肋间神经没有前皮支，通常也没有外侧皮支，它的大部分纤维越过第 1 肋颈部，离开肋间隙，汇入 C8 神经，仅有小部分纤维继续作为真正的肋间神经支配肋间隙的肌肉。第 2 和第 3 肋间神经的一些纤维组成肋间臂神经，支配腋窝和上臂内侧皮肤，直到肘部。第 12 肋间神经的腹侧支与其他肋间神经相似，但被称为肋下神经，因为它不在两肋之间。

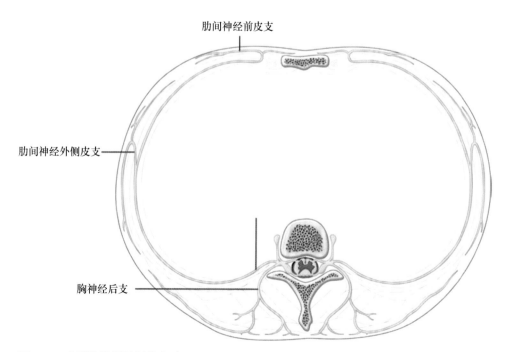

肋间神经前皮支

肋间神经外侧皮支

胸神经后支

图 25.9　典型的肋间神经分支（Reproduced with permission from Philip Peng Educational Series）

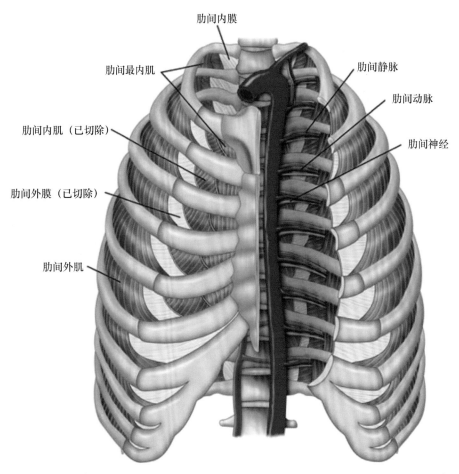

图 25.10 胸壁肋间肌（Reproduced with permission from Philip Peng Educational Series）

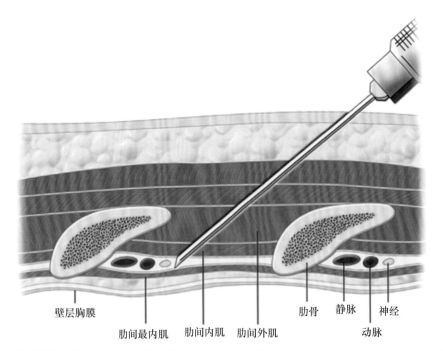

图 25.11 胸壁横断面显示肋间肌和血管神经束（Reproduced with permission from Philip Peng Educational Series）

注射技术的文献回顾

传统的基于体表标志技术通常在患者坐位或俯卧位进行。肋间神经阻滞通常在肋角处进行，以确保外侧皮支神经支配的组织阻滞。针方向稍向头侧倾斜，从肋骨下缘滑开进入肋沟，然后再前进 2 ～ 3 mm。肋骨下缘和胸膜之间距离较小，须高度重视（仅有 0.5 cm）[37]。负压抽吸空气和血液阴性之后进行注射，但这种操作不能可靠地预防气胸和（或）血胸的发生。气胸的发生率为 0.09% ～ 8.7%[33, 40-41]。

透视引导技术在患者俯卧位进行。在前后位透视下确认合适的肋骨，然后将针插入肋骨下缘。负压抽吸后，注射造影剂以确保注射前合适的扩散[42]。理论上，这种技术不能降低气胸的风险，因为胸膜在透视下不能显示。

一项小的尸体研究证实了超声引导肋间神经注射的可行性[43]。一个小型病例系列分析也证实了超声引导肋间神经冷冻消融在 4 名术后胸痛综合征患者治疗中的可行性和技术优势[36]。

超声引导阻滞技术

患者取俯卧位，6 ～ 13 MHz 线阵探头放置在肋骨短轴上，以便同时观察两根连续排列的肋骨。注射的最佳位置是肋角（距离椎体棘突 6 ～ 7.5 cm），在此位置肋沟最宽且最深，肋间神经的外侧支还没有发出[1]。肋骨伴典型后方声影很容易识别。扫查的关键结构是肋间内肌和肋间外肌，胸膜表现为随呼吸滑动的明显的强回声线（图 25.12）。从第 12 肋向上扫查来定位感兴趣的肋间隙。穿刺针的目标是肋间内肌，因为肋间最内肌的层次在超声下显示不清。22 G 针可以在平面内或平面外插入肋间内肌

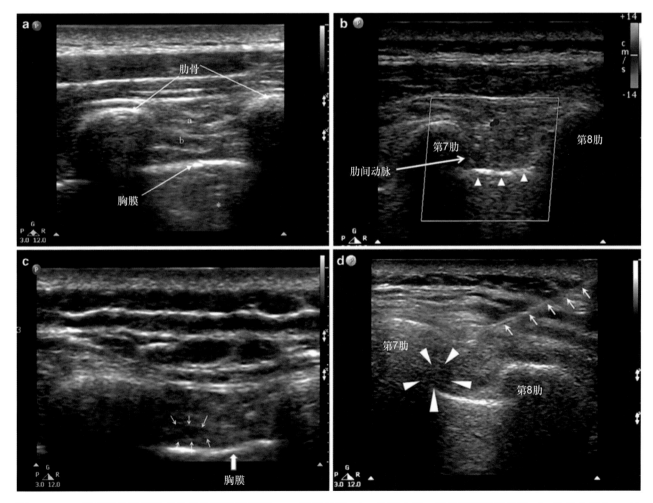

图 25.12　**a.** 超声图像显示肋角处的肋间肌和胸膜。a，肋间外肌；b，肋间内肌；星号表示反射伪像。**b.** 肋角内侧 2 cm 的相似图像。胸膜表现为强回声线，由箭头指示。**c.** 注射后的超声图像。细长箭描绘局麻药聚集。**d.** 注射后的肋间隙。长箭指示针，箭头指示局麻药（Reproduced with permission from Philip Peng Educational Series）

深方平面，或"进入"肋间内肌。作者首选平面内技术，因为它可以观察到针尖，而针尖需放置在距离胸膜 2～3 mm 处[44]。针的插入点是目标肋间神经足侧水平肋骨的上缘。由于需要精准操作，进针过深会产生不良后果（如气胸），因此在达到肋间外肌时注入少量溶液确认针尖位置是明智的做法[1]。然后针再推进几毫米进入肋间内肌，注射时可以实时观察局麻药的扩散。如果看到注射液将肋间外肌向上推，则针的位置仍然较浅。通常 2 ml 局麻药足以填充肋间隙，这样可以阻滞多支肋间神经并保证毒性反应最小化。

完成肋间神经阻滞后，使用探头检查是否发生气胸。超声探头应放置在非重力方向区域。正常情况下，胸膜随呼吸运动而滑动，其深方伪像表现为平行于胸膜界面的水平线，也可以看到垂直的"彗星尾"。彗星尾伪像提示肺表面完整。当存在气胸时，胸膜不再随呼吸滑动（"滑动征"消失），而且彗星尾伪像也会消失。利用这些征象，超声检测气胸的敏感性和特异性接近 100%[45]。

结论

超声应用于疼痛介入治疗领域可以显示软组织和血管，从而提高穿刺针放置的准确性。疼痛治疗中的超声也面临许多手术情况下相同的挑战，即细针的可视化、肥胖患者的图像质量差以及需要投入时间和金钱进行培训以确保操作的有效和安全。然而，超声的优势会使其成为一个非常有吸引力的选择，随着进一步的研究和培训，超声可能会成为一种标准引导方式。

参考文献

1. Peng P, Narouze S. Ultrasound-guided interventional procedures in pain medicine: a review of anatomy, sonoanatomy and procedures. Part I: non-axial structures. Reg Anesth Pain Med. 2009;34:458–74.
2. Grossman MG, Ducey SA, Nadler SS, et al. Meralgia paresthetica: diagnosis and treatment. J Am Acad Orthop Surg. 2001;9:336–44.
3. Hurdle MF, Weingarten TN, Crisostomo RA, et al. Ultrasound-guided blockade of the lateral femoral cutaneous nerve: technical description and review of 10 cases. Arch Phys Med Rehabil. 2007;88:1362–4.
4. van Slobbe AM, Bohnen AM, Bernsen RM, Koes BW, Bierma-Zeinstra SM. Incidence rates and determinants in meralgia paresthetica in general practice. J Neurol. 2004;251:294–7.
5. de Ridder VA, de Lange S, Popta J. Anatomical variations of the lateral femoral cutaneous nerve and the consequences for surgery. J Orthop Trauma. 1999;13:207–11.
6. Grothaus MC, Holt M, Mekhail AO, et al. Lateral femoral cutaneous nerve: an anatomic study. Clin Orthop Relat Res. 2005;437:164–8.
7. Murata Y, Takahashi K, Yamagata M, et al. The anatomy of the lateral femoral cutaneous nerve, with special reference to the harvesting of iliac bone graft. J Bone Joint Surg Am. 2000;82:746–7.
8. Dias Filho LC, Valença MM, Guimarães Filho FAV, et al. Lateral femoral cutaneous neuralgia: an anatomical insight. Clin Anat. 2003;16:309–16.
9. Hospodar PP, Ashman ES, Traub JA. Anatomic study of the lateral femoral cutaneous nerve with respect to the ilioinguinal surgical dissection. J Orthop Trauma. 1999;13:17–9.
10. Ropars M, Morandi X, Huten D, et al. Anatomical study of the lateral femoral cutaneous nerve with special reference to minimally invasive anterior approach for total hip replacement. Surg Radiol Anat. 2009;31:199–204.
11. Gray H. Anatomy of the human body. Philadelphia: Lea & Febiger; 1918. Bartleby.com, 2000. www.bartleby.com/107/212.html. Accessed 16.12.09.
12. Shannon J, Lang SA, Yip RW. Lateral femoral cutaneous nerve block revisited: a nerve stimulator technique. Reg Anesth. 1995;20:100–4.
13. Ng I, Vaghadia H, Choi P, et al. Ultrasound imaging accurately identifies the lateral femoral cutaneous nerve. Anesth Analg. 2008;107:1070–4.
14. Klauser AS, Abd Ellah MM, Halpern EJ, et al. Meralgia paraesthetica: ultrasound-guided injection at multiple levels with 12-month follow-up. Eur Radiol. 2016;26:764–70.
15. Tumber PS, Bhatia A, Chan V. Ultrasound-guided lateral femoral cutaneous nerve block for meralgia paresthetica. Anesth Analg. 2008;106:1021–2.
16. Bodner G, Bernathova M, Galiano K, et al. Ultrasound of the lateral femoral cutaneous nerve. Normal findings in a cadaver and in volunteers. Reg Anesth Pain Med. 2009;34:265–8.
17. Wertheim HM, Rovenstine EA. Suprascapular nerve block. Anesthesiology. 1941;2:541–5.
18. Ritchie ED, Tong D, Chung F, et al. Suprascapular nerve block for postoperative pain relief in arthroscopic shoulder surgery: a new modality? Anesth Analg. 1997;84:1306–12.
19. Wassef MR. Suprascapular nerve block. A new approach for the management of frozen shoulder. Anaesthesia. 1992;47:120–4.
20. Karatas GK, Meray J. Suprascapular nerve block for pain relief in adhesive capsulitis: comparison of 2 different techniques. Arch Phys Med Rehabil. 2002;83:593–7.
21. Gofeld M. Ultrasonography in pain medicine: a critical review. Pain Pract. 2008;8:226–40.
22. Yucesoy C, Akkaya T, Ozel O, et al. Ultrasonographic evaluation and morphometric measurements of the suprascapular notch. Surg Radiol Anat. 2009;31:409–14.
23. Messina C, Banfi G, Orlandi D, Lacelli F, Serafini G, Mauri G, et al. Ultrasound-guided interventional procedures around the shoulder. Br J Radiol. 2016;89:20150372.
24. Natsis K, Totlis T, Tsikaras P, et al. Proposal for classification of the suprascapular notch: a study on 423 dried scapulas. Clin Anat. 2007;20:135–9.
25. Tubbs RS, Smyth MD, Salter G, et al. Anomalous traversement of the suprascapular artery through the suprascapular notch: a possible mechanism for undiagnosed should pain? Med Sci Monit. 2003;9:116–9.
26. Brown DE, James DC, Roy S. Pain relief by suprascapular nerve block in gleno-humeral arthritis. Scand J Rheumatol. 1988;17:411–5.
27. Feigl GC, Anderhuber F, Dorn C, et al. Modified lateral block of the suprascapular nerve: a safe approach and how much to inject? A morphological study. Reg Anesth Pain Med. 2007;32:488–94.
28. Moore DC. Block of the suprascapular nerve. In: Thomas CC, editor. Regional nerve block. Springfield: Charles C. Thomas; 1979. p. 300–3.
29. Dangoisse MJ, Wilson DJ, Glynn CJ. MRI and clinical study of an easy and safe technique of suprascapular nerve blockade. Acta Anaesthesiol Belg. 1994;45:49–54.

30. Schneider-Kolsky ME, Pike J, Connell DA. CT-guided suprascapular nerve blocks: a pilot study. Skelet Radiol. 2004;33:277–82.

31. Peng P, Wiley MJ, Liang J, et al. Ultrasound-guided suprascapular nerve block: a correlation with fluoroscopic and cadaveric findings. Can J Anaesth. 2010;57:143–8.

32. Moore DC, Bridenbaugh LD. Intercostal nerve block in 4333 patients: indications, technique and complications. Anesth Analg. 1962;41:1–10.

33. Karmakar MK, Ho AMH. Acute pain management of patients with multiple fractured ribs. J Trauma. 2003;54:612–5.

34. Kopacz DJ, Thompson GE. Intercostal blocks for thoracic and abdominal surgery. Tech Reg Anesth Pain Manag. 1998;2:25–9.

35. Green CR, de Rosayro M, Tait AR. The role of cryoanalgesia for chronic thoracic pain: results of a long-term follow up. J Natl Med Assoc. 2002;94:716–20.

36. Byas-Smith MG, Gulati A. Ultrasound-guided intercostal nerve cryoablation. Anesth Analg. 2006;103:1033–5.

37. Ahmed A, Bhatnagar S, Khurana D, Joshi S, Thulkar S. Ultrasound-guided radiofrequency treatment of intercostal nerves for the prevention of incidental pain arising due to rib metastasis: a prospective study. Am J Hosp Palliat Care. 2015. [Epub ahead of print].

38. Moore DC. Anatomy of the intercostal nerve: its importance during thoracic surgery. Am J Surg. 1982;144:371–3.

39. Knowles P, Hancox D, Letheren M, et al. An evaluation of intercostal nerve blockade for analgesia following renal transplantation. Eur J Anaesthesiol. 1998;15:457–61.

40. Shanti CM, Carlin AM, Tyburski JG. Incidence of pneumothorax from intercostal nerve block for analgesia in rib fractures. J Trauma. 2001;51:536–9.

41. Cohen SP, Sireci A, Wu CL, Larkin TM, Williams KA, Hurley RW. Pulsed radiofrequency of the dorsal root ganglia is superior to pharmacotherapy or pulsed radiofrequency of the intercostal nerves in the treatment of chronic postsurgical thoracic pain. Pain Physician. 2006;9:227–35.

42. Bhatia A, Gofeld M, Ganapathy S, Hanlon J, Johnson M. Comparison of anatomic landmarks and ultrasound guidance for intercostal nerve injections in cadavers. Reg Anesth Pain Med. 2013;38:503–7.

43. Curatolo M, Eichenberger U. Ultrasound-guided blocks for the treatment of chronic pain. Tech Reg Anesth Pain Manag. 2007;11:95–102.

44. Reissig A, Kroegel C. Accuracy of transthoracic sonography in excluding post-interventional pneumothorax and hydro-pneumothorax: comparison to chest radiography. Eur J Radiol. 2005;53:463–70.

45. Wu RG, Yang PC, Kuo SH, Luh KT. Fluid color sign: a useful indicator for discrimination between pleural thickening and pleural effusion. J Ultrasound Med. 1995;14:767–69.

第五部分

肌肉骨骼超声

第 26 章

超声引导肩关节和滑囊注射

Michael P. Schaefer，Kermit Fox

概述

肩部疼痛是疼痛治疗实践中常见的问题。虽然肩袖和肩峰下结构被认为是引起大多数肩痛的原因，但同时还有许多其他结构导致疼痛。幸运的是，所有这些结构在临床诊疗中都易于评估，药物注射有助于确认诊断并提供镇痛治疗。

超声特别适用于解决肩部疾患，对于大多数引起疼痛的肩部结构都可以使用基本的超声设备显示。尤其是浅表肌腱，如肱二头肌长头腱、冈上肌腱和冈下肌腱，具有良好的透声性和结构分辨率[1]。超声还可以显示邻近金属置换物周围的软组织，如全肩关节置换后的周围软组织成分[1-2]。超声能够使临床医生在实时超声成像下动态评估关节[3]。关节运动时，超声有助于评估肌腱潜在裂隙或肌腱半脱位[2]。

肩部注射必须依据临床病史、体检和其他影像学检查。尽管超声具有软组织成像的优势，但无法提供关于骨和被骨遮挡结构的信息。因此，X 线平片成像对于任何可疑关节内病变（如退行性关节疾病）或骨质病变（如骨折或骨转移）都必不可少。同样，超声评估韧带或软骨结构（如盂唇），也非常具有挑战性，尤其肩部粗壮的患者。因此，对于任何怀疑肩关节内部结构病变的病例，都应该进行 MRI 检查；怀疑盂唇撕裂（外伤后或脱位 / 半脱位）的病例，建议 MRI 关节内造影[4-5]。

超声引导肩部注射较为安全。肩关节注射导致的直接并发症极其罕见，注射时应注意避开神经血管结构，尤其是在肩关节前部注射时。在肩上区域进行深部注射时可能会累及胸膜。最后，直接将药液注射到肌腱组织会增加断裂风险，应注意避免[6-10]。超声能够连续观察针尖，从而降低了意外肌腱注射的风险，还有助于临床医生避开神经血管结构[1-2, 11-12]。对于任何关节或滑囊内注射，应特别注意防止感染。在目前的临床实践中，我们对每位患者均使用无菌探头套，无菌凝胶作为探头和皮肤之间的传导介质。我们还在探头套内也使用无菌凝胶，因为有两次（住院医师培训期间）针意外地穿过探头套刺入皮肤。大多数超声设备制造商会告知不要在探头上使用含酒精或碘 / 聚维酮碘的产品消毒，以免造成探头损坏或变色。对于碘过敏患者，我们使用氯己定消毒皮肤后再使用无菌凝胶作为传导介质。我们还使用无菌技术，每位患者均铺手术巾。虽然可以将无菌穿刺针放置在未套无菌套的探头下，但我们不推荐这种方法，因为患者不经意的移动很容易污染针和相应区域。此外，保持无菌区可以使临床医生自由地调整探头位置并可多次进针，必要时可改变进针路径。

本章介绍了最常见的超声引导下肩关节注射。像其他区域一样，适当的超声评估对于穿刺针引导至关重要，可显示主要的超声标志和相关的病变。本章节主要根据作者偏好描述了探头位置和进针路径，应记住大多数关节有多种有效的路径。最后（也是最重要的），必须根据患者的症状和体格检查来指导这些介入操作。尽管全面评估肩关节不在本章范围内，我们还是对所描述的每个综合征的临床表现和体格检查进行了简要概述。

肩峰下 / 三角肌下滑囊

肩峰下滑囊是肩部最常见的注射结构。适应证包括肩袖病变、撞击综合征和肩峰下滑囊炎。肩峰下注射利多卡因常用于诊断肩峰撞击综合征，并为肩峰下减压手术提供理论依据。

解剖

肩峰下和三角肌下滑囊通常相互连通，并作为一个整体有效发挥功能[13]。该滑囊远端位于冈上肌表面，紧邻三角肌深面。滑囊的作用是当冈上肌在肩峰下滑动时提供保护。

临床表现

肩关节外展和内旋可能会撞击肱骨头（大结节）与肩峰-喙肩韧带弓之间的滑囊。Neer和Hawkins-Kennedy撞击试验在临床上复制了这一现象[14]。在阳性试验中，当肱骨被动抬高时（Neer：肩关节在肩胛骨平面最大程度前屈，同时前臂内旋。Hawkins：前臂中立位，肩关节前屈90°，屈肘90°，随后被动内旋肱骨），可出现疼痛。肩峰下滑囊炎或肩袖肌腱病均可出现撞击。然而，肩袖肌腱病通常会在肩主动外展时，即使外展小角度也诱发疼痛，而滑囊炎会在"撞击"位置更加疼痛，在肩关节主动外展小于90°时不会引起疼痛。

盲法入路的局限性

尽管三角肌下滑囊是体内最大滑囊[13]，但据报道盲法注射的准确性低至29%[15]，说明假阴性注射的发生率很高。也有将针误放在三角肌、盂肱关节或直接进入肩袖肌腱的描述[16]。其他研究报告准确率高达70%[17-18]和83%[16]。研究比较了肩峰下滑囊的不同入路[18-19]，但目前，还没有对哪个入路更好达成普遍共识。

超声引导技术

超声成像肩峰下滑囊，通常先将探头放置于冠状面/肩胛平面并定位于肩峰尖部上方（图26.1a）。此时可见冈上肌腱从肩峰下穿出，越过肱骨头并附着于大结节（图26.1b）。当探头声束恰好垂直肌腱时，肌腱呈高回声。若探头一端加压时，肌腱纤维显示不清（这种现象称为"各向异性"），可能误诊为肌腱断裂[20]。滑囊被看作肌腱浅方菲薄的无回声液体层（如图26.1b所示），或非常薄的中等回声。在活动性滑囊炎中，肩峰下滑囊相比对侧可能增厚。动态评估有助于观察到肌腱在肩峰下平滑移动。轻柔地主动或被动外展时，存在机械撞击的情况下可能会出现"捕获感"或弹跳。动态评估还有助于发现肌腱中的裂隙，提示部分或全层撕裂。在大范围全层撕裂的情况下，肌腱可能会缺失、萎缩或回缩。在这种情况下，滑囊内注射将直接与盂肱间隙相通[20]。

超声医师还应注意肌腱内的钙化灶或裂隙，其可能提示肌腱病或撕裂。超声引导下抽吸和灌洗这些钙化灶已有报道[21]。对于定位钙化灶，超声与X线引导效果相同，超声还可以根据声波传播到钙化灶的内部情况测量钙化的密度，这些信息可能有预后价值[21]。

进行肩峰下滑囊注射时，患者取坐位，手臂垂

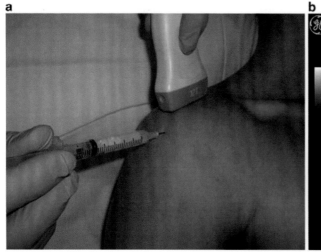
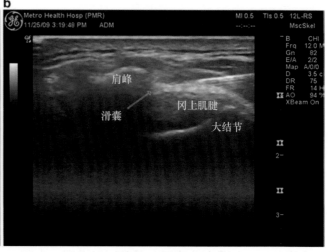

图26.1 肩峰下/三角肌下滑囊。**a.** 探头放置在肩峰外侧尖部和冈上肌腱上方，针尖朝向外侧肩峰下间隙。**b.** 针进入肩峰下滑囊。星号表示针尖在肩峰下滑囊内的理想位置

于身体两侧（图 26.1a）。通过肩部重量可将关节拉开。向下轻拉患者手臂有助于增加关节间隙，同时提醒患者放松肩部。患者手臂也可以采取 Crass 体位：肘部弯曲 90°，前臂外旋，手掌放在同侧髋部（就像手插在裤子后兜里）。探头放置在冠状面，穿刺针在探头外侧大约 1 cm 处沿长轴进针，保持在肩峰外侧缘和肱骨大结节之间的前部。可调整进针角度，使滑囊插入点恰在肩峰外侧（图 26.1a），但滑囊插入点在远端时，典型情况下也与近端滑囊相通。在粗壮的肩膀，可能需要较长的穿刺针，通常 1.5 英寸（约 3.81 cm）针就足够了。我们通常使用 1 ml 曲安奈德（40 mg/ml）和 2 ml 局麻药的混合液。理想状态下，实时超声可以显示注射液充满整个滑囊。同时可以看到药液在肩峰下或三角肌远端下方流动。大约 15 min 后患者接受重新评估，如果随着撞击动作显示疼痛减轻，此时肩峰下撞击的诊断或所谓的撞击试验就能确认。

肱二头肌腱鞘（肱二头肌长头腱）

解剖

肱二头肌长头腱起自肩胛骨的盂上结节，走行于肱骨前方。肱骨头前方有两个突起或结节，小结节位于内侧，大结节位于外侧。结节间沟位于两个结节之间，容纳肱二头肌腱（长头），表面覆盖结节间韧带（包括肩胛下肌腱纤维的延伸）。肱二头肌短头起自喙突，并与喙肱肌腱构成联合腱。长头腱的腱鞘在近端与盂肱关节相通。因此，腱鞘内注射可以向上进入关节中，尤其是使用大容量注射液时。同理，肩关节积液时，盂肱关节内液体也可以沿肌腱向远端流动。

临床表现

肱二头肌长头腱是最常见的损伤部位，长头撕裂通常发生在近端。肱二头肌腱撕裂可以是横向或纵向（劈开），也包括前/上盂唇的撕裂或磨损或"SLAP 损伤"。肱二头肌长头腱完全断裂表现为"大力水手征"手臂外观，伴上臂远端肌肉收缩呈球状。肱二头肌肌腱病通常表现为肩前方疼痛，随着上肢主动屈曲或被动伸展加剧。"speed"试验（手掌向上，上臂主动前屈）通常可以重现患者的疼痛。但是，肩袖病变时这一动作通常也会疼痛，

因此要求患者尽可能精确定位症状。通常直接触诊肱二头肌结节间沟会有压痛，但在粗壮的肩部可能难以定位。超声辅助触诊通常有助于定位显著疼痛区域。

超声引导技术

线阵探头横向放置于肩前部，首先观察到长头肌腱的横断面（图 26.2a）。然后将探头旋转到矢状面，可以显示肌腱及腱鞘的长轴。在这一视图，当探头从内侧向外侧缓慢移动时，可以看到小结节和大结节分别在结节间沟的两侧"闪现"。在肌腱病变或盂肱关节积液时，腱鞘内会充满滑液。如果腱鞘无扩张，则腱鞘容纳穿刺针置入的空间不超过 2 mm [3]。

肱二头肌结节间沟注射可以短轴（横断面或平面外）入路或长轴入路进行。短轴入路更常用，从技术角度来说更容易，但不能观察针的整个长度。经过适当调整后，将肱二头肌结节间沟内侧置于视野的中心，针从探头中线插入（图 26.2a）。目标是肌腱内侧、肌腱和肱骨小结节之间的小间隙（图 26.2b）。穿刺针插入应深至（至少）穿过结节间韧带，通常要向下推进，接触到结节间沟底部或内侧壁骨质。短轴入路时，应避免直接在肌腱表面或顶着肌腱注射，因为针尖位置有时会出现偏差，直接在肌腱内注射类固醇有可能导致断裂[6-10]。在结节间沟外侧注射与内侧注射同样有效，但操作中应注意避开旋肱动脉的上行支，其常沿结节间沟外侧上行，由于内径较小，可能难以识别。如果可以，应使用能量多普勒成像来观察这支血管。

同样，也可以沿纵轴或"平面内"进针，在整个视野内显示肌腱（图 26.2c、d）。这一入路可能更适合鞘内积液的抽吸，但根据我们的经验，这在临床上很少应用。无论哪种入路，注射通常使用 0.5 ml 曲安奈德（40 mg/ml）和 1 ml 局麻药。注射后应看到沿着并围绕肌腱流动的注射液。

肩锁关节

解剖结构

肩锁关节由锁骨远端和肩胛骨的肩峰构成。肩锁关节容易触及，沿着锁骨向远端直到出现骨性突起或触及台阶样落差即为肩锁关节。在肩关节脱位

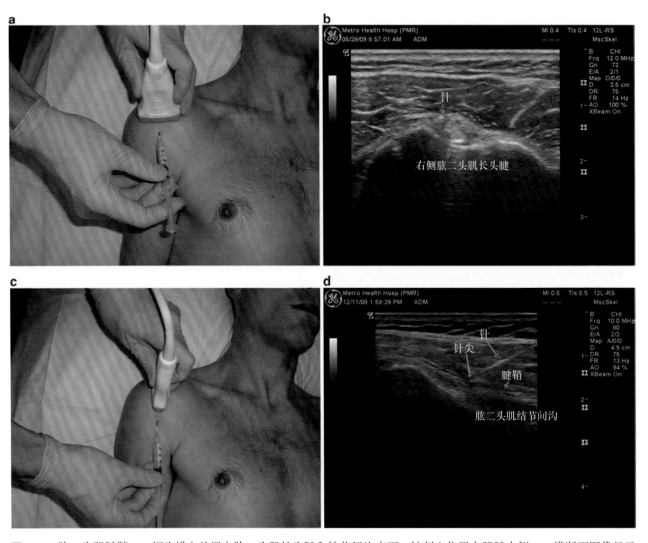

图 26.2 肱二头肌腱鞘。**a.** 探头横向放置在肱二头肌长头腱和结节间沟表面，针刺入位置在肌腱内侧。**b.** 横断面图像显示针尖恰位于肌腱内侧，结节间韧带深方。**c.** 长轴入路的探头位置。**d.** 纵向图像显示针在肱二头肌结节间沟远侧进入，从远端到近端进针（恰在肌腱内侧）

时，关节间隙增宽，由于喙锁韧带撕裂，锁骨可局部隆起。因为其位置浅表，肩锁关节容易定位，骨质增生常导致关节间隙变窄或被遮挡。因此，超声引导很有帮助。肩峰下滑囊和冈上肌腱位于肩锁关节正下方，因此易受到其下方骨赘损伤（或穿刺针穿过肩锁关节意外刺入）。

临床表现

肩锁关节痛通常表现为肩关节上方疼痛和关节直接压痛。主动抬高手臂（例如，更换灯泡），或"围巾"试验时，即肱骨被动交叉，手臂内收（就好像将围巾抛到对侧肩膀上），都能出现疼痛。肩锁关节脱位的患者，或重复性上肢运动（尤其是过头的运动）的患者，容易出现肩锁关节疼痛。从事过度举重的运动员容易发生锁骨远端骨溶解，可能出现相似的临床表现，但超声成像无法显示，且不应进行类固醇注射治疗。

超声引导技术

线阵探头放置于锁骨表面并沿锁骨向远端移动，直到显示肩锁关节（图 26.3a）。肩锁关节通常呈"V"形（图 26.3b），与肩峰相比，锁骨通常向浅表突出（图 26.3c）。肩锁关节被薄关节囊（肩锁韧带）覆盖，若有积液，关节囊可扩张。关节间隙内有时可见高回声的纤维软骨盘。肩锁关节注射时不用担心重要的血管或神经结构，但关节表面皮肤通常较薄，因此，应注意不要将类固醇药物注射在关节浅方。

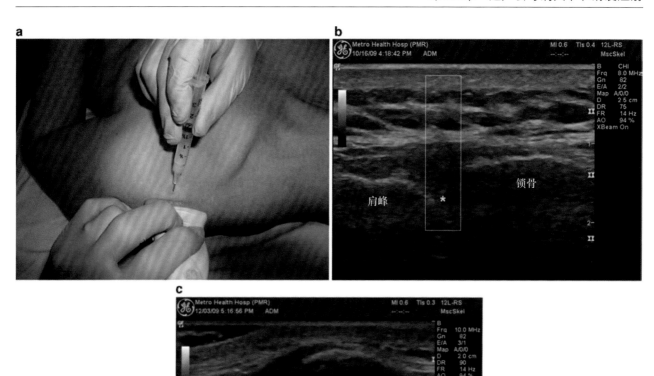

图 26.3　肩锁关节。a. 探头平行放置在肩锁关节的锁骨端，针从探头中线位置插入。b. 肩锁关节横向图像，显示针声影和组织的移位（空心矩形），针尖刚好在星号上方。c. 锁骨位置较高

注射时患者最好采取坐位，手臂垂在身体两侧。这种姿势通过肩的重量可将关节拉开。向下轻拉患者手臂有助于增宽关节间隙，但在适当的超声引导下通常不需要。为了准确放置穿刺针，应将关节的"V"形置于图像中间，然后将针以短轴方向插入，从探头前侧或后侧中线进针均可。针从探头下方通过，当针尖进入视野时显示为一个亮"点"。然后通过"下行"技术调整进针深度，使针尖位于关节囊深方，通常在关节骨面之间。为避免针完全穿透关节，可以将针抵在关节腔的任一侧壁。通常很少量的注射液就能使关节完全扩张，尽可能注射少量液体，尤其是注射的目的在于诊断时。我们通常使用 0.25 ml 曲安奈德（40 mg/ml）和 0.75 ml 局麻药的混合液。

盂肱关节

解剖结构

盂肱关节（或称"真正的肩关节"）由肱骨头近端和关节盂构成。真正的关节面小而浅，关节面区域由于软骨性盂唇的存在而大大增加。肩关节被纤细的纤维关节囊包绕，周围虽然有三个盂肱韧带加固，但仍然相对薄弱。这使得肩关节运动范围大但稳定性欠佳。如上文肱二头肌长头腱鞘注射中所述，须注意肩关节滑膜也向下延伸至结节间沟的肱二头肌长头腱鞘内。偶尔，肩关节囊也与位于肩胛骨前方的肩胛下滑囊相通。

盂肱关节注射是治疗退行性肩关节疾病和粘连性关节囊炎的最常用方法[22]。肩关节注射对关

节面肩袖病变和盂唇损伤也有疗效。当肩关节积液时，抽吸也有助于排除脓毒性、自身免疫性或晶体性关节病。在很多病例，肩关节积液很少，超声引导对于精准定位非常必要。此外，关节周围腱鞘囊肿通常可以在超声引导下进行诊断和抽吸[2]。

临床表现

盂肱关节病变通常表现为肩关节疼痛和活动范围受限。最显著特征是患者手臂置于体侧外旋活动受限，而在其他肩部病变中，外旋活动范围一般正常。和其他肩部病变相似，手臂外旋一般也无疼痛或轻微疼痛。盂肱关节疾病与颈神经根病变类似，会出现累及整个上肢甚至延伸到手指的牵涉痛和感觉异常。对于盂肱关节病变患者，做 Spurling 动作（颈部伸展且头转向患侧）时患者的疼痛无改变，而盂肱关节活动则会加重疼痛[14]。盂肱关节病变通常与肩袖和肱二头肌病变同时存在，盂肱关节疼痛使得单独诊断伴发疾病变得困难。

盲法入路的局限性

与肩峰下滑囊注射一样，研究表明，盂肱关节盲法注射的准确度较差。Sethi 等报道采用前入路的准确率为 26.8%[22]。Eustace 等报道，24 次肩关节注射中成功 10 次（42%）；Jones 等报道，尝试 20 次盂肱注射，仅成功 2 次（10%），但这两项研究均未说明注射路径[15, 23]。相反，Rutten 报道，使用超声引导盂肱关节注射的初次尝试成功率为 94%[24]。在同一研究中，Rutten 也注意到前方入路（24/25）和后方入路（23/25）成功率相似。

超声引导技术

探头平行置于肩胛冈下方，从后方扫查可显示盂肱关节（图 26.4a），可见圆形肱骨头紧靠关节窝，两者之间为低回声的三角形盂唇（图 26.4b）。轻微旋转关节可以显示肱骨头在关节盂和盂唇上转动。对于粗壮的肩部，扫查需要较低频率（5 ～ 6 MHz）的凸阵探头。相对于其他肩部结构，图像需要使用更深的焦点和更低的频率。

肩关节注射通常经后路进行，肱骨在胸前内收，这样有助于打开关节后间隙（图 26.4a）。要求患者内收肩胛骨（坐位或卧位，肩膀以适当的姿势后收）也很有帮助。如上所述放置探头，长轴入路进针，距离探头外侧端大约 2 cm。这种外侧进针能够以更浅的角度进入，有助于观察整个针干（图 26.4b）。目标是盂唇和肱骨头之间的间隙。如果盂唇显示不清晰，应将针指向肱骨头以避免穿刺盂唇或偏离关节盂和远离关节。根据肩膀厚度，通常选用 3 或 4 英寸（7.5 ～ 10 cm）的针来达到必要深度。对于较粗壮的肩膀，可能还需要更陡直的角度进针。我们发现将针尖弯曲大约 30° 有帮助，有助于针偏离肱骨头后面。将弯曲的针旋转，使针尖指向前方（朝关节盂方向），针沿着肱骨头轮廓进入关节腔内。通常注射 1 ml 曲安奈德（40 mg/ml）和 2 ～ 5 ml 局麻药。可以观察到药液扩张关节囊，但不向关节外或背侧流动。若注射时有阻力，则表明针插在软骨内，针略微后退（注射器上施加稳定的压力）就能将药液注入关节内。

肩袖间隙入路

使用大多数便携式超声仪器很难从前方观察盂肱关节，因为肩关节位置较深且被覆结构致密。但是，这一入路对于肩关节积液伴肩前部肿胀的患者，或肩部结构改变、体位受限或因体型无法从关节后方显示的患者来说值得尝试。对于肩关节前方入路，作者推荐"肩袖间隙入路"。肩袖间隙是一个三角形间隙，由喙突、冈上肌的前面部分和肩胛下肌腱的上缘构成。包含在这个三角形间隙内的结构有肱二头肌长头腱、盂肱关节囊、喙肱韧带和盂肱上韧带。最近，Lim 等报道使用超声引导通过肩袖间隙注射盂肱关节，取得良好效果[25]。

肩袖间隙注射时，患者手臂放在身旁伴肩部稍稍外旋。探头横向放置在肩前上部，肱骨大结节和小结节头侧（图 26.4c）。这一位置也可以在结节间沟上方沿肱二头肌长头腱向近端寻找。探头置于此处可以显示位于冈上肌腱和肩胛下肌腱之间的关节内肱二头肌长头腱走行（图 26.4d）。盂肱上韧带位于肱二头肌腱和肩胛下肌腱之间，而喙肱韧带位于肱二头肌腱和冈上肌腱之间。将针刺入肱二头肌长头腱和肩胛下肌腱之间的肩袖间隙后可进行注射（如图 26.4d 中的长箭所示）。或者，可以将针置于肱二头肌腱和冈上肌腱之间（图 26.4d 中的星号所示）。实时成像应显示液体沿肱骨表面自由扩散，而不是沿着肱二头肌长头腱鞘向下或向前流至间隙

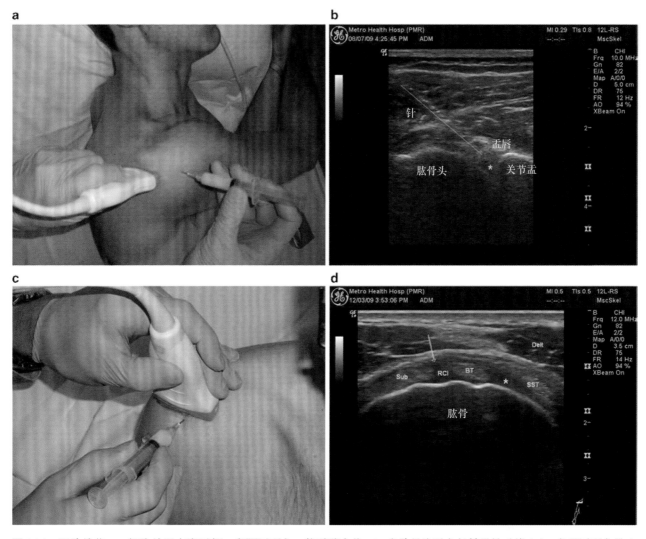

图 26.4　盂肱关节。**a.** 探头放置在肩后部，肩胛冈下方，伴手臂内收。**b.** 在肱骨头后方长轴进针（线上），在盂唇下方进入肩关节后隐窝。星号提示针尖的理想位置。**c.** 探头位于通过"肩袖间隙"的前方入路位置。**d.** 肩袖间隙（RCI），针的位置（长箭）在肱二头肌长头腱（BT）和肩胛下肌（Sub）腱之间。星号表示冈上肌腱（SST）和肱二头肌腱之间另一注射位置。Delt，三角肌

外。注射有阻力提示针尖刺入了肌腱或韧带内。在非常粗壮的肩部，肩袖间隙注射可能更有利。这一入路（相对于肩关节前方中部注射）可以避开许多肩前方结构，例如肩胛下滑囊、肩胛下肌及肌腱和盂肱下韧带。此外，针应一直保持在肩关节的外侧，从而避开肩关节前上盂唇。

肩胛下肌腱 / 肩胛下滑囊

解剖

肩胛下肌起自肩胛下窝，附着于肩前方的肱骨小结节。部分纤维跨过肱二头肌结节间沟附着在大结节，从而构成结节间沟顶部。肩胛下肌是肩袖肌肉中唯一内旋肩关节的肌肉。肩胛下滑囊位于肩胛骨颈部、肌腱深方，该滑囊通常与肩关节相通，因此，如果肩关节积液，滑囊也会扩张。滑囊自身也可能会肿胀或有炎症。偶尔，该区域会出现腱鞘囊肿或软骨样游离体。

临床表现

肩胛下肌腱病通常表现为肩关节前部疼痛，肩关节主动内旋或被动外旋可诱发疼痛。然而，这种综合征相对少见，通常不会孤立出现。因此，患者多表现为弥漫性肩部疼痛和撞击征，以及肩胛下肌腱和滑囊区域的局限性疼痛。

体格检查时，患者可能出现肩前部喙突外下方

深压痛。值得注意的是，即使是正常无症状患者，在这个区域也会有压痛，所以和对侧对比很重要。肩部活动范围通常正常。被动外旋动作（患者手臂在身体一侧）会将肌腱拉伸越过肩前部，有利于触诊，但肌腱位置较深，难以触及。偶尔，在该区域可听到弹响声或机械性撞击声，这提示可能存在肩胛下滑囊撞击、肱二头肌腱脱位、盂唇撕裂或关节内游离体。

肩胛下肌肌力可通过"抬离试验（lift-off test）"进行评估[14]。检查者将患侧手臂置于背后（腰部水平），手掌面朝向后方。然后要求患者通过内旋动作将手抬离背部。如果不能抬起手，则表明肩胛下肌无力、肌腱断裂或活动受限。这一动作常引发疼痛，因此应要求患者精准定位疼痛部位。

超声引导技术

肩胛下肌腱成像通常从定位肱二头肌结节间沟开始（见上节肱二头肌腱鞘相关内容）。将线阵探头横向放置在肱骨前方结节间沟的位置（图26.5a），可见位于内侧深方的肩胛下肌肌腹移行附着于肱骨小结节。外旋动作可以将肌腱拉伸，并可见远端肌肉组织围绕肌腱。探头旋转90°可显示肌肉-肌腱连接处，多发腱束位于肌腹内，在止点前汇聚成肌腱。肩胛下滑囊位于肩胛下肌腱和肩胛颈之间，肩关节积液扩张时，通常可见该滑囊与盂肱关节前部相通。

肌腱和滑囊注射可以在短轴入路（横向或"平面外进针"）或长轴入路进行。在长轴入路时，首选外侧进针，以避开胸大肌和腋窝深方的神经血管结构。为了便于观察和注射，肩部应轻微外旋（大约45°）。对于腱鞘注射，针应置于肌腱附近，注射液积聚在其前方（图26.5b星号所示）。滑囊注射时，针应进一步穿过肌腱，此时可感受到细微的"啪"声或肌腱表面出现凹陷现象。我们通常使用0.5 ml曲安奈德（40 mg/ml）和1 ml局麻药的混合液。在此区域注射较大量药液时，可以看到滑囊扩张，或者注射液直接流入盂肱关节。

胸锁关节

解剖

胸锁关节由锁骨近端与胸骨外上缘的锁骨窝构成。沿着锁骨向近端很容易触及，其内侧末端常位于胸骨前方。肩胛骨内收（要求患者肩向后拉，胸部向前），锁骨末端变得更加突出，做相反动作时（胸后弓时），锁骨突出较小。在胸锁关节脱位时，相对于胸骨缘，锁骨的整个末端可向前、内侧突出。胸部和胸膜的大血管位于关节深方，因此应注意避免针穿透关节。

临床表现

胸锁关节痛通常表现为胸壁疼痛、肿胀和关节直接压痛。这一区域的捻发音或半脱位非常常见，除非伴有疼痛或肿胀，否则不认为是病变。肩胛骨向前/回缩、手臂抬高或肩锁关节痛中所述的"围

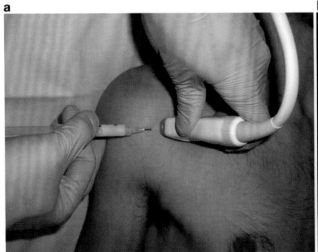
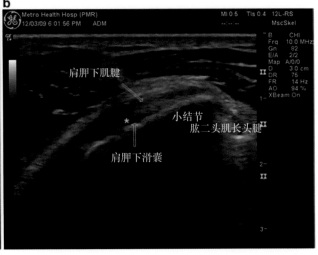

图 26.5 肩胛下肌腱/滑囊。**a.** 探头沿肌腱长轴放置于肩前方。**b.** 超声图像显示肱骨外旋时，肌腱、深方滑囊和预计针尖位置（用星号表示）

巾"试验均可重现疼痛。锁骨骨折和肩关节脱位的患者或过度举重（尤其是卧推）的患者容易出现胸锁关节疾病。

超声引导技术

将线阵探头放置在锁骨上，沿着锁骨向近端移动，直至显示胸锁关节。通常其外形为一个小切迹，与胸骨相比，锁骨向浅表突起。关节覆盖非常薄的关节囊，如果有积液，可能会扩张。患者最好取坐位，手臂放置在身体两侧。肩胛骨轻收有助于打开关节间隙。在关节间隙内有时可以看到一个小的高回声纤维软骨盘，关节过度运动时可导致半脱位。

对于胸锁关节注射，针从探头旁短轴方向插入。为了准确起见，将关节的切迹精确地置于图像中间，并且针与探头相应位置对齐（图 26.6a）。当针尖进入视野时，显示为一个亮"点"，最好就位于关节浅方（需要非常小的进针角度，因为关节囊位置表浅）。然后通过"下行"技术调节进针深度，使针尖进入关节囊，通常直接位于关节骨面之间（图 26.6b

中用星号表示）。应注意避免针尖完全穿过关节，通常由内侧向外侧进针。如果针尖与锁骨末端发生骨接触，或者已经到达足够深度，则停止进针。通常非常少量的注射液就能使关节完全扩张，因此需使用尽可能少的混合液。我们通常使用 0.25 ml 曲安奈德（40 mg/ml）和 0.75 cm³ 局麻药的混合液。

结论

目前，肌肉骨骼超声仍然是一种新兴的手段。随着技术进一步发展，将会出现更好的、不同的方法。已经有令人信服的证据表明超声引导肩部注射优于"盲法"注射[15-18]，甚至优于透视引导注射[21, 24]。这些优点包括（但不限于）实时评估软组织解剖结构、无辐射暴露、直接显示进针情况和注射液的流动[3, 26]。上述操作是诊断和治疗肩关节疾病的有力工具。然而为了获得更好的效果，应将它们与康复方案相结合，以解决潜在的生物力学缺陷并恢复最佳功能。

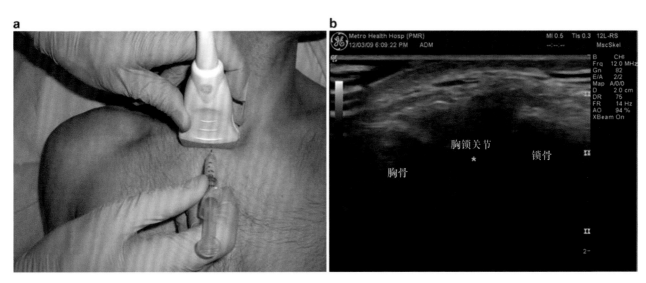

图 26.6　胸锁关节。**a.** 探头位置平行于锁骨并跨过胸锁关节，针在探头中线位置插入。**b.** 胸锁关节注射的横向图像，用星号表示预计的针尖位置

参考文献

1. Smith J, Finnoff J. Diagnostic and interventional musculoskeletal ultrasound: part 2. Clinical applications. PMR. 2009;1:162–77.
2. Jacobson J. Fundamentals of musculoskeletal ultrasound (p. 75–79 for rotator cuff), and (p. 87–91 for paralabral cyst). Philadelphia: Saunders; 2007.
3. Adler RS, Allan A. Percutaneous ultrasound guided injections in the shoulder. Tech Shoulder Elbow Surg. 2004;5(2):122–33.
4. Huber DJ, Sauter R, Mueller E, Requardt H, Weber H. MR imaging of the normal shoulder. Radiology. 1986;158:405–8.
5. Chandnani VP, Yeager TD, DeBerardino T, et al. Glenoid labral tears: prospective evaluation with MRI imaging, MR arthrography, and CT arthrography. AJR Am J Roentgenol. 1993;161:1229–35.
6. Balasubramaniam P, Prathap K. The effect of injection of hydrocortisone into rabbit calcaneal tendons. J Bone Joint Surg Br. 1972;54–B:729–34.
7. Ford LT, DeBender J. Tendon rupture after local steroid injection. South Med J. 1979;72:827–30.
8. Gottlieb NL, Riskin WG. Complications of local corticosteroid injections. JAMA. 1980;243:1547–8.
9. Shrier I, Matheson GO, Kohl HW. Achilles tendonitis: are corticosteroid injections useful or harmful? Clin J Sport Med.

1996;6:245–50.

10. Unverferth LJ, Olix ML. The effect of local steroid injections on tendon. J Sports Med. 1973;1:31–7.

11. Grassi W, Farina A, Filippucci E, et al. Sonographically guided procedures in rheumatology. Semin Arthritis Rheum. 2001;30:347–53.

12. Sofka CM, Collins AJ, Adler RS. Use of ultrasonographic guidance in interventional musculoskeletal procedures: a review from a single institution. J Ultrasound Med. 2001;20:21–6.

13. Van Holsbeeck M, Strouse PJ. Sonography of the shoulder: evaluation of the subacromial-subdeltoid bursa. AJR Am J Roentgenol. 1993;160:561–4.

14. McGee D. Orthopedic physical assessment. 5th ed. Philadelphia: Saunders; 2008:293–294, 312.

15. Eustace JA, Brophy DP, Gibney RP, Bresnihan B, FitzGerald O. Comparison of the accuracy of steroid placement with clinical outcome in patients with shoulder symptoms. Ann Rheum Dis. 1997;56:59–63.

16. Partington PF, Broome GH. Diagnostic injection around the shoulder: hit and miss? A cadaveric study of injection accuracy. J Shoulder Elb Surg. 1998;7:147–50.

17. Yamakado K. The targeting accuracy of subacromial injection to the shoulder: an arthrographic evaluation. Arthroscopy. 2002;18:887–91.

18. Kang MN, Rizio L, Prybicien M, et al. The accuracy of subacromial corticosteroid injections: a comparison of multiple methods.

J Shoulder Elb Surg. 2008;17(suppl):61S–6S.

19. Henkus HE, Cobben LP, Coerkamp EG, et al. The accuracy of subacromial injections: a prospective randomized magnetic resonance imaging study. Arthroscopy. 2006;22:277–82.

20. Farin PU, Rasanen H, Heikki J, Arvi H. Rotator cuff calcifications: treatment with ultrasound-guided percutaneous needle aspiration and lavage. Skelet Radiol. 1996;25:551–4.

21. Weiss J, Ting M. Arthrography-assisted intra-articular injection of steroids in treatment of adhesive capsulitis. Arch Phys Med Rehabil. 1978;59:285–7.

22. Sethi PM, Kingston S, Elattrache N. Accuracy of anterior intra-articular injection of the Glenohumeral joint. Arthroscopy. 2005;21:77–80.

23. Jones A, Regan M, Ledingham J, et al. Importance of placement of intraarticular steroid injections. BMJ. 1993;307:1329–30.

24. Rutten MJ, Collins JM, Maresch BJ, et al. Glenohumeral joint injection: a comparative study of ultrasound and fluoroscopically guided techniques before MR arthrography. Eur Radiol. 2009;19:722–30.

25. Lim JB, Kim YK, Kim SW, Sung KW, Jung I, Lee C. Ultrasound guided shoulder joint injection through rotator cuff interval. Korean J Pain. 2008;21(1):57–61.

26. Christensen RA, Van Sonnenberg E, Casola G, et al. Interventional ultrasound in the musculoskeletal system. Radiol Clin N Am. 1988;26:145–56.

第27章

超声引导手、腕和肘部注射

Marko Bodor，John M. Lesher，Sean Colio

概述

　　上肢疼痛、麻木和无力的患者经常被转诊至疼痛医生。腕管综合征合并肩部撞击与颈神经根病和椎间盘突出非常相似[1-2]。腕管手术后鱼际处的慢性疼痛可能由扳机拇或腕掌关节炎引起。桡骨骨折后腕部正中神经病变合并拇长屈肌腱在钢板螺钉上的撞击，与复杂区域疼痛综合征的疼痛、烧灼和无力症状类似。超声可以有效地诊断手、腕和肘部的这些或其他病变，并且可以进行超声引导下注射治疗。

　　超声引导手、腕和肘部注射时有一些基本原则。由于其结构小并且表浅，最好使用小的高频探头（＞12 MHz），具有可操作性和高分辨率。在骨骼结构浅方扫查时，需充足的耦合剂以保持探头与皮肤的良好接触。弯曲止血钳或其他小器械的尖端或检查者的小指可帮助辨别哪些结构有压痛，比如拇指的腕掌关节或邻近的舟骨－大多角骨－小多角骨

关节。在患者和超声机器旁边可放置手、腕和肘部的模型，有利于教学目的和复杂解剖的显示，如腕骨的骨轮廓[3]。

超声引导腕管注射

解剖

　　腕管包含正中神经和9条肌腱，包括指浅屈肌腱、指深屈肌腱和拇长屈肌腱（图27.1）。肌腱表面有屈肌支持带，从大多角骨结节和舟骨延伸至钩骨突和豌豆骨。指浅屈肌和指深屈肌腱共用一个腱鞘，而拇长屈肌腱有一个独立的腱鞘。正中神经位于屈肌支持带下方，桡侧腕屈肌腱内侧，拇长屈肌腱浅方和指浅屈肌腱外侧，但是，正中神经可向内侧移位一厘米或更多。因此，即使是最有经验的医生，在腕管处行盲法注射也可能损伤神经。动态超声成像可以显示正常正中神经可

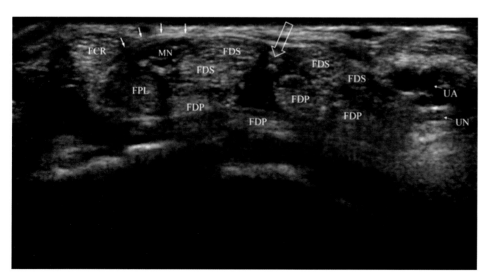

图27.1　正常腕管。腕部远端皮纹和腕管入口处的短轴图像，显示正常人的典型解剖。腕横韧带（实箭）将桡侧腕屈肌（FCR）与正中神经（MN）和拇长屈肌（FPL）分开。指浅屈肌（FDS）腱位于正中神经和尺神经（UN）、尺动脉（UA）中间，在指浅屈肌腱内可见一裂隙或间隙（空箭）。FDP，指深屈肌

随手指活动而移动。

腕管综合征是最常见的周围神经卡压综合征。症状包括夜间手部麻木、疼痛、无力和手部肿胀感，拇指、示指、中指掌侧和无名指桡侧感觉下降。诊断的金标准仍然是神经传导功能检查和肌电图，但腕管综合征的超声诊断标准已经得到发展，包括腕部远端皮纹处正中神经横截面积（CSA）＞ 15 mm²[4]，腕部远端皮纹处正中神经 CSA 与近端 12 cm 处正中神经 CSA 比值＞ 1.5（我们使用＞ 2.0，特异性更高）[5]，以及屈肌支持带隆起[6]。

超声引导腕管注射文献回顾

Grassi 等描述了一种腕管短轴注射技术，应用于由类风湿滑膜炎引起的 1 例腕管综合征，将穿刺针引导至正中神经和桡侧腕屈肌腱之间的间隙[7]。根据我们的经验，对于大多数人来说，这个间隙太窄，很难进入腕管，但当正中神经位于更内侧时，这是一种选择（图 27.2）。

Smith 等描述了一种超声引导长轴腕管注射技术，在豌豆骨水平进行[8]。穿刺针在尺神经和动脉的浅方及外侧插入，以较小的角度至正中神经。使用水分离术将正中神经从粘连处剥离。Smith 等使用该技术进行了 50 多次注射，无并发症发生。长轴技术确保针尖和针干在任何时候都可以被监测到。我们发现这项技术对腕管手术失败的病例尤其有用，可直接注射到腕横韧带或腕管中部神经和肌腱密集的区域。

目前，还没有比较超声引导和盲法腕管注射疗效的研究。最近一项关于盲法腕管皮质类固醇注射

的研究发现，75% 接受腕管松解术的患者预后良好，而 8% 的患者病情恶化。而腕管注射后 70% 的患者有较好的短期效果，但 50% 的患者在 1 年后复发[9]。

Armstrong 等发现应用盲法进行腕管皮质类固醇注射 2 周后，患者神经功能得到改善，特别是缺失的正中神经感觉动作电位恢复，这一发现对所有疼痛专家具有重要意义，尤其是脊柱治疗专家[10]。

短轴技术的优点是可以在最短的距离使用最细的穿刺针。如果操作恰当，几乎是无痛的，但是，如果穿刺针扎进肌腱，患者就会感到疼痛。我们在 1800 多例患者中应用此技术进行超声引导腕管注射，只有一例出现并发症（感染，患者有感染病史）。

超声引导腕管注射技术

患者坐在疼痛介入医师对面，手和腕放在枕头上，掌心向上。患者坐在超声机器旁，这样介入医师就不必转头或改变视线，这些因素可能影响穿刺针置入的准确性。

手指弯曲，手放松使肌腱之间的间隙最大化，然后在手腕远端皮纹处获取短轴图像。识别屈肌腱之间的间隙，通常位于正中神经和尺神经中间呈垂直或稍倾斜的裂隙，大多数在中指和环指指浅屈肌腱之间（图 27.1 和 27.3a ～ c）。当进行超声引导注射时，无论是短轴还是长轴，须谨记穿刺针进针位置都在超声屏幕视野之外。因此，需要对拟进针部位进行简单的扫查以确保任何敏感的结构，如正中神经或尺神经或尺动脉都不在穿刺路径上[3]。根据探头在矢状面前后倾斜时的各向异性或外观从亮到暗的变化，可以将正中神经与肌腱区分开来。还应该注意，根据探头的方向和位置，正中神经可以向内侧或外侧移位。

将正中神经显示在超声屏幕中间，正中神经与进针点的距离通过超声机器的测量工具计算或屏幕上的刻度进行估计。我们通常使用 30 G、25 mm 的穿刺针，在短轴切面斜向穿过屈肌腱的间隙，尽量不与肌腱接触。将注射器轻握在手中，感受穿刺针在肌腱之间滑动，但不要刺入肌腱。当针尖位于肌腱浅方时，注射大约 1.5 ml 20 ～ 40 mg 曲安奈德和生理盐水（图 27.3b、c）。如果药物混合不充分或针刺入肌腱，可能会发生堵塞，需要插入更大型号的穿刺针。

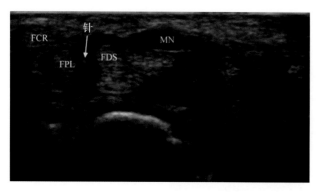

图 27.2　腕管综合征（短轴注射）——正中神经内侧移位。正中神经（MN）向内侧移位。在拇长屈肌（FPL）和指浅屈肌（FDS）肌腱之间有一个间隙，允许穿刺针（长箭）通过。FCR，桡侧腕屈肌

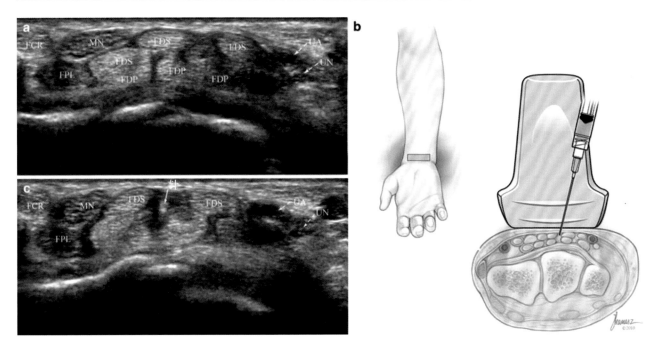

图 27.3　腕管综合征（短轴注射）。**a**. 增粗的正中神经（MN）和指浅屈肌（FDS）腱之间的裂隙。**b**. 注射前穿刺针和探头位置示意图（Joseph Kanasz 绘制）。**c**. 注射时的超声图像显示针尖（长箭）被无回声注射液包绕。FCR，桡侧腕屈肌腱；FPL，拇长屈肌腱；FDP，指深屈肌腱；UA，尺动脉；UN，尺神经

退针后，要求患者充分伸展手指，将药物弥散至腕管。根据我们的经验，在夜间联合使用手腕夹板并避免剧烈活动，轻度至中度腕管综合征患者在注射后可获得长达 6 个月或更长时间的症状完全缓解。

超声引导扳机指注射

解剖

扳机指发生在第一环形（A1）滑车，在过度摩擦或屈肌腱与滑车不匹配时发生。A1 滑车由环状结缔组织带组成，位于掌指关节近端，与肌腱腱鞘相邻[11]。A1 滑车在成人示指、中指和环指的平均长度为 12 mm，在小指的平均长度为 10 mm[12]。扳机指的超声表现包括肌腱肿胀，A1 滑车增厚、回声减低，充血反应，腱鞘积液，屈伸肌腱时腱鞘形态动态改变[11, 13-14]。

在超声短轴图像上，A1 滑车表现为低回声，呈反抛物线状覆盖在指浅屈肌、指深屈肌肌腱和掌板上。在拇指，A1 滑车形状更圆，因为内部只有拇长屈肌腱[11]。

扳机指是一种常见的手部疾病，普通人群中发病率为 2.6%，糖尿病患者中发病率为 10%。症状从感觉手指发紧、手掌疼痛到手指明显卡顿和绞锁均可出现。A1 滑车处大多数有压痛，症状轻微的患者中，压痛可能是唯一表现[11]。扳机指可根据 Quinnell 量表进行分级：0，活动正常；1，活动不协调；2，能够主动矫正绞锁；3，需要被动矫正绞锁；4，手指固定畸形[15]。

超声引导扳机指注射文献回顾

Godey 等发表了一种长轴注射技术，在一名患者中显示滑车下方和上方均有类固醇沉积[16]。Bodor 和 Flossman 描述了一种短轴注射技术，对 52 例扳机指中的 50 例进行前瞻性研究，发现在 6 个月时手指症状完全缓解率为 94%，1 年时为 90%，18 个月时为 65%，3 年时为 71%。这个结果具有统计学差异，与盲法注射相比效果更好，盲法注射 1 年时成功率为 56%[11, 17-18]。

超声引导扳机指注射技术

使用短轴技术，注射目标为 A1 滑车下方的三角区，其边界包括指浅屈肌和指深屈肌腱、掌板、远端掌骨和滑车（图 27.4）。在近节指骨水平，短轴识别屈肌腱。在此处，深方骨表面呈凹状。当探头向近端扫查时，跨过掌指关节后，近节指骨的凹面逐渐变为掌骨的凸面。

在此处，A1 滑车和目标三角区被识别并位于

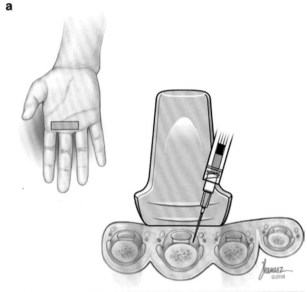

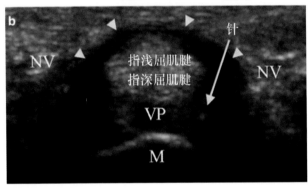

图 27.4 扳机指（短轴注射）。**a**.示意图（Joseph Kanasz 绘制），**b**.短轴图像显示 A1 滑车（箭头），针尖位于目标三角内，包括 A1 滑车（箭头）、指浅屈肌和指深屈肌腱、掌板（VP）和远端掌骨（M）。神经血管束（NV）位于滑车两侧

屏幕中心，或者对于右手注射的人可以在屏幕中心略偏左显示。选择肌腱桡侧或尺侧的三角区都可以。与其他短轴注射一样，需要高精确度，可以在探头一侧放置标记，标明其确切的中心。

我们使用远端到近端入路并沿三角形的斜边路径，在轴面，与水平的角度约为 70°，在矢状面的角度约为 45°。30 G 穿刺针刺入皮肤后，注射 0.25 ml 4% 的利多卡因即刻麻醉，然后在实时超声引导下小心地将穿刺针置入目标三角区。

当针尖在三角区时，注射器注射约 0.5～1.0 ml 10～15 mg 曲安奈德和 2%～4% 利多卡因混悬液，确保 A1 滑车下可见液体流入。如果液体在滑车外或没有液体流入，则调整穿刺针，直到看到液体流入。有时，最初注射药物时阻力较高，随后阻力急剧下降并可见滑车表面膨胀。滑车可能很坚韧，难

以穿透，穿刺针也可能发生堵塞，这时需要插入更大型号的穿刺针。注射后鼓励患者恢复正常活动。

超声引导腕关节注射

解剖

腕关节由桡骨和尺骨远端、近端腕骨、远端腕骨以及掌骨基底部共同组成，近端腕骨包括舟骨、月骨、三角骨和豌豆骨，远端腕骨包括大多角骨、小多角骨、头状骨和钩骨。腕关节由一组关节构成：远端尺桡关节、桡腕关节、腕骨间关节和腕掌关节。远端尺桡关节允许桡骨在旋前和旋后时绕尺骨旋转。双凹的桡腕关节允许腕关节屈伸和向桡、尺侧偏移。近端腕骨作为腕关节运动链的坚固中间部分，与远端腕骨共同形成半坚固环[19]。远端腕骨作为支持掌骨的坚实基础，与复杂的韧带共同连接并稳定腕骨[20]，这些内容不在本章的讨论范围之内。

腕关节容易受到急性和慢性损伤，包括背侧和掌侧脱位、慢性不稳定、类风湿和炎性关节炎以及骨性关节炎。骨性关节炎可分为原发性和继发性。手腕部原发性骨性关节炎最常见的部位是拇指的腕掌关节。继发性骨性关节炎通常发生在骨折后或腕关节最重要的两个韧带——舟月韧带和月三角韧带撕裂后[21]。约 95% 的继发性关节炎累及舟骨[22]。

超声引导腕关节注射文献回顾

Koski 等对 50 例活动性类风湿关节炎患者进行超声引导下腕关节注射[23]。第一组患者在桡腕关节注射曲安奈德 20 mg，第二组患者在桡腕关节注射一半剂量，腕骨间关节注射一半剂量。3 个月后，两组视觉模拟评分（VAS）均有改善，第一组 25 例中 19 例临床评估为更好或正常，第二组 25 例中 22 例临床评估为更好或正常。

Boesen 等对 17 例类风湿关节炎患者的桡腕关节注射 1 ml 甲泼尼龙 40 mg、0.15 ml 钆和 0.5 ml 0.5% 利多卡因，用以评估四个腕部间室的造影剂分布[24]。采用短轴入路，探头纵向放置在远端桡骨和月骨之间。1 代表间室内完全扩散，0.5 代表部分扩散，0 代表无扩散。平均分布评分为 2.4 分，分布较好的患者 MRI 滑膜炎评分较高，只有 2 例

患者在四个间室内都有分布。

在超声引导造影剂注射 MRI 关节造影的回顾性研究中，Lohman 等发现 101/108 例（93.5%）为关节腔内注射[25]。注射技术包括将手腕呈轻微的掌屈状态，触及 Lister 结节，使用超声短轴切面识别和标记桡腕关节第三和第四肌腱间室之间的间隙，探头旋转 90°，在长轴插入穿刺针。

Umphrey 等对尸体进行超声引导下大多角骨掌骨或拇指腕掌关节的短轴注射[26]。17 例关节中有 16 例（94%）在一次操作后，透视成像证实其关节内的显像。Mandl 等报道了盲法注射相似的成功率（91%），他们使用超声进行确认[27]。

Salini 等最近的一项研究对 18 例患者进行超声引导下拇指腕掌关节注射 1% 透明质酸钠。随访 1 个月后，休息时疼痛评分从 1.8 减轻到 0.5，活动时疼痛评分从 8 缓解到 4，9 例患者不再使用非甾体抗炎药，7 例患者减少了非甾体抗炎药的使用（每周 2.5 片减至 1 片）[28]。

Fuchs 等对 56 例拇指腕掌关节炎患者进行非超声引导下注射，比较一次注射曲安奈德 10 mg 和三次注射 1 ml 1% 透明质酸钠，每次间隔 1 周。曲安奈德组 VAS 从 61（注射前）到 20（注射后 3 周），再到 48（注射后 26 周），而透明质酸钠组从 64（注射前）到 30（最后一次注射后 3 周），再到 28（最后一次注射后 26 周）[29]。

超声引导腕关节注射技术

在计划注射前，建议进行精确的超声检查。例如，如果治疗腕部的桡侧疼痛，对桡骨-舟骨关节进行扫查并将其放置在屏幕中央，对关节进行仔细的触诊以确定其是疼痛的来源。为了便于准确的超声触诊，我们推荐使用小探头或小指尖。如果某一特定关节为疼痛来源，则相对于邻近结构，该关节存在明显压痛。我们发现这种技术在识别微小和难以穿刺的结构时非常有用，如三角骨-豌豆骨关节和舟骨-大多角骨-小多角骨关节。

下面介绍两种腕部注射技术，第一种采用长轴入路，第二种采用短轴入路。

桡腕关节的长轴入路，患者坐在超声仪器旁，面对医生。手腕内旋，轻微屈掌放在枕头上。在短轴识别 Lister 结节，其尺侧依次为拇长伸肌腱和指伸肌腱。将拇长伸肌腱和指伸肌腱间的间隙置于屏幕的中心，探头向远端移动，直到桡骨消失。探头旋转 90°，长轴显示桡骨-舟骨关节（图 27.5）。然后在长轴从远端向近端插入 27 G、32 mm 穿刺针，直到针尖进入关节内。

对于小而表浅的关节注射，如拇指腕掌关节，短轴注射最容易操作。腕关节放置在旋前和旋后之间中立位，背侧入路轻度向尺侧偏斜，掌侧入路轻度旋后、拇指内收，向尺侧轻度偏斜。将关节显示在屏幕的中心，估计皮肤与关节浅表部分之间的距离。将 30 G、12.5 mm 或 25 mm 穿刺针在短轴朝向关节插入（图 27.6）。当穿刺针位于关节内，注射 0.5 ～ 1.0 ml 皮质类固醇、利多卡因或关节润滑剂。背侧入路的优点是避开手掌掌侧的敏感皮肤，而掌侧入路如 Umphrey 等所述，避开了覆盖表面的拇指肌腱[26]。

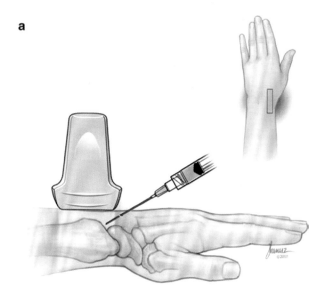

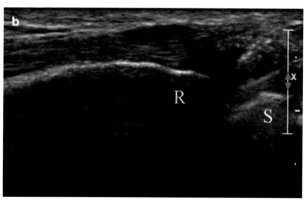

图 27.5　腕（桡骨-舟骨）关节长轴注射。a.示意图（Joseph Kanasz 绘制）。b.关节长轴图像显示桡骨（R）和舟骨（S），穿刺针从右侧进入。注射液包绕针尖

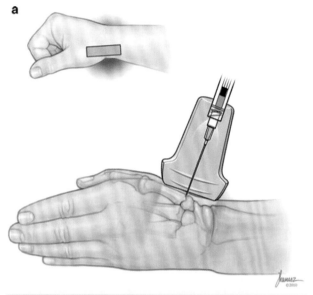

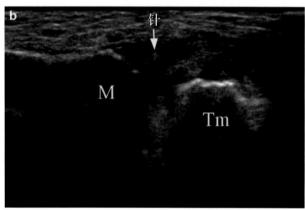

图 27.6 拇指腕掌关节注射（短轴背侧入路）。**a**. 示意图（Joseph Kanasz 绘制）。**b**. 注射过程中，短轴图像显示穿刺针（长箭）、近端掌骨（M）和大多角骨（Tm）。药物通过 30 G 针高速注射，气泡被注射到关节深处，掌骨和大多角骨之间产生高回声

超声引导肌腱功能障碍注射治疗

解剖

伸肌腱在腕和前臂背侧分为 6 个间室：E1，拇长展肌和拇短伸肌；E2，桡侧腕长伸肌和腕短伸肌；E3，拇长伸肌；E4，指伸肌；E5，小指伸肌；E6，尺侧腕伸肌。肌腱容易发生摩擦、过度使用、渗出和退行性变。伸肌总腱起源于肱骨外上髁，由桡侧腕短伸肌、指伸肌、小指伸肌和尺侧腕伸肌肌腱构成。屈肌腱的解剖在腕管部分讨论。

de Quervain 腱鞘炎

Fritz de Quervain 于 1895 年描述了第一间室肌腱（拇长展肌和拇短伸肌腱）的狭窄性腱鞘炎[30]。拇指和腕部活动疼痛、桡骨茎突压痛，发病率约为 0.94/1000 ～ 6.3/1000 人 / 年[31-32]，女性、老年人和非裔美国人更易患此病[32]。超声表现为肌腱及腱鞘增厚，腱周水肿改变[33]。

Zingas 等对 19 例 de Quervain 腱鞘炎患者进行盲法注射皮质类固醇和放射性染料[34]。16 例 E1 区有染色的患者中，11 例症状缓解；5 例 E1 区内及拇长展肌和拇短伸肌腱周围均有染色的患者中，4 例症状缓解；3 例 E1 区无染色的患者中，症状均无缓解。作者总结缓解症状的最佳方法为精确的腱鞘注射，如果较小的拇短伸肌腱与较大的拇长展肌腱之间有未被识别的隔膜，注射和手术都可能会失败。

Avci 等对孕妇和哺乳期妇女中进行了一项随机对照试验，9 名患者接受盲法皮质类固醇注射，疼痛均完全缓解，无人使用拇指骨夹板[35]。

Jeyapalan 和 Choudhary 对 17 例 de Quervain 腱鞘炎患者进行超声指导下注射，随访 16 例患者中有 15 例患者（94%）的症状明显缓解[36]。

交叉综合征

交叉综合征（或称 oarsman 综合征）发生在前臂远端 E1（拇长展肌和拇短伸肌）和 E2（桡侧腕长伸肌和桡侧腕短伸肌）肌腱交叉处。局部压痛可证实诊断。超声表现包括腱鞘增厚或存在积液[37]。超声引导皮质类固醇注射和避免直接受压与剧烈活动可以帮助治疗。更罕见的摩擦综合征可发生在更远端 E2 和 E3 交叉处。

肱骨外上髁炎

普通人群中，外上髁炎（或称"网球肘"）的发病率为 0.4% ～ 0.7%[38-39]。外上髁炎继发于伸肌总腱的过度使用、退变、修复障碍（肌腱病）或微撕裂[3, 40]。桡侧腕短伸肌腱的深层纤维最常受累。超声表现包括肌腱弥漫性肿胀、回声减低、线状和复杂撕裂、腱内钙化和邻近骨质不规则[3]。

最近的系统综述[41-42]发现皮质类固醇注射可短期缓解症状，但无长期益处，而物理治疗相比不干预略微改善中期和长期结果。使用皮质类固醇的风险包括伸肌总腱和侧副韧带断裂。

Mishra 等对 20 例皮质类固醇注射和物理治疗失败的慢性外上髁炎患者进行了第一个富血小板血浆（PRP）注射的随机对照试验[43]。8 周后，PRP

组 15 例患者中有 60% 的患者 VAS 有所改善，而布比卡因组 5 例患者只有 16% 有所改善。在最后的随访中，平均 25.6 个月后，PRP 组 93% 有所改善。

最新的系统综述总结，增生疗法、聚多卡醇、自体全血和 PRP 都对外上髁炎有效[44-45]，还有更多的研究在进行中，McShane 等报道超声引导经皮针刺治疗外上髁炎，平均随访 22 个月，92% 的患者疗效达到良好到极好水平[46]。

肌腱撞击

Arora 等报道了 141 例角度固定的掌侧钢板置入、切开复位内固定治疗的患者，发现 2 例拇长屈肌腱断裂、9 例屈肌腱腱鞘炎、2 例拇长伸肌腱断裂、4 例伸肌腱腱鞘炎、3 例腕管综合征和 5 例复杂区域疼痛综合征[47]。Casaletto 等报道了 7 例掌侧钢板内固定相关的拇长屈肌腱断裂[48]。Adham 等描述了 4 例桡骨远端骨折掌侧钢板内固定后的屈肌腱问题，均为屈肌腱与螺钉或钢板远端边缘接触所致[49]。

超声引导肌腱功能障碍治疗技术

超声引导 de Quervain 腱鞘炎注射治疗操作如下：在拇指基底部短轴识别拇长展肌和拇短伸肌肌腱，向近端扫查至压痛最明显的点，通常位于肌腱经过桡骨茎突处。E1 腱鞘是注射的靶点，但如果存在隔膜或液体没有扩散到整个腱鞘，则可以将每个肌腱的腱鞘分别作为靶点进行注射。将肌腱之间的间隙置于屏幕中心，使用 27 G、32 mm 穿刺针在短轴注射 1 ～ 2 ml 利多卡因 / 皮质类固醇（图 27.7）。

超声引导交叉综合征注射治疗采取相似的方式。向近端扫查 E1 肌腱至 E1 与 E2 肌腱交叉处。可在拇长展肌和拇短伸肌腱之间的 E1 腱鞘进行短轴注射，然后将穿刺针置于 E1 和 E2 之间的间隙，注射更多药物。

超声检查是诊断外上髁炎最有效的方法，可显示伸肌总腱是否肿胀、退变、部分或完全撕裂，这些因素与准确的穿刺一样影响预后。超声引导可使用短轴或长轴，引导撕裂处注射 PRP 或评估注射液扩散情况（图 27.8）。

超声引导肌腱撞击注射可在动态扫查后进行，以确定哪条肌腱在何处撞击。由于皮质类固醇会增加肌腱断裂的风险，所以只进行局麻药注射。当疼

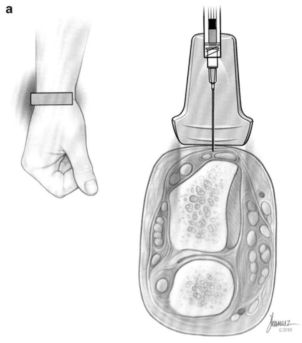

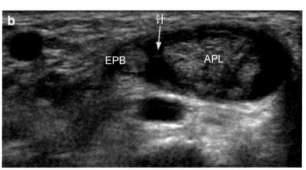

图 27.7　de Quervain 腱鞘炎（短轴注射）。**a**. 示意图（Joseph Kanasz 绘制）。**b**. 短轴图像显示针尖（长箭）在拇长展肌（APL）和拇短伸肌（EPB）腱之间

痛来源确定后，要决定是否去除固定物。肌腱（如拇长屈肌腱）撞击注射技术与腕管综合征类似。可使用短轴或长轴入路，但穿刺针要穿过肌腱浅层，使针尖位于拇长屈肌腱和固定板或螺钉之间。在此处，注射 0.5 ～ 1.0 ml 4% 利多卡因或 0.75% 布比卡因，然后评估疼痛和功能情况（图 27.9）。

超声引导肘关节注射

解剖

肘关节是由三块骨组成的复合关节，包括肱骨、桡骨和尺骨。尺骨-肱骨关节近似于铰链关节，而尺桡关节和肱桡关节可以轴向旋转。关节囊包裹整个肘关节，在肘关节伸直时紧绷而在肘关节屈曲时松弛。肘关节包含三个脂肪垫，其中两个位于桡

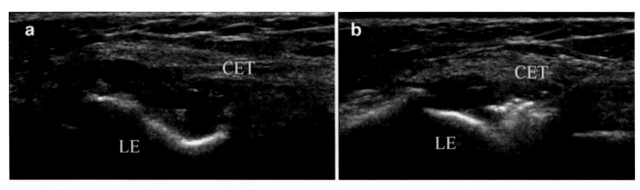

图 27.8 外上髁炎。**a.** 长轴图像显示伸肌总腱（CET）起点和外上髁（LE）之间的无回声液体，提示有撕裂。**b.** 长轴图像显示穿刺针注射 PRP 至撕裂处

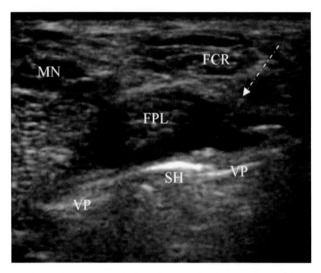

图 27.9 拇长屈肌腱撞击。桡骨远端短轴图像显示掌侧固定板（VP）和突出的螺丝头（SH），邻近拇长屈肌（FPL）腱。该图进行了诊断性注射。经长轴入路局部注射局麻药，将拇长屈肌腱与螺丝头分离。穿刺针表现为长箭下方多发点状强回声，因为穿刺进针角度较大，所以很难显示。

窝和冠突窝，第三个位于鹰嘴窝。当肘关节出现积液时，脂肪垫被抬高，影像学征象表现为后部和前部脂肪垫抬高。

肘关节周围有多个滑囊，包括肘部滑囊和鹰嘴滑囊。肘部滑囊包括肱二头肌桡骨滑囊和骨间滑囊[50]。肘部滑囊位于肱二头肌远端肌腱和桡骨结节之间，可以减少前臂旋前时的摩擦。肘部滑囊炎少见，会引起肘前窝的疼痛和肿胀。肘关节后方有三个滑囊，包括浅表的尺骨鹰嘴滑囊，位于鹰嘴后方的皮下组织内。这个滑囊常见的炎症多继发于直接损伤或反复性创伤或炎症性疾病。

在此区域进行介入治疗时，熟悉肘关节附近周围神经的解剖非常重要。尺神经位于内侧尺骨鹰嘴突和内上髁之间，桡神经位于外侧肱桡肌深方，分为深支和浅支。桡神经深支走行于旋后肌两头之间，浅支在肱桡肌深方走行至手背桡侧[52]。正中神经位于前面，在肱肌浅方和肱动脉内侧[53]。

超声引导肘关节注射文献回顾

超声引导肘关节注射通常用于诊断和治疗由骨性关节炎、类风湿关节炎、晶体关节病和感染引起的疼痛。超声是临床医生治疗肘关节疼痛的一种有价值的工具，因为体格检查和盲法抽吸往往不能发现积液的出现。

Louis 等和 Bruyn 等描述了类似的方法：肘关节屈曲放于胸前或向后伸，手置于一个平坦区域的表面[54-55]。探头与上臂长轴平行，并向外侧移动，直到肱三头肌腱消失。在长轴方向插入穿刺针。该入路无损伤正中神经、桡神经和尺神经的风险，关键的解剖标志包括肱骨的鹰嘴窝、后脂肪垫和鹰嘴。

超声引导肘关节注射技术

患者背对医生而坐，枕头折叠放在膝上而手放在枕上，肘关节屈曲。长轴图像显示尺骨鹰嘴和肱三头肌腱（图 27.10a）。保持探头下端在鹰嘴上，探头上端在右肘部顺时针旋转 30°，在左肘部逆时针旋转 30°。探头旋转时，肱骨远端外侧滑车的凸面及其薄层低回声软骨出现在视野中。关节间隙是鹰嘴和滑车之间的小切迹（图 27.10c）。

注意不要向外侧旋转太多——如果没有看到低回声软骨层，尺骨鹰嘴上方的骨表面可能是后外上髁。然后探头向下移动，缩短穿刺针到关节腔所需的距离。通常使用最细的针，在长轴从上到下插入（图 27.10b）。如果需要进行抽吸（图 27.11），在麻醉后将针抽出，并沿其路径插入更大型号的针。

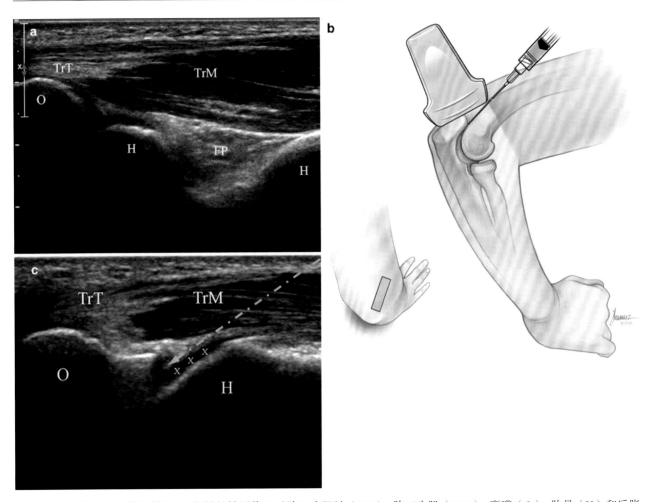

图 27.10　肘关节（长轴注射）。**a.** 起始长轴图像显示肱三头肌腱（TrT）、肱三头肌（TrM）、鹰嘴（O）、肱骨（H）和后脂肪垫（FP）。**b.** 示意图显示探头上端向外侧旋转 30° 后的位置（Joseph Kanasz 绘制）。**c.** 超声图像显示肱三头肌腱（TrT）、肱三头肌（TrM）、透明软骨（x）和穿刺针轨迹（长箭），穿刺针穿过肌肉并避开肌腱

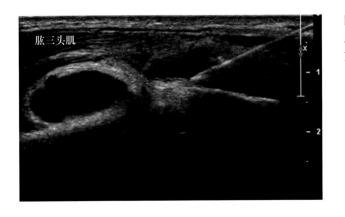

图 27.11　肘关节抽吸。长轴图像显示使用 18 G 穿刺针对痛风患者肘关节进行抽吸，抽出 15 ml 液体。积液位于关节上方，因此图中显示的深方骨质是肱骨远端外侧

参考文献

1. Bodor M. Shoulder pathokinesiology and rehabilitation. In: Painful shoulder. AAEM Course Symposia, American Association of Neuromuscular and Electrodiagnostic Medicine; 2004.
2. Gorski JM, Schwartz LH. Shoulder impingement presenting as neck pain. J Bone Joint Surg Am. 2003;85-A(4):635–8.
3. Bodor M, Fullerton B. Ultrasonography of the hand, wrist and elbow. Phys Med Clin N Am. 2010;21(3):509–31.
4. Lee D, van Holsbeeck MT, Janevski PK, Ganos DL, Ditmars DM, Darian VB. Diagnosis of carpal tunnel syndrome. Ultrasound versus electromyography. Radiol Clin N Am. 1999;37(4):859–72.
5. Hobson-Webb LD, Massey JM, Juel VC, Sanders DB. The ultrasonographic wrist-to-forearm median nerve area ratio in carpal tunnel syndrome. Clin Neurophysiol. 2008;119(6):1353–7.
6. Beekman R, Visser LH. Sonography in the diagnosis of carpal tunnel syndrome: a critical review of the literature. Muscle Nerve. 2003;27(1):26–33. Review.
7. Grassi W, Farina A, Filippucci E, Cervini C. Intralesional therapy in carpal tunnel syndrome: a sonographic-guided approach. Clin Exp Rheumatol. 2002;20(1):73–6.
8. Smith J, Wisniewski SJ, Finnoff JT, Payne JM. Sonographically guided carpal tunnel injections: the ulnar approach. J Ultrasound

Med. 2008;27(10):1485–90.

9. Bland JD. Treatment of carpal tunnel syndrome. Muscle Nerve. 2007;36(2):167–71. Review.

10. Armstrong T, Devor W, Borschel L, Contreras R. Intracarpal steroid injection is safe and effective for short-term management of carpal tunnel syndrome. Muscle Nerve. 2004;29(1):82–8.

11. Bodor M, Flossman T. Ultrasound-guided first annular pulley injection for trigger finger. J Ultrasound Med. 2009;28(6):737–43.

12. Wilhelmi BJ, Snyder NIV, Verbesey JE, Ganchi PA, Lee WP. Trigger finger release with hand surface landmark ratios: an anatomic and clinical study. Plast Reconstr Surg. 2001;108:908–15.

13. Serafini G, Derchi LE, Quadri P, et al. High resolution sonography of the flexor tendons in trigger fingers. J Ultrasound Med. 1996;15:213–9.

14. Guerini H, Pessis E, Theumann N, et al. Sonographic appearance of trigger fingers. J Ultrasound Med. 2008;27(10):1407–13.

15. Quinnell RC. Conservative management of trigger finger. Practitioner. 1980;24:187–90.

16. Godey SK, Bhatti WA, Watson JS, Bayat A. A Technique for accurate and safe injection of steroid in trigger digits using ultrasound guidance. Acta Orthop Belg. 2006;72:633–4.

17. Fleisch SB, Spindler KP, Lee DH. Corticosteroid injections in the treatment of trigger finger: a level I and II systematic review. J Am Acad Orthop Surg. 2007;15:166–71.

18. Peters-Veluthamaningal C, Winters JC, Groenier KH, Jong BM. Corticosteroid injections effective for trigger finger in adults in general practice: a double-blinded randomised placebo controlled trial. Ann Rheum Dis. 2008;67(9):1262–6.

19. Lichtman DM, Schneider JR, Swafford AR, Mack GR. Ulnar midcarpal instability-clinical and laboratory analysis. J Hand Surg Am. 1981;6(5):515–23.

20. Boutry N, Lapegue F, Masi L, Claret A, Demondion X, Cotten A. Ultrasonographic evaluation of normal extrinsic and intrinsic carpal ligaments: preliminary experience. Skelet Radiol. 2005;34(9):513–21.

21. Taljanovic MS, Sheppard JE, Jones MD, Switlick DN, Hunter TB, Rogers LF. Sonography and sonoarthrography of the scapholunate and lunotriquetral ligaments and triangular fibrocartilage disk: initial experience and correlation with arthrography and magnetic resonance arthrography. J Ultrasound Med. 2008;27(2):179–91.

22. Watson HK, Ryu J. Evolution of arthritis of the wrist. Clin Orthop Relat Res. 1986;202:57–67.

23. Koski JM, Hermunen H. Intra-articular glucocorticoid treatment of the rheumatoid wrist. An ultrasonographic study. Scand J Rheumatol. 2001;30(5):268–70.

24. Boesen M, Jensen KE, Torp-Pedersen S, Cimmino MA, Danneskiold-Samsøe B, Bliddal H. Intra-articular distribution pattern after ultrasound-guided injections in wrist joints of patients with rheumatoid arthritis. Eur J Radiol. 2009;69(2):331–8.

25. Lohman M, Vasenius J, Nieminen O. Ultrasound guidance for puncture and injection in the radiocarpal joint. Acta Radiol. 2007;48(7):744–7.

26. Umphrey GL, Brault JS, Hurdle MF, Smith J. Ultrasound-guided intra-articular injection of the trapeziometacarpal joint: description of technique. Arch Phys Med Rehabil. 2008;89(1):153–6.

27. Mandl LA, Hotchkiss RN, Adler RS, Ariola LA, Katz JN. Can the carpometacarpal joint be injected accurately in the office setting? Implications for therapy. J Rheumatol. 2006;33(6):1137–9.

28. Salini V, De Amicis D, Abate M, Natale MA, Di Iorio A. Ultrasound-guided hyaluronic acid injection in carpometacarpal osteoarthritis: short-term results. Int J Immunopathol Pharmacol. 2009;22(2):455–60.

29. Fuchs S, Mönikes R, Wohlmeiner A, Heyse T. Intra-articular hyaluronic acid compared with corticoid injections for the treatment of rhizarthrosis. Osteoarthr Cartil. 2006;14(1):82–8.

30. de Quervain F. Uber eine form von chronischer tendovaginitis, Corresp.-B1. f. Schweizer Arzte. 1895;25:389–94.

31. Roquelaure Y, Ha C, Leclerc A, et al. Epidemiologic surveillance of upper-extremity musculoskeletal disorders in the working population. Arthritis Rheum. 2006;55:765–78.

32. Wolf JM, Sturdivant RX, Owens BD. Incidence of de Quervain's tenosynovitis in a young, active population. J Hand Surg Am. 2009;34:112–5.

33. Diop AN, Ba-Diop S, Sane JC, et al. Role of US in the management of de Quervain's tenosynovitis: review of 22 cases. J Radiol. 2008;89(9 pt 1):1081–4. French.

34. Zingas C, Failla JM, Van Holsbeeck M. Injection accuracy and relief of De Quervain's tendinitis. J Hand Surg Am. 1998;23(1):89–96.

35. Avci S, Yilmaz C, Sayli U. Comparison of nonsurgical treatment measures for de Quervain's disease of pregnancy and lactation. J Hand Surg Am. 2002;27:322–4.

36. Jeyapalan K, Choudhary S. Ultrasound-guided injection of triamcinolone and bupivacaine in the management of De Quervain's disease. Skelet Radiol. 2009;38(11):1099–103.

37. De Maeseneer M, Marcelis S, Jager T, Girard C, Gest T, Jamadar D. Spectrum of normal and pathologic findings in the region of the first extensor compartment of the wrist: sonographic findings and correlations with dissections. J Ultrasound Med. 2009;28(6):779–86.

38. Plancher KD, Halbrecht J, Lourie GM. Medial and lateral epicondylitis in the athlete. Clin Sports Med. 1996;15:283–305.

39. Hamilton P. The prevalence of humeral epicondylitis: a survey in general practice. J R Coll Gen Pract. 1986;36:464–5.

40. Rineer CA, Ruch DS. Elbow tendinopathy and tendon ruptures: epicondylitis, biceps and triceps ruptures. J Hand Surg Am. 2009;34(3):566–76. Review.

41. Smidt N, Assendelft WJ, van der Windt DA, Hay EM, Buchbinder R, Bouter LM. Corticosteroid injections for lateral epicondylitis: a systematic review. Pain. 2002;96(1–2):23–40. Review.

42. Barr S, Cerisola FL, Blanchard V. Effectiveness of corticosteroid injections compared with physiotherapeutic interventions for lateral epicondylitis: a systematic review. Physiotherapy. 2009;95(4):251–65.

43. Mishra A, Pavelko T. Treatment of chronic elbow tendinosis with buffered platelet-rich plasma. Am J Sports Med. 2006;34(11):1774–8.

44. Rabago D, Best TM, Zgierska AE, Zeisig E, Ryan M, Crane D. A systematic review of four injection therapies for lateral epicondylosis: prolotherapy, polidocanol, whole blood and platelet-rich plasma. Br J Sports Med. 2009;43(7):471–81.

45. Fullerton BD, Reeves KD. Ultrasonography in regenerative injection (prolotherapy) using dextrose, platelet-rich plasma and other injectants. Phys Med Clin N Am. 2010;21(3):585–605.

46. McShane JM, Shah VN, Nazarian LN. Sonographically guided percutaneous needle tenotomy for treatment of common extensor tendinosis in the elbow: is a corticosteroid necessary? J Ultrasound Med. 2008;27:1137.

47. Arora R, Lutz M, Hennerbichler A, Krappinger D, Espen D, Gabl M. Complications following internal fixation of unstable distal radius fracture with a palmar locking-plate. J Orthop Trauma. 2007;21(5):316–22.

48. Casaletto JA, Machin D, Leung R, Brown DJ. Flexor pollicis longus tendon ruptures after palmar plate fixation of fractures of the distal radius. J Hand Surg Eur Vol. 2009;34(4):471–4.

49. Adham MN, Porembski M, Adham C. Flexor tendon problems after volar plate fixation of distal radius fractures. Hand (N Y). 2009;4(4):406–9.

50. Skaf AY, Boutin RD, Dantas RW, et al. Bicipitoradial bursitis: MR imaging findings in eight patients and anatomic data from contrast material opacification of bursae followed by routine radiography and MR imaging in cadavers. Radiology. 1999;212:111–6.

51. Sofka CM, Adler RS. Sonography of cubital bursitis. AJR Am J Roentgenol. 2004;183(1):51–5.

52. Nakamichi K, Tachibana S. Ultrasonographic findings in isolated neuritis of the posterior interosseous nerve: comparison with normal findings. J Ultrasound Mcd. 2007;26(5).683–7.

53. Finlay K, Ferri M, Friedman L. Ultrasound of the elbow. Skelet Radiol. 2004;33(2):63–79.

54. Louis LJ. Musculoskeletal ultrasound intervention: principles and advances. Radiol Clin N Am. 2008;46(3):515–33. vi.

55. Bruyn GA, Schmidt WA. How to perform ultrasound-guided injections. Best Pract Res Clin Rheumatol. 2009;23(2):269–79.

第28章

超声引导髋关节注射

Hariharan Shankar, Kashif Saeed

概述

髋部疼痛可由多种情况引起,包括骨性关节炎、类风湿性关节炎和髋臼盂唇撕裂。随着人口老龄化和肥胖人口的增加,髋部骨性关节炎的发病率也随之增高。总体而言,美国 60 岁以上的老年人,14.3%在过去 6 周大部分时间都有明显的髋部疼痛[1]。髋部疼痛的治疗包括镇痛,包括非甾体类抗炎药、关节内类固醇和黏性补充剂注射治疗,以及晚期患者的髋关节置换[2]。关节内注射可根据解剖标志或使用透视、CT 和超声引导进行[2-8]。本章讨论不同影像学方法及其优缺点,最后介绍超声引导髋关节注射技术。

髋关节解剖

髋关节是一个滑膜关节,由于股骨头和髋臼的"球窝"结构,使其可向各个方向运动。髋臼周缘有纤维软骨唇增加了关节窝的深度。股骨头韧带位于关节内,连接股骨头的中心和髋臼。关节囊由纵向的髂股韧带、坐股韧带和关节囊外的耻股韧带增厚加强。

股神经血管束通过髂腰肌与髋关节分隔,其位于由外侧缝匠肌、内侧长收肌和上方腹股沟韧带组成的股三角内。股动脉发出股深动脉,股深动脉分为旋股内侧动脉和旋股外侧动脉供应股骨头和颈。闭孔动脉的后支也发出一分支穿行股骨头韧带,供应股骨头。

股神经、闭孔神经和坐骨神经的分支发出关节支至髋关节。

髋关节内注射

常用的暂时缓解髋关节疼痛的方法包括注射局麻药、类固醇和黏性补充剂。关节内注射局麻药有助于鉴别疼痛的来源[9-10]。注射的精确度明显提高了其诊断价值。关节内注射类固醇可以减轻疼痛和炎症[11]。Robinson 等对 120 名患者经透视引导下注射两种不同剂量的类固醇并进行了比较,发现关节内类固醇注射在增加关节活动度和缓解疼痛方面存在剂量反应[12]。

黏性补充剂是在关节腔内注射透明质酸以改善润滑和缓解疼痛,因此可以延迟关节置换[13]。虽然对膝关节有广泛的研究,但关于髋关节黏性补充剂使用的报道很少。两项随机对照研究发现黏性补充剂对髋关节骨性关节炎无效[14-15]。Park 等的回顾性研究比较了关节内注射酮咯酸与皮质类固醇治疗髋关节骨性关节炎,发现 6 个月后两者疗效相似[16]。

盲法注射的局限性

由于髋关节位置较深,基于解剖标记的盲法注射不仅缺乏准确性,还可能损伤关节附近的神经血管结构。前入路时,穿刺针离股神经很近,可能会刺穿神经。根据技术和操作者的不同,基于解剖标记的盲法注射成功率从 50% 到 80% 不等。Leopold 等根据解剖标志将穿刺针插入尸体髋关节,发现前入路时穿刺针距股神经 4.5 mm,外侧入路时穿刺针距股神经 58.9 mm[3]。

这种风险要求应用影像引导进行髋关节注射。使用透视或 CT 引导要考虑成本以及对患者和操作者的辐射暴露[6-7]。此外，虽然透视广泛用于关节内注射，但它并不能显示神经血管束。

超声引导髋关节注射的证据

超声可用于肌肉骨骼成像诊断，自然可进行超声引导下注射。超声仪器便携、相对便宜、对人体无大的生物效应而且可以显示骨骼以外的软组织结构。超声可诊断各种疾病，包括关节炎、软组织肿块、积液和盂唇撕裂，还有助于关节积液的抽吸[17-18]。

Hoeber等首次进行了系统综述和Meta分析，结果显示超声引导髋关节注射的准确性明显高于盲法技术[19]。多项研究报道超声引导髋关节注射的准确率为97%～100%[20-23]。另一项小规模研究也证实了超声引导髋关节注射的有效性[23]。另外，Pourbagher等在超声引导下髋关节内注射透明质酸后，通过CT证实[22]。

透视一直是髋关节内注射的标准，但当Byrd等将其与超声引导进行比较，发现超声引导的患者舒适性评分更高，且患者更倾向于超声引导注射[24]。

除了有效性以外，超声引导髋关节注射还可以提供额外的安全保证。Sofka等进行了358例成人超声引导髋关节穿刺/注射的回顾性研究，未发现穿刺血管或股神经[25]。同样，Berman等报道了800例成功的超声引导下髋关节注射，均未出现严重并发症[26]。

超声引导髋关节注射技术

作者倾向于前矢状入路。患者取仰卧位，髋关节保持在中立位；在膝下放枕可更舒适并放松关节。

通常使用凸阵探头。对于体型瘦小的患者，线阵高频探头可提供更好的分辨率。根据观察股骨头、颈所需的穿透深度来调整频率。注射的目标区域为髋关节前隐窝，位于股骨颈与股骨头交界处。这个部位有时可见低回声的积液。

髋关节扫查可以从股骨干短轴切面开始，向上扫查至转子间水平。然后将探头向内侧移动并旋转与股骨头平行。另一种入路称为前矢状入路，从大腿外侧边缘向内侧纵向移动探头，直到显示股骨头呈高回声曲线。随后沿股骨颈微调探头显示髋关节（图28.1）。在股骨头的头侧，可见盂唇呈三角形的

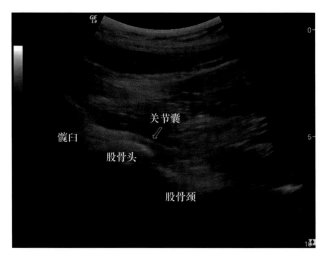

图28.1 髋关节前方长轴超声图像，显示股骨头、股骨颈、髋臼和关节囊

高回声结构。

扫查时首先识别神经血管束以及股骨头和股骨颈的位置（图28.2）。彩色多普勒超声用于排除穿刺针路径上的血管，特别是旋股动脉（图28.3）。

使用葡萄糖酸氯己定或碘伏对皮肤进行消毒，放置无菌纱布。确定股骨头和股骨颈的位置、方向和深度后，将探头放置在无菌套中并加入充足的水溶性凝胶。根据个人习惯，在平面内或平面外置入3.5英寸无菌穿刺针（图28.4）。

水定位可以确定针尖的位置。超声扫查股骨头可显示关节炎改变。实时注射局麻药和类固醇混合物时可能出现高回声，并可在前关节囊下方扩散（图28.5）。

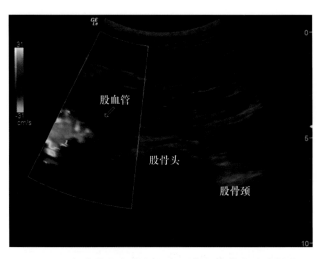

图28.2 正常髋关节内旋的超声图像，彩色血流多普勒显示股血管。探头放置在比正常更向内侧的位置，使血管和关节显示在一个视野中

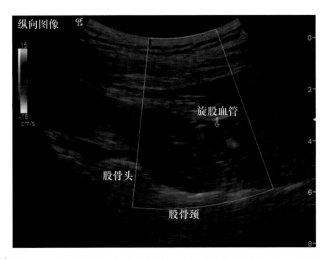

图 28.3　髋关节前方纵向超声图像，彩色血流多普勒显示旋股血管

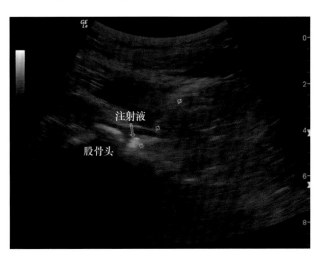

图 28.5　髋关节类固醇注射后的超声图像，显示注射液呈高回声伴声影。箭头所示为 25 G 穿刺针

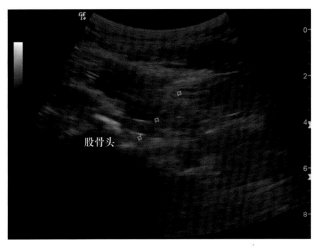

图 28.4　髋关节严重关节炎的超声图像，显示股骨头为不规则强回声伴声影。箭头所示为 25 G 穿刺针

另一种外侧入路已被描述，患者侧卧位，患侧向上，探头放置在前面，穿刺针从外侧平面内置入。

结论

目标部位和周围结构的显示可确保患者安全，并提高临床医生的操作能力。虽然基于解剖标志和透视引导的关节内注射提供了一些可视化，但它们也有潜在的风险。超声成像可以安全、有效地为髋关节注射提供实时引导，同时避免神经血管损伤和辐射暴露。

参考文献

1. Christmas C, Crespo CJ, Franckowiak SC, Bathon JM, Bartlett SJ, Andersen RE. How common is hip pain among older adults? Results from the Third National Health and Nutrition Examination Survey. J Fam Pract. 2002;51:345–8.
2. Zhang W, Moskowitz RW, Nuki G, Abramson S, Altman RD, Arden N, et al. OARSI recommendations for the management of hip and knee osteoarthritis, part II: OARSI evidence-based, expert consensus guidelines. Osteoarthr Cartil. 2008;16:137–62.
3. Leopold SS, Battista V, Oliverio JA. Safety and efficacy of intraarticular hip injection using anatomic landmarks. Clin Orthop Relat Res. 2001;391:192–7.
4. Kullenberg B, Runesson R, Tuvhag R, Olsson C, Resch S. Intraarticular corticosteroid injection: pain relief in osteoarthritis of the hip? J Rheumatol. 2004;31:2265–8.
5. Brocq O, Tran G, Breuil V, Grisot C, Flory P, Euller-Ziegler L. Hip osteoarthritis: short-term efficacy and safety of viscosupplementation by hylan G-F 20. An open-label study in 22 patients. Joint Bone Spine. 2002;69:388–91.
6. Santos-Ocampo AS, Santos-Ocampo RS. Non-contrast computed tomography-guided intraarticular corticosteroid injections of severe bilateral hip arthritis in a patient with ankylosing spondylitis. Clin Exp Rheumatol. 2003;21:239–40.
7. Margules KR. Fluoroscopically directed steroid instillation in the treatment of hip osteoarthritis: safety and efficacy in 510 cases. Arthritis Rheum. 2001;44:2449–50; author reply 2455–6
8. Karim Z, Brown AK, Quinn M, Wakefield RJ, Conaghan PG, Emery P, O'Connor PJ. Ultrasound-guided steroid injections in the treatment of hip osteoarthritis: comment on the letter by Margules. Arthritis Rheum. 2004;50:338–9; author reply 339–40
9. Crawford RW, Gie GA, Ling RS, Murray DW. Diagnostic value of intra-articular anaesthetic in primary osteoarthritis of the hip. J Bone Joint Surg Br. 1998;80:279–81.
10. Kleiner JB, Thorne RP, Curd JG. The value of bupivicaine hip injection in the differentiation of coxarthrosis from lower extremity neuropathy. J Rheumatol. 1991;18:422–7.
11. Neidel J, Boehnke M, Kuster RM. The efficacy and safety of intraarticular corticosteroid therapy for coxitis in juvenile rheumatoid arthritis. Arthritis Rheum. 2002;46:1620–8.
12. Robinson P, Keenan AM, Conaghan PG. Clinical effectiveness

and dose response of image-guided intra-articular corticosteroid injection for hip osteoarthritis. Rheumatology (Oxford). 2007;46:285–91.

13. Fernandez Lopez JC, Ruano-Ravina A. Efficacy and safety of intraarticular hyaluronic acid in the treatment of hip osteoarthritis: a systematic review. Osteoarthr Cartil. 2001;14:1306–11.

14. Qvistgaard E, Kristoffersen H, Terslev L, Danneskiold-Samsoe B, Torp-Pedersen S, Bliddal H. Guidance by ultrasound of intra-articular injections in the knee and hip joints. Osteoarthr Cartil. 2001;9:512–7.

15. Richette P, Ravaud P, Conrozier T, Euller-Ziegler L, Mazières B, Maugars Y, et al. Effect of hyaluronic acid in symptomatic hip osteoarthritis: a multicenter, randomized, placebo-controlled trial. Arthritis Rheum. 2009;60:824–30.

16. Park KD, Kim TK, Bae BW, Ahn J, Lee WY, Park Y. Ultrasound guided intra-articular ketorolac versus corticosteroid injection in osteoarthritis of the hip: a retrospective comparative study. Skelet Radiol. 2015;44:1333–40.

17. Sofka CM, Adler RS, Danon MA. Sonography of the acetabular labrum: visualization of labral injuries during intra-articular injections. J Ultrasound Med. 2006;25:1321–6.

18. Cavalier R, Herman MJ, Pizzutillo PD, Geller E. Ultrasound-guided aspiration of the hip in children: a new technique. Clin Orthop Relat Res. 2003;415:244–7.

19. Hoeber S, Aly AR, Ashworth N, Rajasekaran S. Ultrasound-guided hip joint injections are more accurate than landmark-guided injections: a systematic review and meta-analysis. Br J Sports Med. 2016;50:392–6.

20. Choudur HN, Ellins ML. Ultrasound-guided gadolinium joint injections for magnetic resonance arthrography. J Clin Ultrasound. 2011;39:6–11.

21. Kantarci F, Ozbayrak M, Gulsen F, Gencturk M, Botanlioglu H, Mihmanli I. Ultrasound-guided injection for MR arthrography of the hip: comparison of two different techniques. Skelet Radiol. 2013;42:37–42.

22. Pourbagher MA, Ozalay M, Pourbagher A. Accuracy and outcome of sonographically guided intra-articular sodium hyaluronate injections in patients with osteoarthritis of the hip. J Ultrasound Med. 2005;24:1391–5.

23. Smith J, Hurdle MF, Weingarten TN. Accuracy of sonographically guided intra-articular injections in the native adult hip. J Ultrasound Med. 2009;28:329–35.

24. Byrd JW, Potts EA, Allison RK, Jones KS. Ultrasound-guided hip injections: a comparative study with fluoroscopy-guided injections. Arthroscopy. 2014;30:42–6.

25. Sofka CM, Saboeiro G, Adler RS. Ultrasound-guided adult hip injections. J Vasc Interv Radiol. 2005;16:1121–3.

26. Berman L, Fink AM, Wilson D, McNally E. Technical note: identifying and aspirating hip effusions. Br J Radiol. 1995;68:306–10.

第29章

超声引导膝关节注射

Mark-Friedrich B. Hurdle

概述

膝关节注射以及其他外周关节注射已成功应用了几十年[1]。膝关节注射可以完成诊断和治疗的双重目标。1997年，美国食品和药物管理局（FDA）批准外源性高分子透明质酸黏性补充剂用于治疗膝关节骨性关节炎。

目前体表标志技术的局限性

透明质酸置入不当可能会导致疼痛增加并降低治疗效果[2]。与皮质类固醇不同，透明质酸注射在关节周围组织中没有作用[3]。Jones等注射多个关节后，使用X线确定其准确性，证明66%的膝关节注射在关节内，而近1/3的注射在关节外[4]。在一项旨在测量膝关节内注射准确性的研究中，Jackson等表明，通过髌骨中部外侧的盲法注射准确率为93%，而前内侧和前外侧入路的准确率分别为75%和71%[5]。迄今为止，只有一篇评估超声引导膝关节内注射准确性的文章。Im等报道超声引导的准确率为96%，盲法注射的准确率为77%[6]。

超声引导膝关节注射技术

患者处于仰卧位，膝盖下方垫枕或支撑物使关节弯曲约30°。使用高频线阵探头扫查，评估髌上囊和侧方是否有积液（图29.1～29.7）。如果有积液，低回声液体就成为抽吸和注射的靶点。通常，可以在股四头肌腱深方紧邻髌骨处看到少量积液。将线阵探头横向放置在髌骨上并向近端缓慢滑

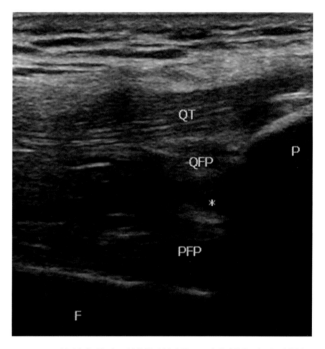

图29.1 膝关节前方近端长轴图像显示少量积液（星号）。QT，股四头肌腱；P，髌骨；QFP，股四头肌脂肪垫；PFP，股骨前脂肪垫；F，股骨

动，直到显示股四头肌腱，可显示积液（图29.1）。通过避免过度探头加压，可以显示少量积液。转动探头90°，在短轴图像上，股四头肌腱深方、股四头肌脂肪垫和股骨前脂肪垫之间可以显示塌陷的关节隐窝或关节积液（图29.2）。探头保持在横断面，可接触探头外侧皮肤（图29.6）。根据超声监视下接触探头外侧皮肤产生的组织运动，可预先确定针路径以避免针穿过股四头肌腱。标记这一区域并进行无菌准备，铺无菌单。为了减少疼痛，使用25～27 G针在皮下注射利多卡因，22 G或25 G

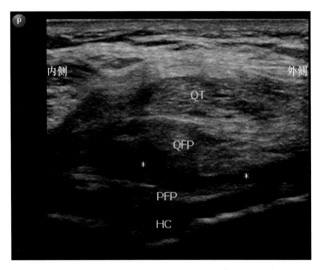

图 29.2 膝关节前方近端短轴图像显示髌上囊内少量积液（星号）。QT，股四头肌腱；QFP，股四头肌脂肪垫；PFP，股骨前脂肪垫；HC，低回声透明软骨

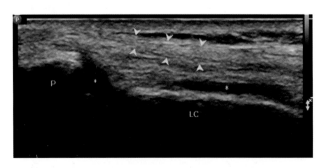

图 29.3 髌骨外侧的横断图像。箭头指示髌外侧支持带；P，髌骨；LC，股骨外侧髁；星号指示塌陷的关节间隙

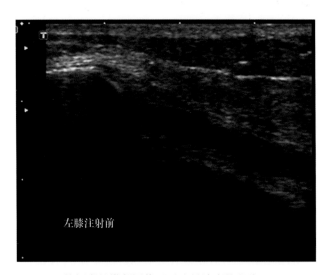

图 29.4 外侧囊的横断图像显示边界清晰的积液

针刺入关节隐窝或积液内。

可使用 1 ~ 2 ml 局麻药为测试剂量以确定滑膜内合适的针尖位置，也可以使用膝关节侧位透视确认（图 29.7）。注射 2 ~ 6 ml 透明质酸或皮质类

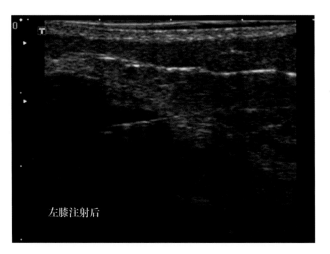

图 29.5 髌骨外侧横断图像，针置于外侧囊的内侧部分

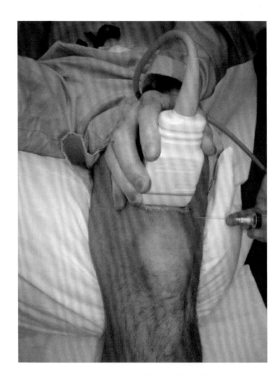

图 29.6 髌上囊从外到内的短轴入路

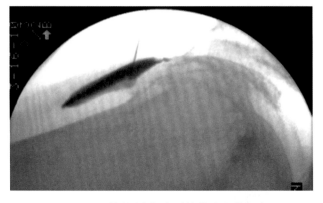

图 29.7 透视证实超声引导的髌上囊入路

固醇，阻力应该很小。膝关节完全伸展时，也有髌骨内侧入路的描述[6]（图 29.8 和 29.9）。

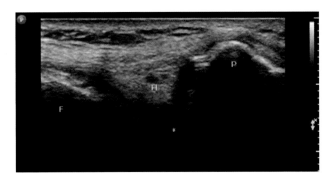

图 29.8 髌骨中部内侧的横断图像。Im 描述的髌骨内侧入路的位置。F，股骨；H，Hoffa 脂肪垫；P，髌骨；星号指示关节间隙

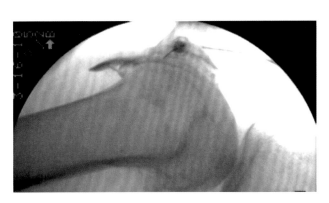

图 29.9 透视证实髌股入路注入的造影剂在髌骨和股骨之间流动

结论

总之，对于经验丰富的操作者来说，盲法膝关节注射相对准确。然而，当需要明确诊断、获取滑膜液、注射具有再生能力的生物材料或黏性补充剂时，应认真考虑超声引导注射。

参考文献

1. Hollander JL, Brown EM Jr, Jessar RA, Brown CY. Hydrocortisone and cortisone injected into arthritic joints: comparative effects of and use of hydrocortisone as a local antiarthritic agent. J Am Med Assoc. 1951;147(17):1629–35.
2. Lussier A, Cividino AA, McFarlane CA, Olszynski WP, Potashner WJ, De Medicis R. Viscosupplementation with hylan for the treatment of osteoarthritis: findings from clinical practice in Canada. J Rheumatol. 1996;23(9):1579–85.
3. Bliddal H. Placement of intra-articular injections verified by mini air-arthrography. Ann Rheum Dis. 1999;58(10):641–3.
4. Jones A, Regan M, Ledingham J, Pattrick M, Manhire A, Doherty M. Importance of placement of intra-articular steroid injections. BMJ. 1993;307(6915):1329–30.
5. Jackson DW, Evans NA, Thomas BM. Accuracy of needle placement into the intra-articular space of the knee. J Bone Joint Surg Am. 2002;84-A(9):1522–7.
6. Im SH, Lee SC, Park YB, Cho SR, Kim JC. Feasibility of sonography for intra-articular injections in the knee through a medial patellar portal. J Ultrasound Med. 2009;28(11):1465–70.

第六部分

神经超声

第30章

周围神经超声

Swati Deshmukh，Jonathan Samet

概述

　　周围神经病变可继发于多种病因，包括机械性卡压、外在因素压迫、创伤、感染及炎症、肿瘤或手术并发症。临床评估通常从详细的病史采集和重点体格检查开始，可能还需要电生理检查或进一步的影像学检查。随着最近 MRI 技术的发展，周围神经的高分辨率 MRI 成为可能，一般称作"磁共振神经成像"。MRI 能够显示神经损伤的原发征象和继发征象，如肌肉去神经改变。超声也可以作为周围神经病变诊断的辅助工具或替代方法。超声检查的优势包括能够动态评估周围神经、易于双侧对比、适用于不能耐受 MRI 或体内有金属植入物无法进行 MRI 检查的患者。超声也可以用来引导诊断和治疗性周围神经注射，药物一般为局麻药和（或）皮质类固醇。本章总结了周围神经病变的超声表现。

技术

　　周围神经超声诊断应该由有经验的医师进行。患者应保持舒适体位以清晰显示目标神经。一般应用高频探头（通常为 12 ～ 18 MHz），对于位置较深的神经，可以使用 9 MHz 的探头。根据医生的喜好选择灰阶或伪彩图像。神经的横断面和纵断面图像均需要获取。根据需要，可以轻柔移动患者的肢体进行动态超声检查以显示神经半脱位或机械性撞击的情况。超声触诊可用于诱发患者的症状重现。对侧神经对比成像有助于发现细微病变。血管多普勒成像也有助于将细小神经与血管区分开来。

神经解剖

　　周围神经由多个单一神经轴突束状聚集形成神经束，多条神经束聚在一起形成神经，周围被结缔组织包绕称为神经外膜。在超声上，神经解剖可以显示到神经束水平。正常周围神经的横断面超声表现为典型的"蜂窝状"外观，低回声的神经束和包绕的高回声神经外膜。纵断面超声可以显示神经的连续性，沿其走行径线均匀（图 30.1）。

神经损伤

　　神经损伤可根据 Seddon 和 Sunderland 分类方案描述[1]。神经失用症（机能性麻痹）是最轻型的神经损伤，只影响髓鞘，相应的超声表现可能包括神经增粗和神经束肿胀。神经束消失或中断提示轴突断裂，轴突破裂伴周围支撑性结缔组织支架完整。超声表现包括神经增粗、神经束增粗、内部束状结构消失，而神经外膜仍保持完整。最后，神经断裂代表整个神经连续性中断，在超声上可以看到神经失去连续性。

神经炎

　　神经炎是一个广义的术语，可用于描述导致疼痛或其他感觉或运动功能障碍的各种神经炎症。周围神经炎可由创伤、医源性损伤、感染或机械性撞击等引起，也可能是特发性的。在超声上，神经炎表现为局灶性神经肿大和神经束的异常表现（图 30.2）。病变不明显时，与健侧对照可能有助于诊断。

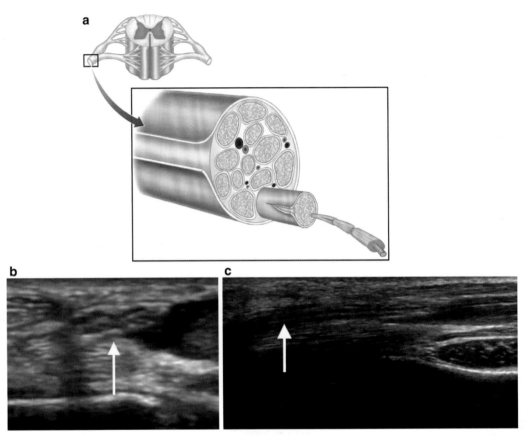

图 30.1 **a**. 周围神经解剖。横断面（**b**）和纵断面（**c**）超声显示周围神经的正常超声表现，为低回声束被高回声神经外膜包绕。周围神经横断面图像表现为典型的"蜂窝"样，纵断面显示神经径线正常、走行连续（**a**，original artwork by Dr. Victoria Young）

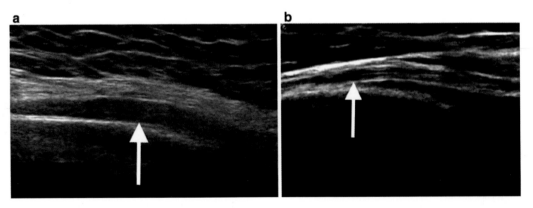

图 30.2 **a**. 超声显示上臂中段的桡神经弥漫性增厚。**b**. 另一名患者桡神经的正常超声表现

神经半脱位

动态超声检查对诊断神经半脱位或脱位非常有用。例如评估肘部尺神经半脱位时，动态超声是常用手段。虽然肘部尺神经半脱位在许多病例是无症状的，但也可能导致神经损伤（图 30.3）[2]。在肘部内侧肱骨内上髁水平进行超声评估，通过缓慢屈伸动作显示尺神经潜在的半脱位，尺神经可移至肱骨内上髁前方，随后弹回肘管（图 30.4）。在一些患者中可以观察到同时合并肱三头肌内侧头半脱位。

神经卡压 / 撞击

解剖上周围神经卡压多发生在神经通过骨、韧带或纤维束带形成的狭窄空间。例如，腕管内正中神经卡压是超声评估的常见适应证（图 30.5）。其

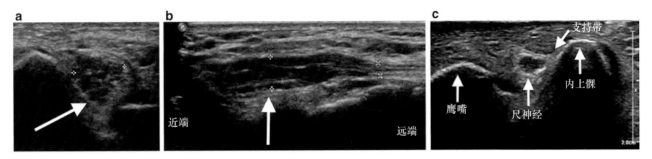

图 30.3　一名肘管综合征病史患者的横断面（**a**）和纵断面（**b**）超声显示肘管处尺神经节段性肿胀，在纵断面超声远端尺神经径线正常。**c**.另一名无症状患者肘后横断面超声显示肘管内尺神经的位置和正常表现

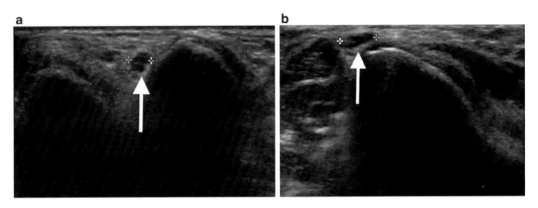

图 30.4　肘管处尺神经动态超声显示尺神经半脱位。**a**.伸展位图像，尺神经位于肘管内。**b**.屈曲位图像，可见尺神经半脱位至肱骨内上髁上方

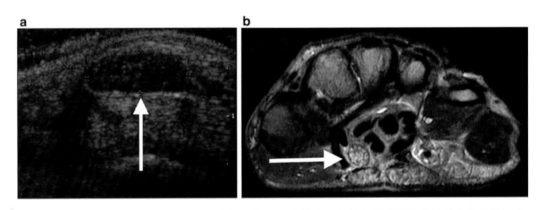

图 30.5　一名手指有刺痛感的 55 岁女性患者。**a**.腕部超声显示腕管内正中神经局部肿胀伴神经束状结构消失。**b**.横断面MRI 图像证实腕管内正中神经肿胀及信号增高

他潜在卡压部位包括尺神经在 Guyon 管或肘管和踝部胫神经所在的踝管。神经卡压的超声表现包括神经节段性肿胀和超声触诊疼痛（图 30.6 和 30.7）。周围神经的运动功能受累可出现肌肉的去神经效应和肌肉萎缩，超声表现为受累肌肉的回声增强[3]。

神经卡压也可继发于多种非解剖学因素，如骨折片、骨赘和金属植入物可能会撞击周围神经导致神经损伤和功能障碍。同样，肿瘤、血肿或腱鞘囊肿也会由于占位性效应引起神经损伤。超声可以直接显示周围神经撞击，以及神经损伤的原发性表现如节段性神经肿胀和神经束状结构消失。

外部因素导致的慢性压迫是另一种神经卡压机制。例如在 Wartenberg 病，桡神经浅支可由于袖口或表带过紧引起损伤，导致感觉异常或疼痛（图30.8）[2]。在创伤后或术后病例，瘢痕组织可能会压迫甚至包裹周围神经，在超声上，瘢痕表现为低

图 30.6　一名有骨间后神经（PIN）综合征临床症状的患者。a. 超声显示骨间后神经显著增厚及内部束状结构消失。b. 骨间后神经远端径线正常。骨间后神经是桡神经深支，在 Frohse 弓深方穿行于旋后肌两头之间，此处容易出现卡压。c. 超声显示正常桡神经的径线和回声。d. 作为对照，显示对侧上肢正常骨间后神经的径线和回声

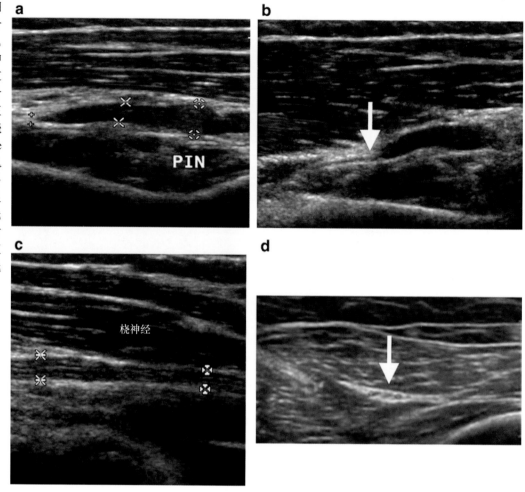

图 30.7　纵断面（a）和横断面（b）超声显示旋前圆肌肿大，压迫深方的正中神经（长箭）。作为对照，对侧纵断面（c）和横断面（d）超声显示正常的旋前圆肌和正中神经（长箭）

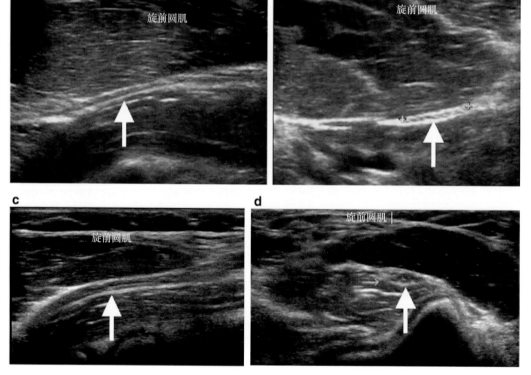

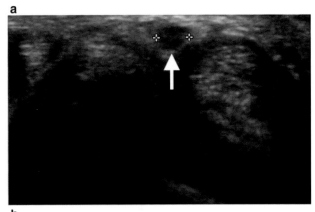

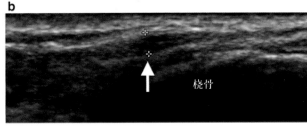

图 30.8 一名前臂背面桡侧延伸至拇指感觉异常的中年女性患者，腕部横断面（a）和纵断面（b）超声显示桡神经浅支局限性肿胀及回声减低，符合神经瘤表现。患者自诉戴手表时症状加剧

回声（图 30.9）。

神经离断 / 神经瘤

周围神经撕裂或离断可在超声横断面和纵断面上显示为神经局灶性连续性中断。邻近软组织损伤也可以识别。在一些创伤病例中，超声也可用于评估异物。

如果神经纤维离断或创伤后出现异常再生，可能会形成神经瘤，可引起疼痛。神经瘤超声表现为神经呈梭形肿块样增粗、低回声、神经束状结构消失（图 30.10 和 30.11）。神经瘤可发生在神经末端（残端神经瘤）或沿着神经走行延续。

神经肿瘤

超声可以显示周围神经肿瘤，包括周围神经鞘瘤、神经内腱鞘囊肿和纤维脂肪性错构瘤。在超声上，神经鞘瘤和神经纤维瘤均表现为与周围神经相

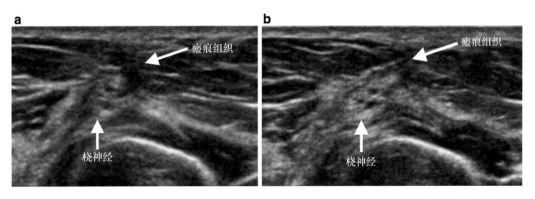

图 30.9 **a** 和 **b**. 上臂中部超声显示低回声瘢痕组织包裹桡神经。桡神经表现为轻度肿胀、正常束状结构消失

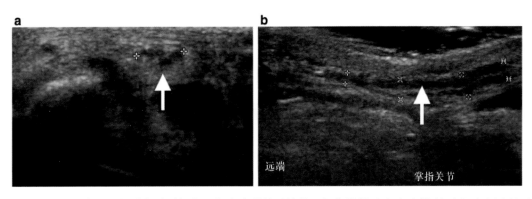

图 30.10 一名 40 岁男性半职业板球投球手拇指尺侧疼痛并触及结节，拇指横断面（**a**）和纵断面（**b**）超声显示尺侧指神经局部增粗、回声减低及束状结构肿胀。这些表现符合拇指尺侧指神经神经瘤

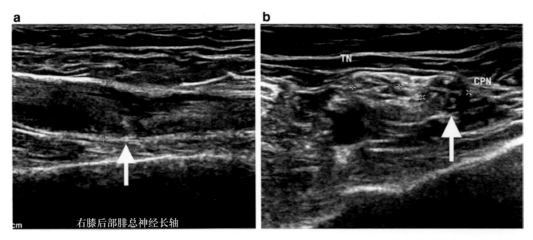

图 30.11　膝部纵断面（a）和横断面（b）超声显示腓总神经（CPN，长箭）局限性增粗、回声减低及正常束状结构消失，符合创伤后神经瘤表现。胫神经（TN）径线及超声表现正常

延续的低回声肿物（图 30.12）。彩色和能量多普勒成像通常用来显示内部血流，有助于鉴别神经鞘瘤和复杂的腱鞘囊肿。神经纤维瘤可以多发，常见典型的"靶征"，通常位于神经中心位置。相比之下，神经鞘瘤通常位于受累神经的偏心位置。周围神经鞘瘤增大要考虑潜在的恶性可能，需要进一步评估[4]。

神经内腱鞘囊肿可发生在腓总神经，可能延伸至坐骨神经或胫神经。超声表现为沿神经走行的无回声液性病变[4]。纤维脂肪性错构瘤是一种罕见的良性肿瘤，可能累及周围神经导致压迫性神经病变，最常见于腕管综合征。超声表现为纤维脂肪团块浸润受累的周围神经（图 30.13）[5]。

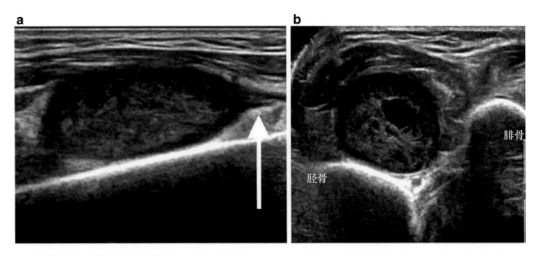

图 30.12　一名触及腿部结节患者的纵断面（a）及横断面（b）超声显示一边界清晰的肿物沿腓总神经深支（长箭）走行，符合神经鞘瘤表现

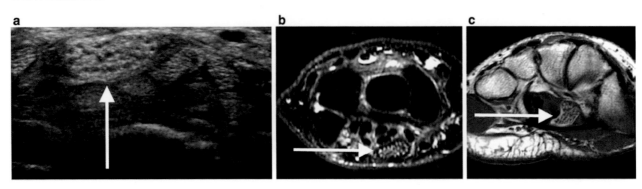

图 30.13　一名拇指、示指及中指感觉异常的 20 岁患者。a. 超声显示正中神经内的脂肪性肿物。b 和 c. MRI 横断面图像证实正中神经内存在脂肪性病变。符合纤维脂肪性错构瘤表现

超声引导神经周围注射

超声引导局麻药和（或）皮质类固醇神经周围注射可用于治疗神经病变。神经周围注射通常使用25 G 针（尽管 22 G 穿刺针可用于较深的神经）。针尖定位应接近神经外膜处，但不能刺入神经外膜。应进行利多卡因注射测试，以确认准确的针尖位置。注射液围绕神经环形扩散是理想状态。

参考文献

1. Chhabra A, Andreisek G, Soldatos T, Wang KC, Flammang AJ, Belzberg AJ, Carrino JA. MR neurography: past, present, and future. AJR Am J Roentgenol. 2011;197:583–91.
2. Kowalska B, Sudol-Szopinska I. Ultrasound assessment on selected peripheral nerve pathologies. Part 1: Entrapment neuropathies of the upper limb – excluding carpal tunnel syndrome. J Ultrason. 2012;12:307–18.
3. Jacobson JA. Fundamentals of musculoskeletal ultrasound. 2nd ed. Philadelphia: Elsevier; 2013.
4. Jacobson JA, Wilson TJ, Yang LJ. Sonography of common peripheral nerve disorders with clinical correlation. J Ultrasound Med. 2016;35:683–93.
5. Whittle C, Schonstedt V, Schiappacasse G. Fibrolipomatous hamartoma and its ultrasound diagnosis: case series and review of the literature. Ultrasound Q. 2014;30:282–6.

第31章

枕神经痛：枕神经的超声解剖及病变

Samer N. Narouze

枕神经痛被定义为单侧或双侧头后枕大、枕小和第三枕神经分布区域的阵发性跳痛或刺痛。通常在受累神经有压痛，有时伴有受累区域感觉减弱或感觉障碍[1]。

枕神经痛可能会通过三叉神经脊髓核的三叉颈神经神经元间连接到达额－颞叶区域（图31.1）。

诊断标准

国际头痛疾病分类（ICHD-3）中枕神经痛的诊断标准见表31.1。

图 31.1 三叉神经颈神经复合体（From Narouze [2]）

病因

枕神经痛可能由以下原因引起：
- 创伤。
- 感染。
- 肿瘤。
- 术后，特别是小脑扁桃体下疝畸形手术或其他颅颈交界处手术。
- 射频消融（radiofrequency ablation，RFA）。
- 寰枢关节类风湿关节炎以及半脱位，因为C2背根神经节位于此关节后内侧。

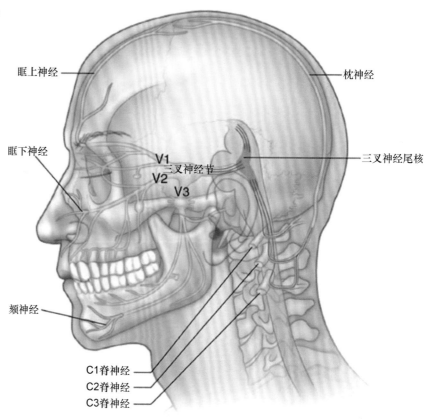

表 31.1 枕神经痛 ICHD-3 诊断标准

A. 满足 B ～ E 诊断标准的单侧或双侧疼痛

B. 疼痛位于枕大、枕小和（或）第三枕神经分布区域

C. 疼痛具有下述三条特征中的两条：
　1. 阵发性发作，持续数秒至数分钟
　2. 疼痛剧烈
　3. 跳痛、刺痛或锐痛

D. 疼痛与以下两种情况相关：
　1. 对头皮和（或）头发进行无害性刺激时出现感觉迟钝和（或）痛觉超敏
　2. 以下任一项或两项：
　　（a）受累神经分支压痛
　　（b）枕大神经部位或 C2 分布区域存在触发点

E. 对受累神经局部麻醉阻滞可暂时缓解疼痛

F. 另一种 ICHD-3 诊断不能更好地解释

From The International Classification of Headache Disorders，3rd edition[1]

- C2 神经根及背根神经节病变（例如脊膜瘤、血管畸形）。
- 枕神经卡压。

枕神经卡压

枕大神经起源于 C2 背侧支，围绕头下斜肌的下缘弯曲走行并在其浅方上行穿过头半棘肌，然后再穿过斜方肌或筋膜终止于上项线附近的皮下[3-5]。枕大神经从 C2 颈神经根起源处直至斜方肌筋膜皮下任何位置都可以出现卡压。

在 C1 ～ C2 水平枕大神经的标准超声测量横截面积是 2.0 ± 0.1 mm^2（范围为 $1 \sim 4$ mm^2）。在枕部区域枕大神经径线通常保持均匀一致直至出现分支。出现卡压后有症状患者的枕大神经平均横截面积是 4.1 ± 2.6 mm^2（范围为 $2 \sim 13$ mm^2）[6]。

超声在诊断和治疗中的作用

超声诊断

- 枕神经卡压超声表现为神经增粗、异常及肿胀[7-8]（图 31.2 和 31.3）。

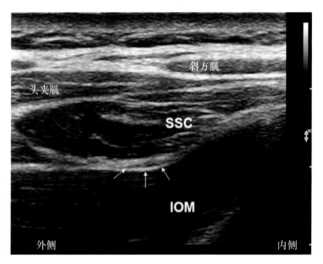

图 31.2 C1 ～ C2 水平短轴超声图像显示头下斜肌（IOM）和头半棘肌（SSC）之间走行的正常枕大神经（长箭）

图 31.3 C1 ～ C2 水平短轴超声图像显示头下斜肌（IOM）和头半棘肌（SSC）之间走行的肿胀枕大神经，神经周围有水肿表现（长箭）

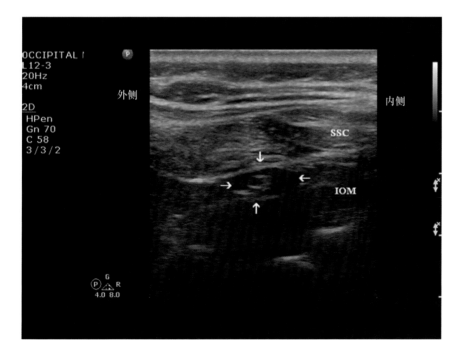

- 卡压的病因诊断，包括枕下肌（图31.4）、动脉瘤或动脉畸形（图31.5）、静脉瘤或静脉畸形（图31.6）、肌肉病变或肿物（图31.7）引起的卡压。

- 枕大神经的追踪：枕大神经从C2颈神经根起源处直至斜方肌筋膜皮下都可以使用超声追踪。可以识别C2神经根及背根神经节水平的病变（图31.8）。

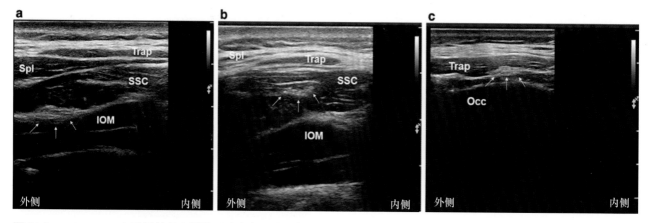

图31.4 **a.** C1～C2水平短轴超声图像显示走行于头下斜肌和头半棘肌之间的枕大神经（长箭）。**b.** C1水平短轴超声图像显示枕大神经（长箭）在头半棘肌肌腹处出现卡压。注意神经肿大伴筋膜回声增强。**c.** 枕骨水平短轴超声图像显示枕大神经（长箭）穿过斜方肌。注意肿胀、增粗的神经。IOM，头下斜肌；SSC，头半棘肌；Trap，斜方肌；Spl，头夹肌；Occ，枕骨

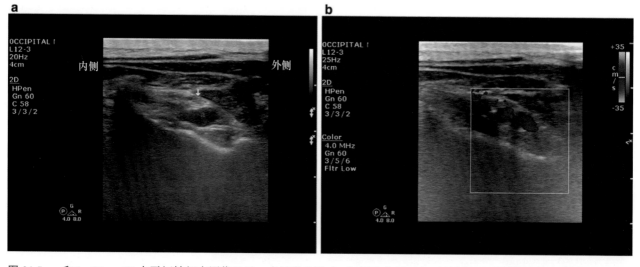

图31.5 **a**和**b.** C1～C2水平短轴超声图像显示一支异常动脉（A）压迫走行于头下斜肌和头半棘肌之间的枕大神经（长箭）（**b**图为彩色多普勒图像）

超声介入

- 超声引导枕神经阻滞：操作可以在远端上项线处（图31.9，位置A）或近端C1与C2之间（图31.9，位置B）进行[9]。我们更推荐在C1～C2水平进行枕大神经阻滞，此处枕大神经走行于头下斜肌和头半棘肌之间，更容易被识别，比上项线处的终末皮下支更易定位。患者可采用俯卧位或坐位，通常使用高频超声探头，根据患者体型也可使用低频探头。首先，探头放置在枕骨中线获取横断面短轴图像，然后向足侧扫查识别C1及C2水平。C1缺少棘突，扫查到第一个分叉棘突即为C2（图31.10）。然后探头向外侧移动直至出现枕下肌的图像。为了更好的鉴别头下斜肌与头半棘肌，探头外侧缘

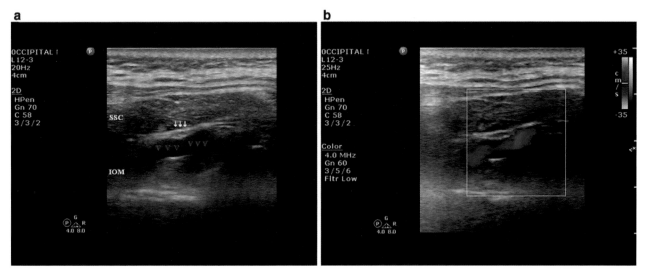

图 31.6 **a** 和 **b**. C1 ～ C2 水平短轴超声图像显示一支异常静脉（VVV）压迫走行于头下斜肌（IOM）和头半棘肌（SSC）之间的枕大神经（长箭）（**b** 图为彩色多普勒图像）

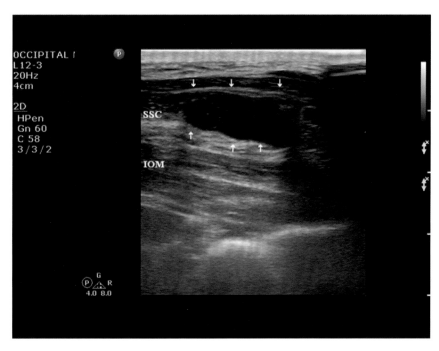

图 31.7 C1 ～ C2 水平短轴超声图像显示头半棘肌（SSC）内的囊肿（长箭）。IOM，头下斜肌

向头侧倾斜与位于 C1 和 C2 之间的头下斜肌方向一致。通过改变探头方向，可以显示头下斜肌的长轴图像同时获取头半棘肌的短轴图像，从而清晰分辨两块肌肉以及两者之间的筋膜平面，找到枕大神经（图 31.11）。

- 超声引导 A 型肉毒杆菌毒素注射至周围枕下肌内以减轻枕大神经压力。最近研究表明，注射 A 型肉毒杆菌毒素至枕大神经卡压的"假定"位置有助于缓解患者的症

状[10-11]，患者头痛减轻且生活质量有所改善达 3 个月。我们的观察结果表明，在特定的卡压部位（而不是潜在的或"假定"的卡压部位）注射肉毒杆菌毒素有助于持续缓解枕神经痛患者的症状。可通过床旁超声确定合适的注射位置。枕神经松解后生物力学的正常化可能是长期恢复的原因，而非肉毒杆菌毒素本身的长期作用。

- 超声引导枕神经刺激（见第 34 章）。

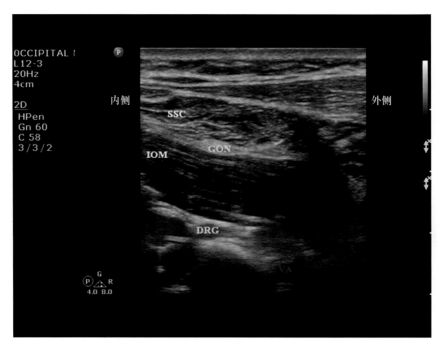

图 31.8　C2 水平短轴超声图像显示 C2 背根神经节（DRG）、椎动脉（VA）以及头下斜肌（IOM）和头半棘肌（SSC）之间的枕大神经（GON）

图 31.9　枕大神经阻滞的超声探头位置及方向。**A**，上项线；**B**，C1 ～ C2 水平

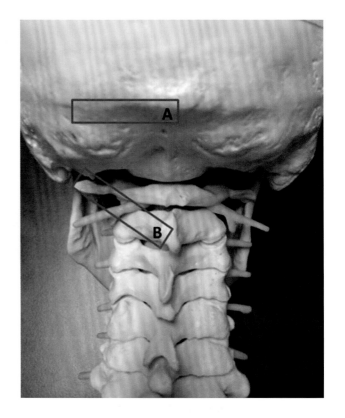

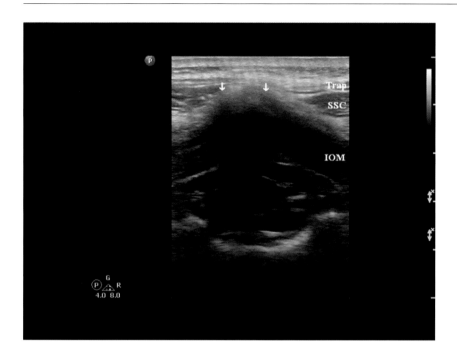

图 31.10 C2 水平短轴超声图像。注意 C2 的分叉棘突（长箭）。IOM，头下斜肌；SSC，头半棘肌；Trap，斜方肌

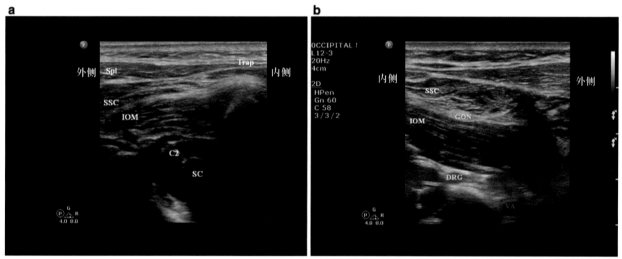

图 31.11 C1 ～ C2 水平短轴超声图像。**a**. 超声探头呈水平方向，头下斜肌（IOM）及头半棘肌（SSC）均表现为短轴切面。**b**. 探头外侧缘向头侧倾斜，现在头下斜肌（IOM）表现为长轴切面，因此易与头半棘肌（SSC）鉴别，在两者之间可识别枕大神经（GON）。C2，C2 神经根；DRG，C2 背根神经节；SC，C2 水平脊髓；Spl，头夹肌；Trap，斜方肌；VA，颈动脉

参考文献

1. Headache Classification Committee of the International Headache Society (IHS). The international classification of headache disorders, 3rd edition (beta version). Cephalalgia. 2013;33:629–808.
2. Narouze SN. Occipital neuralgia: the role of ultrasound in the diagnosis and treatment. In: Interventional management of head and face pain: nerve blocks and beyond. New York: Springer; 2014. p. 35–40.
3. Mosser SW, Guyuron B, Janis JE, Rohrich RJ. The anatomy of the greater occipital nerve: implications for the etiology of migraine headaches. Plast Reconstr Surg. 2004;113:693–7.
4. Becser N, Bovim G, Sjaastad O. Extracranial nerves in the posterior part of the head. Anatomic variations and their possible clinical significance. Spine. 1998;23:1435–41.
5. Bovim G, Bonamico L, Fredriksen TA, Lindboe CF, Stolt-Nielsen A, Sjaastad O. Topographic variations in the peripheral course of the greater occipital nerve. Autopsy study with clinical correlations. Spine. 1991;16:475–8.
6. Cho JC, Haun DW, Kettner NW. Sonographic evaluation of the greater occipital nerve in unilateral occipital neuralgia. J Ultrasound Med. 2012;31:37–42.
7. Narouze S, Souzdalnitski D. Occipital nerve entrapment within the semispinalis capitis muscle diagnosed with ultrasound. Cephalalgia. 2013;33:1358–9.
8. Narouze S. Occipital neuralgia diagnosis and treatment: the role of ultrasound. Headache. 2016;56:801–7.
9. Greher M, Moriggl B, Curatolo M, Kirchmair L, Eichenberger U. Sonographic visualization and ultrasound-guided blockade of the greater occipital nerve: a comparison of two selective techniques confirmed by anatomical dissection. Br J Anaesth. 2010;104:637–42.
10. Kapural L, Stillman M, Kapural M, McIntyre P, Guirguius M, Mekhail N. Botulinum toxin occipital nerve block for the treatment of severe occipital neuralgia: a case series. Pain Pract. 2007;7:337–40.
11. Taylor M, Silva S, Cottrell C. Botulinum toxin type-A (BOTOX) in the treatment of occipital neuralgia: a pilot study. Headache. 2008;48:1476–81.

第七部分

超声技术进展和最新应用

第32章

超声引导寰枢关节和寰枕关节注射

Samer N. Narouze

概述

寰枢关节源性疼痛占所有枕部头痛患者的 16%。在志愿者中，用造影剂扩张外侧寰枢关节会产生枕部疼痛，向关节内注射局部麻醉剂可缓解疼痛[1-2]。

寰枢关节疼痛的临床表现并不具备特异性，因此不能仅凭临床表现进行诊断，明确诊断的唯一方法是通过向关节内注射局部麻醉剂进行诊断性阻滞[1]。

关节内类固醇注射可在短期内有效缓解源自外侧寰枢关节的疼痛[3]。

寰枢关节和寰枕关节解剖

寰枢关节和寰枕关节注射可能会发生严重并发症，因此必须熟悉这些关节与周围血管和神经结构的解剖关系。当椎动脉穿过 C2 和 C1 横突孔时，它位于寰枢关节的外侧，然后向内侧弯曲穿过寰枕关节的内后侧面进入枕骨大孔。

C2 背根神经节和神经根及其周围的硬膜鞘穿过寰枢关节中部后方。因此，在寰枢关节注射时，针应朝向关节的后外侧面，这可避免损伤内侧的 C2 神经根或外侧的椎动脉。另一方面，寰枕关节注射时应从最上后外侧进入，以避开内侧的椎动脉。因为可能有解剖变异，需要特别小心以避免血管内注射。寰枢关节注射时如果针尖偏内几毫米，就可能会刺穿 C2 硬膜鞘，从而导致脑脊液泄漏或局部麻醉剂在脊髓内广泛扩散[4]。

超声可以显示软组织、神经和血管（异常解剖结构），减少或者避免损伤邻近结构，从而提高寰枢关节和寰枕关节注射的安全性[5]。

超声引导寰枢关节和寰枕关节注射技术

操作时患者取俯卧位，使用高频超声探头（根据体型，可使用低频探头）。将探头放于枕骨上方中线以获取横向短轴视图，然后向尾侧扫查以识别 C1 ～ C2 水平。C1 没有棘突，超声显示的第一个分叉棘突即为 C2。

然后向外侧移动探头，直到看到 C2 神经根和背根神经节；继续向外侧移动即可看到 C1 ～ C2 关节（寰枢关节），位于内侧 C2 被根神经节和外侧椎动脉之间（图 32.1、32.2 和 32.3）。调整探头，使寰枢关节位于图像中间，在实时超声引导下，采用平面外技术将 22G 钝头穿刺针对准椎动脉内侧的寰枢关节进行穿刺（图 32.4）。然后移动探头获取寰枢关节处的纵向扫查，可能需要稍微调整针尖以进入关节腔[6]。

另外，还可以在枕骨和颈椎棘突中线上方垂直放置探头以获取纵向中线视图，如上述方法识别 C1 ～ C2 水平。然后向外侧移动探头，直到图像中出现寰枢关节；稍外侧就可看到椎动脉。穿刺针从探头足侧刺入，在实时超声引导下平面内法对准椎动脉内侧的寰枢关节推进（与颈椎小关节内注射所述方法相同，第 7 章）。

笔者更喜欢短轴视图（尽管这是平面外法），因为在同一超声图像中可以实时监测针尖推进，进入 C2 被根神经节外侧和椎动脉内侧之间的关节内。

为了成像寰枕关节，在短轴视图中，使用探头追查椎动脉向头端走行并且向内侧弯曲进入枕骨大孔的图像。椎动脉在寰枕关节的后方和内侧弯曲走行，因此在此处椎动脉的外侧就是寰枕关节（图 32.5）。然而，在一些病例中椎动脉由外向内穿过

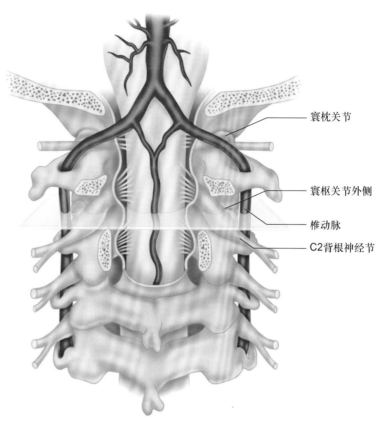

图 32.1　超声探头横向放置在寰枢关节上获取短轴视图（Reprinted with permission from Cleveland Clinic）

图中标注：
寰枕关节
寰枢关节外侧
椎动脉
C2背根神经节

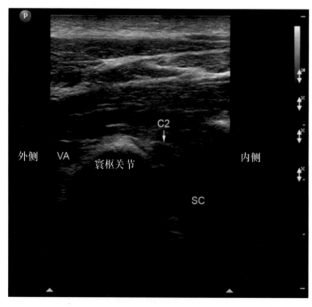

图 32.2　寰枢关节水平短轴超声图像。VA，椎动脉；C2，C2 神经根；SC，脊髓（Reprinted with permission from Ohio Pain and Headache Institute）

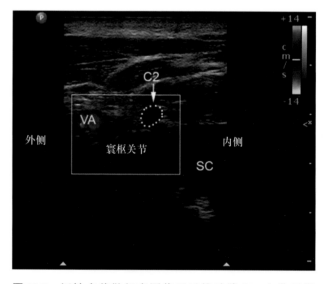

图 32.3　短轴多普勒超声图像显示椎动脉（VA）位于寰枢关节外侧。C2，C2 神经根；SC，脊髓（Reprinted with permission from Ohio Pain and Headache Institute）

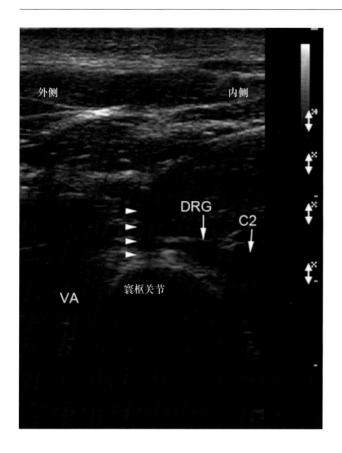

图 32.4　短轴超声图像显示穿刺针（平面外法）进入寰枢关节（箭头）。VA，椎动脉；C2，C2 神经根；DRG，C2 背根神经节（Reprinted with permission from Samer Narouze, MD，PhD（Ohio Institute of Pain and Headache））

图 32.5　超声探头横向放置在寰枕关节上获取短轴视图（Reprinted with permission from Cleveland Clinic）

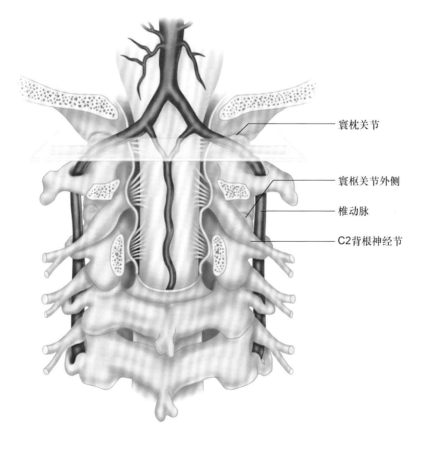

寰枕关节

寰枢关节外侧

椎动脉

C2背根神经节

整个寰枕关节后部，使得寰枕关节穿刺极其困难和不安全。如果是这种情况，则通常放弃此操作（图 32.6 和 32.7）。

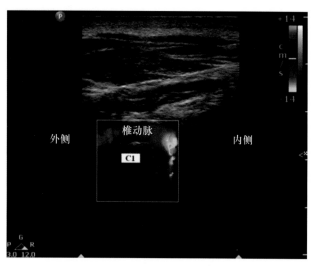

图 32.6 短轴超声图像显示椎动脉经 C1 侧块后内侧进入枕骨大孔。注意由于椎动脉走行弯曲，血流方向改变（Reprinted with permission from Ohio Pain and Headache Institute）

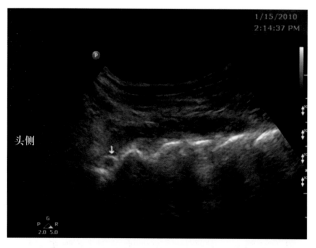

图 32.7 长轴超声图像显示椎动脉（长箭）从 C1 侧块 / 寰枕关节后内侧经过时的横切面（Reprinted with permission from Ohio Pain and Headache Institute）

参考文献

1. Aprill C, Axinn MJ, Bogduk N. Occipital headaches stemming from the lateral atlanto-axial (C1-2) joint. Cephalalgia. 2002;22(1):15–22.
2. Busch E, Wilson PR. Atlanto-occipital and atlanto-axial injections in the treatment of headache and neck pain. Reg Anesth. 1989;14(Suppl 2):45.
3. Narouze SN, Casanova J, Mekhail N. The longitudinal effectiveness of lateral atlanto-axial intraarticular steroid injection in the management of cervicogenic headache. Pain Med. 2007;8:184–8.
4. Narouze S. Complications of head and neck procedures. Tech Reg Anesth Pain Manag. 2007;11:171–7.
5. Narouze S. Ultrasonography in pain medicine: future directions. Tech Reg Anesth Pain Manag. 2009;13:198–202.
6. Narouze S. Ultrasound-guided lateral atlanto-axial joint injection for the treatment of cervicogenic headache (abstract). Pain Med. 2009;10:222.

第33章

超声引导周围神经电刺激

Marc A. Huntoon

概述

周围神经电刺激（peripheral nerve stimulation，PNS）在经历了几十年的明显衰退后，目前正成为研究者愈来愈感兴趣的话题。周围神经电刺激的再次兴起部分归因于新成像技术的出现，包括超声。最近在新鲜尸体上进行的两项可行性研究表明，超声可用于在无明显神经损伤的情况下将电极放置于周围神经附近，类似于神经导管置入[1-2]。在上述研究报道之后，又有小样本的永久电极植入的病例研究，总体上预后良好。超声引导下经皮穿刺放置电极，可以避免对电刺激无反应患者进行皮肤切口，且在大多数病例中产生了超过 1 年的持久镇痛效果。设计用于脊髓电刺激的经皮电极通过超声引导置入，允许术中测试多种不同的电刺激参数。超声可视化技术允许电极放置在神经上方或下方，甚至两条平行电极与神经并排[3]。

历史上周围神经电刺激的应用出现在电压门控理论发表之后[4]。Wall 和 Sweet 最初关于周围神经电刺激的实验，本质上是对"门控理论"进行测试[5]。众多研究者的早期研究前景很好，但受限于技术困难和患者选择问题[6-9]。在过去 20 年由于关注的下降，周围神经电极的设计 / 技术改进相对落后于脊髓电刺激电极的发展。早期版本的袖口电极和纽扣电极已大部分被目前的商品化电极（带四个圆形触点的平面电极）所取代。神经外科开放手术可能依然是放置这些装置的主流方法。超声引导技术是否只作为一种试验方法、是否允许在某些解剖区域永久放置或是否有助于发展周围神经电刺激的基础，仍有待探讨。

现有证据

Bittar 和 Teddy 认为关于周围神经电刺激目前尚无大的前瞻性研究[10]。Davis 在一篇关于外周神经调节的评论中也表达了缺乏相关证据的遗憾。相关疑问包括：周围神经电刺激后的神经松解术的作用，安慰剂效应、物理治疗效应、镇痛药物变化或仅仅是增加对患者需求的关注度都被认为是可能的混杂因素。已出版的最大的临床研究系列来自 Eisenberg 等[12] 和克利夫兰诊所[9]。在 Eisenberg 的系列研究中，46 例孤立性疼痛性神经病变患者接受周围神经电刺激治疗，他们报告 78% 的患者疗效良好，22% 的患者疗效较差；视觉模拟疼痛评分由术前的 69 ± 12 降至术后的 24 ± 28[12]；同时确定了四种主要病因：髋关节或膝关节周围术后的神经病变、压迫性神经病变、神经移植后疼痛以及神经注射损伤后的疼痛性神经病变[12]。在克利夫兰诊所的系列研究中，疼痛来源最值得注意的结果是高手术翻修率，平均每位患者接受了 1.6 次手术[9]。在某些病例，神经瘤可能是神经性疼痛的主要原因（图 33.1）。

患者选择和神经松解术的作用

周围神经电刺激手术的患者选择至关重要。正确诊断这种疾病也非常重要，因为许多疾病由于定义不准确，被归类为复杂区域性疼痛或"神经源性疼痛"。交感神经维持综合征可能对周围神经电刺激植入反应良好，特别是当疼痛主要发生在一个神经分布区时[8-9]。其他可能的疼痛原因也包括对以前的外科手术（如神经移位和功能保存良好的神

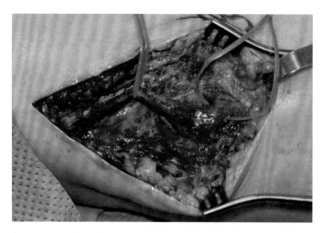

图 33.1 腓神经较大的神经瘤（Photo courtesy of Spinner, Robert J., M.D. Mayo Clinic）

经瘤）有抵抗性。尽管之前有过外部或内部神经松解，但疼痛持续存在的患者也可能是好的候选者。患者先前应使用过标准的神经调节药物进行过良好的药物治疗，但最终治疗失败。外部神经松解术是指以环周的方式去除神经周围的瘢痕组织。如果发现神经卡压，则将其松解并游离。外部神经松解术发生神经束损伤的风险很小。相比临床或标准肌电图/神经传导研究，应用神经动作电位可更好地评估神经功能。内部神经松解术可用于治疗疼痛综合征，尤其适用于远端神经功能不完全丧失的患者。内部神经松解术发生神经束损伤或破坏的风险较高[13]。

解剖因素

有一个问题较为复杂，即任何周围神经电极放置在四肢上，当肢体运动时神经必须随着供应血管在筋膜或肌肉平面内自由滑动。但神经可能会被瘢痕组织包裹，随着放置时间的延长外部电极的粗糙边缘可能会导致压迫和瘢痕形成。混合末梢神经内部较为复杂，以其特征性的束状依次排列。简单地说，神经干在周围神经的不同位置可能有感觉轴突、运动轴突和混合轴突。这种复杂的横断面解剖结构意味着可能存在理想感觉束的最佳电刺激，例如，在尺神经的内侧髁上位置，神经在几毫米内就改变位置走行到后部。如果电刺激的幅度高于感觉阈值，躯干深处的运动束很容易被激活，引起肌肉痉挛和（或）疼痛。最近的一项研究更细致地阐述了这些问题，主要关注了神经束周围筋膜厚度、神经束直径以及神经干内的位置对轴突兴奋阈值和神经募集的影响。研究人体股神经在神经环袖电极中

的模型表明，目标束的电刺激强烈依赖于被电刺激神经的横断面解剖。神经周围筋膜平均厚度为神经束直径的 3.0%±1.0%。人神经周围筋膜厚度的增加或神经束直径的增大会增加电刺激的阈值。如果邻近有一个大的神经束存在，它对电刺激激活目标神经束的影响高达 80%±11%[14]。

桡神经电刺激

桡神经在肱骨外上髁近端 10～14 cm 处非常靠近肱骨外侧面。桡神经呈舟状且表浅，在超声下很容易看到。超声扫查通常从肘部开始，探头横向放置向近端滑动，直到确定所需的入路。采用平面内进针，探头位于神经和肱骨之间。此处肱三头肌外侧头覆盖神经，尽管人们希望避免损伤肌肉组织，但对于肱骨浅表位置的神经没有更好的入路。血管结构包括肱深动脉和桡动脉返支，可能在解剖上比较接近，应该进行扫查，因为需要避免损伤这些结构[14]。电极可以固定在肱三头肌的浅筋膜上。在电极离开肌肉的部位有一个张力环也是可选的合适位置。发生器应尽可能靠近电极，以减少张力和电极移位。桡神经的束状排列可能不利于更远端疼痛综合征的电刺激，如肘部以上位置的桡神经远端感觉支。例如，在超声引导电刺激器置入的第一个病例系列中，有一个患者的感觉和运动激活之间的阈值太窄而无法进行治疗[3]。另外，狭窄性腱鞘炎腱鞘切除术可能会造成桡神经远端浅表分支损伤。因此，电刺激桡神经远端分支更好的入路是在前臂中部肱桡肌深方。最终，上述患者需要在桡神经远端浅表分支切开放置一个扁平电极来改善镇痛效果[3]。开放手术可发现神经周围瘢痕和神经瘤。这个分支可以用超声在桡动脉附近显示，使用彩色血流多普勒可以改善成像。

尺神经

尺神经紧邻皮肤表面，在肱三头肌内侧头的浅方。在最近的解剖学研究中发现[1-2]，神经位于内/后臂内上髁近端 9～13 cm 的位置通常很容易识别，也靠近肱骨。超声扫查可以从肘部开始，探头横向放置持续向近端扫查，直到可以很好地识别神经束的排列。针可在手臂内侧从后向前穿刺位于神经和肱骨之间，保持在肱三头肌内侧头浅方。通常，尺神经疼痛综合征患者，如肘管综合征-移位手术失

败后可能是很好的候选者。在这些病例中，神经可能已经手术移位，使其更容易识别。超声也可显示大的神经瘤。神经经过内上髁后方的尺神经沟进入肘管，肘管以尺侧腕屈肌的腱膜弓为顶，附着于内上髁和鹰嘴，肘关节内侧韧带和指深屈肌构成肘管底部[14]。肘管是尺神经受压的潜在区域。

电刺激，正中神经和尺神经的感觉分布都会受到电刺激[5]。

正中神经电刺激可在肘部上方或下方完成。肘部以下的电刺激可能会遇到这些异常吻合，或者电刺激旋前圆肌两头之间的神经，此处神经易受到压迫。

正中神经

正中神经在肱二头肌及其肌腱内侧进入肘前窝，邻近肱动脉。肱动脉是扫查神经血管束确定正中神经并继续向远端扫查的重要标志。在前臂肘窝远端 4 ～ 6 cm 处，正中神经穿过旋前圆肌的两头之间，然后在指浅屈肌深方下行（图 33.2）。在正中神经和尺神经之间有许多潜在的神经束连接，通常位于前臂，最重要的是 Martin-Gruber 吻合。大多数 Martin-Gruber 吻合包含从正中神经到尺神经的纤维，反向吻合很少见。其他异常神经连接也可能存在。值得注意的是，周围神经电刺激的第一个系列可能涉及某种类型的异常连接，对尺神经施加

坐骨神经在腘窝的分支

腓总神经在腘窝近端 6 ～ 12 cm 处从坐骨神经分出。超声扫查通常从腘窝皱褶处开始，探头相对于大腿横断面方向持续向近端滑动，直到识别目标神经。电刺激电极横向放置或纵向放置都可以，横向放置时电极移动空间大，纵向放置时可能接触神经的电极数量会更多。电极置入时注意腘动脉的位置，以避免血管穿刺。针从后外侧向前内侧在倾斜平面上穿刺，尽量避免穿过股二头肌（图 33.3）。坐骨神经分叉远端，超过胫神经分支不远的区域超声很容易看到。电极可以固定在股二头肌的筋膜上。在解剖可行性研究中，在靠近腓骨头的区域也

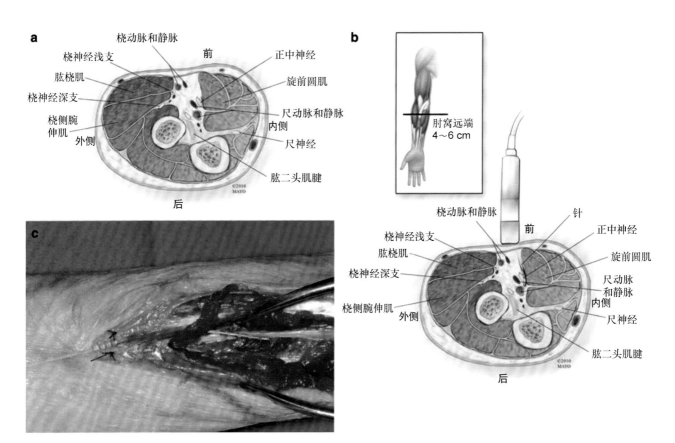

图 33.2　a. 前臂距肘窝约 4 ～ 6 cm 的正中神经横断面解剖。b. 描记正中神经的长轴超声平面内入路，保持针和电极更靠近肌肉并避开尺动脉。c. 超声引导电极置入后的新鲜尸体解剖。进针点位于肘窝远端约 4 ～ 6 cm 处（锚定缝合至浅筋膜），显示电极纵向置入并位于正中神经前方

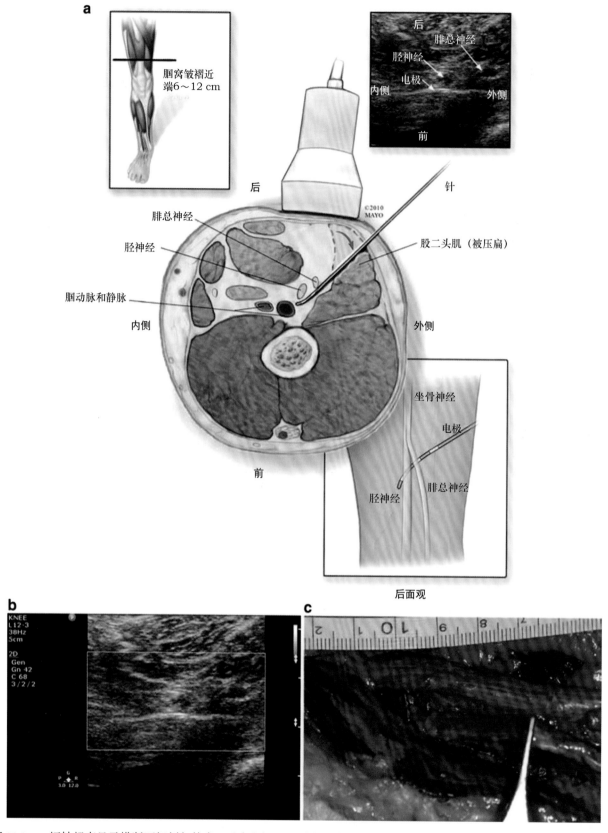

图 33.3 **a**. 短轴超声显示横断面解剖与技术，垂直电极置入覆盖胫神经和腓总神经。**b**. 放大图 **a** 中的超声图像。**c**. 解剖图像显示电极放置于坐骨神经分叉远端，类似于 **a** 和 **b**，但经过胫神经和腓总神经之间。注意可见两个电触点在胫神经和腓总神经分支深方。镊子在更远端腓总神经

进行了超声引导电极放置的评估，但在解剖学上操作空间非常小，这个区域目前也没有专门设计的电极。踝上区域可能是以腓浅神经为靶点的有吸引力的部位，但尚未尝试过。

胫后神经

胫后神经也可以在小腿远端操作。在内踝近端约 8～14 cm 处，胫后神经紧邻胫骨后肌、趾长屈肌、1 或 2 个大静脉和拇长屈肌。超声扫查通常从踝关节靠近内踝处开始，探头横断向近端滑动，直到确定所需的入路。注意胫后动脉的位置，放置电极时避免出现血管穿刺。针可沿踝关节内侧面从前向后穿刺至神经浅方（或深方）。应注意尽量减少对周围组织和肌肉结构的损伤。脉冲发生器可置于腓肠肌内侧头筋膜的浅方。

结论

周围神经电刺激可以通过微创引导来完成。通常来说，应当持续以开放的方式进行永久电极植入，直到取得丰富的临床经验和确切的长期随访结果。未来前瞻性双盲研究和新电极的开发可能有助于这种微创侵入性技术的进一步发展。

参考文献

1. Huntoon MA, Hoelzer BC, Burgher AH, Hurdle MFB, Huntoon EA. Feasibility of ultrasound guided percutaneous placement of peripheral nerve stimulation electrodes and anchoring during simulated movement: part two, upper extremity. Reg Anesth Pain Med. 2008;33:558–65.
2. Huntoon MA, Huntoon EA, Obray JB, Lamer TJ. Feasibility of ultrasound guided percutaneous placement of peripheral nerve stimulation electrodes in a cadaver model: part one, lower extremity. Reg Anesth Pain Med. 2008;33:551–7.
3. Huntoon MA, Burgher AH. Ultrasound-guided permanent implantation of peripheral nerve stimulation (pns) system for neuropathic pain of the extremities: original cases and outcomes. Pain Med. 2009;10:1369–77.
4. Melzack R, Wall PD. Pain mechanisms: a new theory. Science. 1965;150:971–9.
5. Wall PD, Sweet WH. Temporary abolition of pain in man. Science. 1967;155:108–9.
6. Nashold BS, Goldner JL, Mullen JB, Bright DS. Long-term pain control by direct peripheral nerve stimulation. J Bone Joint Surg Am. 1982;64:1–10.
7. Strege DW, Cooney WP, Wood MB, Johnson SJ, Metcalf BJ. Chronic peripheral nerve pain treated with direct electrical nerve stimulation. J Hand Surg [Am]. 1994;19:931.
8. Hassenbusch SJ, Stanton-Hicks M, Schoppa D, Walsh JG, Covington EC. Long-term results of peripheral nerve stimulation for reflex sympathetic dystrophy. J Neurosurg. 1996;84:415–23.
9. Stanton-Hicks M, Rauck RL, Hendrickson M, Racz G. Miscellaneous and experimental therapies. In: Wilson PR, Stanton-Hicks M, Harden RN, editors. CRPS: current diagnosis and therapy, progress in pain research and management, vol. 32. Seattle: IASP Press; 2005.
10. Bittar RG, Teddy PJ. Peripheral neuromodulation for pain. J Clin Neurosci. 2009;16(10):1259–61.
11. Davis GA. Commentary: peripheral neuromodulation for pain. J Clin Neurosci. 2009;16:1262.
12. Eisenberg E, Waisbrod H, Gerbershagen HU. Long-term peripheral nerve stimulation for painful nerve injuries. Clin J Pain. 2004;20:143–6.
13. Spinner RJ, Kline DG. Surgery for peripheral nerve and brachial plexus injuries or other nerve lesions. Muscle Nerve. 2000;23:680–95.
14. Grinberg Y, Schiefer MA, Tyler DJ, Gustafson KJ. Fascicular perineurium thickness, size, and position affect model predictions of neural excitation. IEEE Trans Neural Syst Rehabil Eng. 2008;16:572–81.

第34章

超声引导枕神经电刺激

Samer N. Narouze

概述

枕神经电刺激（occipital neurostimulation，ONS）或枕大神经电刺激提供了一种微创、低风险和可逆的治疗顽固性头痛的方法。它已成功用于治疗枕神经痛、偏头痛、丛集性头痛和其他头痛疾病[1-3]。

目前枕神经电刺激技术的局限性

枕神经电刺激的主要技术问题除了电极移位外，还有电刺激引起颈部肌肉痉挛，这使患者非常不舒服并感到疼痛[4]。枕神经电刺激主要取决于植入电极的水平和深度，这无法通过透视确定。相反，作者发现超声在识别皮下组织和肌肉层次方面非常有价值，在 C1 ～ C2 水平可以很容易看到枕大神经在头下斜肌和头半棘肌之间[5]（图 34.1）。

枕大神经解剖

枕大神经起于 C2 背侧支，围绕头下斜肌的下缘弯曲走行并在其浅方上行穿过头半棘肌，然后再穿过斜方肌或筋膜终止于上项线附近的皮下[6-8]。

经典的枕神经电刺激技术是于 C1 水平皮下组织中放置电极[1]。通常通过透视放置电极。如果电极放置太浅，上覆皮肤区域可能会有感觉异常，如果放置太深会穿透枕部肌肉，在电刺激时导致疼痛性肌肉痉挛（图 34.2）。

枕区电刺激和周围神经电刺激

超声引导技术可以将电极置于邻近上项线的皮下，此处枕大神经位置浅表，中间无肌肉组织。由

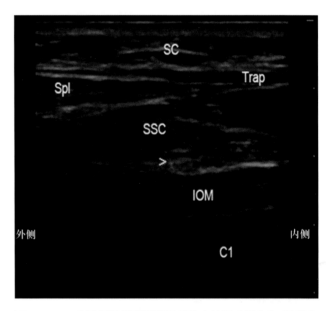

图 34.1　C1 水平短轴超声图像显示枕大神经（箭头）。注意在这个水平枕大神经距皮下组织深度超过 1 cm（中间是头半棘肌）。IOM，头下斜肌；SSC，头半棘肌；Spl，头夹肌；Trap，斜方肌；SC，皮下组织［Reprinted with permission from Samer Narouze，MD，PhD（Ohio Institute of Pain and Headache）］

于在上项线水平不能可靠地显示枕大神经，而且电极放置在皮下，所以我们将这种方法称为"枕区电刺激"。另一方面，在 C1 ～ C2 水平头下斜肌和头半棘肌之间（神经走行位置），可以识别枕大神经并放置电极。在后一种情况下，枕大神经可以用最小设置刺激，这样可以延长电池寿命，然而，任何增加电刺激的尝试都会导致肌肉刺激和痉挛。我们将这种方法称为"枕部周围神经电刺激"（图 34.3）。

超声引导枕神经电极植入技术

操作时患者取俯卧位（适用于双侧电极）或侧卧位（适用于单侧电极），使用高频超声探头

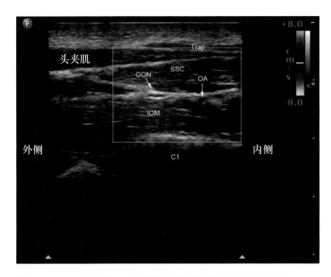

图 34.2　C1 水平另一个短轴超声图像显示枕大神经（GON，长箭）和枕动脉分支（OA）。注意在 C1 水平，枕大神经由头半棘肌与皮下组织分离。IOM，头下斜肌；SSC，头半棘肌；Trap，斜方肌

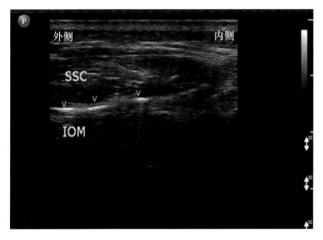

图 34.3　C1 水平短轴超声图像显示电极（箭头）放置在头半棘肌（SSC）和头下斜肌（IOM）之间（Reprinted with permission, Cleveland Clinic Center for Medical Art & Photography© 2009—2010. All rights reserved）

（根据体型也可使用低频探头）。探头放置在枕骨中线上获取横向短轴图像，然后向尾侧扫查确定 C1 ～ C2 节段。C1 没有棘突，显示的第一个分叉棘突即为 C2。

　　然后探头向外侧移动识别枕下肌的各层结构，在头下斜肌和头半棘肌之间可以很容易看到枕大神经（图 34.1 和 34.2）。平面内进针，电极放置于头下斜肌和头半棘肌之间平面（图 34.2）。如果需要，可通过透视确认电极位置（图 34.4）。在电刺激时

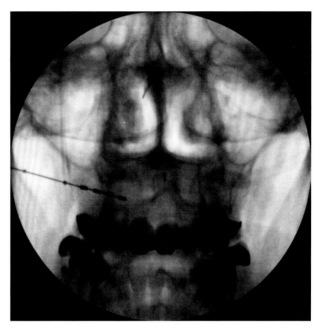

图 34.4　透视确认枕大神经电刺激的电极置入位置（Reprinted with permission，Ohio Pain and Headache Institute）

与皮下放置电极（枕区电刺激）相比，患者在最小设置（周围神经电刺激）就会感受到枕大神经分布区的感觉异常，而枕区电刺激通常需要更高的设置导致电池更快耗尽。

参考文献

1. Weiner RL, Reed KL. Peripheral neurostimulation for control of intractable occipital neuralgia. Neuromodulation. 1999;2:217–21.
2. Kapural L, Mekhail N, Hayek SM, Stanton-Hicks M, Malak O. Occipital nerve electrical stimulation via the midline approach and subcutaneous surgical leads for treatment of severe occipital neuralgia: a pilot study. Anesth Analg. 2005;101:171–4.
3. Schwedt TJ, Dodick DW, Hentz J, Trentman TL, Zimmerman RS. Occipital nerve stimulation for chronic headache: long-term safety and efficacy. Cephalalgia. 2007;27:153–7.
4. Hayek SM, Jasper J, Deer TR, Narouze S. Occipital neurostimulation-induced muscle spasms: implications for lead placement. Pain Physician. 2009;12(5):867–76.
5. Narouze S. Ultrasonography in pain medicine: future directions. Tech Reg Anesth Pain Manag. 2009;13(3):198–202.
6. Mosser SW, Guyuron B, Janis JE, Rohrich RJ. The anatomy of the greater occipital nerve: implications for the etiology of migraine headaches. Plast Reconstr Surg. 2004;113:693–7.
7. Becser N, Bovim G, Sjaastad O. Extracranial nerves in the posterior part of the head. Anatomic variations and their possible clinical significance. Spine. 1998;23:1435–41.
8. Bovim G, Bonamico L, Fredriksen TA, Lindboe CF, Stolt-Nielsen A, Sjaastad O. Topographic variations in the peripheral course of the greater occipital nerve. Autopsy study with clinical correlations. Spine. 1991;16:475–8.

第35章

超声引导腹股沟电刺激

Samer N. Narouze

概述

腹股沟神经电刺激或髂腹股沟神经、髂腹下神经与生殖股神经电刺激提供了一种微创、低风险和可逆的方法来治疗腹股沟和盆腔区域顽固性神经性疼痛[1]。近年来，作者已成功地应用腹股沟神经电刺激来治疗疝修补术后的神经性疼痛。

当前技术的局限性

操作一般在体表标志辅助下盲穿进行或者在透视引导下进行。在这两种技术中，都不能可靠地确定电极放置的深度。如果电极放置太浅，患者会感到皮肤不愉快的灼烧感，如果放置太深至肌肉内，患者会有痛性肌肉收缩而且电刺激没有治疗效果。

髂腹股沟神经和髂腹下神经的解剖

请参阅第 17 章关于超声引导盆腔疼痛阻滞的内容。

腹股沟区电刺激与周围神经电刺激

超声引导下将电极放置于腹股沟区皮下腹壁肌肉浅方，这种技术被称为"腹股沟区电刺激"。在这种情况下，患者通常只在腹股沟区域感到感觉异常，这可能有益于疝修补术后手术瘢痕形成神经瘤的病例。

另一方面，可以识别腹内斜肌和腹横肌之间的平面（髂腹股沟神经和髂腹下神经走行在这个平面内），并有意地将电极放置在这个平面内两层肌肉之间；这叫作"髂腹股沟/髂腹下周围神经电刺

激"。在后一种情况下，电刺激时患者会感到沿着神经分布向下到睾丸的感觉异常。对于伴有睾丸疼痛的髂腹股沟神经病变，我们更倾向于这种方法。

超声引导髂腹股沟/髂腹下神经电极植入技术

手术时患者取仰卧位，使用高频线阵超声探头（根据体型也可以使用低频凸振探头）。探头放置于髂前上棘内侧腹股沟区域，获取横向短轴图像。

然后将探头向内侧移动，识别腹壁各层肌肉（图 35.1）。可以在腹内斜肌和腹横肌之间看到髂

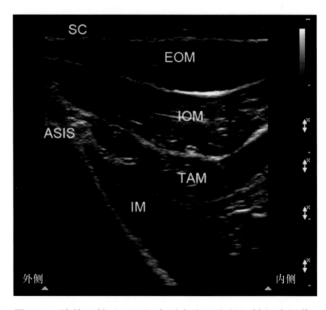

图 35.1 髂前上棘（ASIS）水平右腹股沟的短轴超声图像。SC，皮下组织；EOM，腹外斜肌；IOM，腹内斜肌；TAM，腹横肌；IM，髂肌（Reproduced with permission from Ohio Pain and Headache Institute. Reprinted with permission，Ohio Pain and Headache Institute）

腹股沟和髂腹下神经（见第 21 章）。平面内法进针，电极定位在腹内斜肌和腹横肌之间的平面（图 35.2）。可以通过透视来确定其位置（图 35.3）。与电极皮下放置的"区域电刺激"相比，在最小设置的"周围神经电刺激"患者会感受到髂腹股沟和（或）髂腹下神经分布区的感觉异常（图 35.2）。

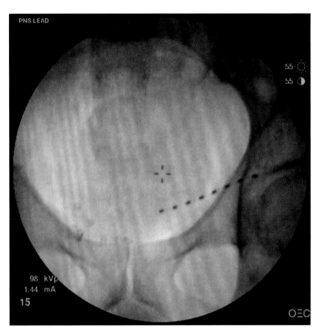

图 35.3　透视证实电极置入用于髂腹股沟和髂腹下神经电刺激（Reprinted with permission，Ohio Pain and Headache Institute）

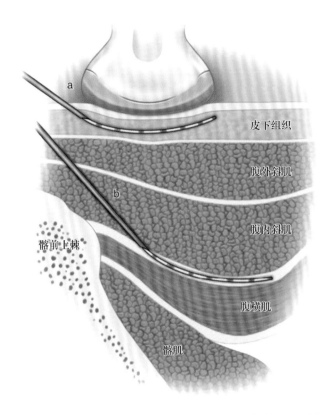

图 35.2　**a**. 皮下放置电极用于腹股沟"区"电刺激。**b**. "周围神经电刺激"电极放置在腹内斜肌和腹横肌之间的平面（Reprinted with permission，Cleveland Clinic Center for Medical Art & Photography© 2010. All rights reserved）

参考文献

1. Rauchwerger JJ, Giordano J, Rozen D, Kent JL, Greenspan J, Closson CW. On the therapeutic viability of peripheral nerve stimulation for ilioinguinal neuralgia: putative mechanisms and possible utility. Pain Pract. 2008;8(2):138–43.

第36章

超声辅助颈椎间盘造影和椎间盘内操作

Samer N.Narouze

概述

诊断性颈椎间盘造影在评估颈部疼痛和退行性椎间盘病变患者中的作用仍然有争议[1]。然而，刺激性的颈椎间盘造影是为了确定颈椎疼痛的根源，从而帮助指导适当的治疗。超声将在颈椎间盘造影和经皮椎间盘内操作中发挥关键作用，因为它能准确地显示附近相关的软组织结构并避免其损伤[2]。

透视引导颈椎间盘造影的局限性

传统的颈椎间盘造影使用透视引导进行，但具有显著的潜在致残率和致死率。椎间盘炎、脊髓损伤、血管损伤、椎前脓肿和硬膜下积脓已被报道为诊断性颈椎间盘造影术的并发症[1, 3-4]。在一项对1357例患者的4400次颈椎间盘注射的回顾性分析中，约0.6%的患者和0.16%的颈椎间盘注射出现明显的并发症[1]。

针置入不当引起的意外食管穿孔可能是椎间盘炎的首要病因[3]。细菌培养通常是口腔和口咽菌群，提示为通过椎间盘穿刺针传播的食管来源菌群而不是皮肤来源。硬膜外、硬膜下或咽后脓肿可能是暴发性椎间盘感染的后遗症，也可能是穿透食管后的原发性感染[4]。

椎间盘造影通常使用透视进行，但它无法识别食管和颈部血管，由于担心椎间盘炎和血管损伤引发的灾难性并发症，操作者倾向于放弃这种手术。有人建议使用钡餐透视来描记食管，或者使用CT引导，但CT不普及、更昂贵，并有高辐射暴露的风险。

超声辅助颈椎间盘造影技术

在进行颈椎间盘造影时，超声是识别食管以及颈部血管（颈动脉、椎动脉、甲状腺下动脉、颈升动脉、颈深动脉和其他颈部血管）、神经和其他软组织结构的重要工具，因此可以规划安全的针道（图36.1和36.2）。

操作时患者取仰卧位，头稍转向对侧。使用高频超声探头获取右颈部的短轴图像。由于食管一般偏向左侧（图36.1），通常首选右侧入路，除非有禁忌。

根据C6和C7横突形态以及如第8章所述通过追踪椎动脉来确定合适的颈椎节段。然后进行预扫查以确定针的安全路径，并确保神经根、食管、颈动脉、椎动脉和其他颈血管不在针道上。可以要求患者在超声检查时将头转到对侧，以便在前方颈动脉和后方椎动脉之间为进针创造更多的空间（图36.2）。然后朝着合适的椎间盘沿预先确定的安全路径，在平面内从后向前插入针（图36.3）。当针进入椎间盘后，通过透视监测造影剂的扩散来完成操作，在此深度超声检测不到（图36.4）。这就是为什么是超声辅助操作而不是超声引导。

另外，根据体型操作也可以在透视下进行，当确定了放射靶点和针穿刺部位后，可使用超声确认针的安全路径，确保食管、神经根、颈动脉、椎动脉和其他血管不在针道上。

总之，在颈椎间盘造影术中超声是透视非常重要的辅助。它使操作更安全，因为可以避免损伤相关的软组织结构。超声在引导相对较大的冷冻射频针用于椎间盘消融（颈椎成形术）或其他椎间盘内手术方面，可能会发挥更重要的作用。

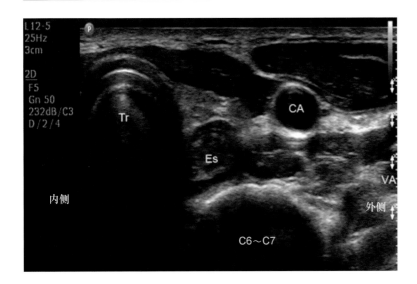

图 36.1　C6 ～ C7 椎间盘水平短轴超声图像显示相关的解剖结构。Es，食管；CA，颈总动脉；VA，椎动脉；Tr，气管

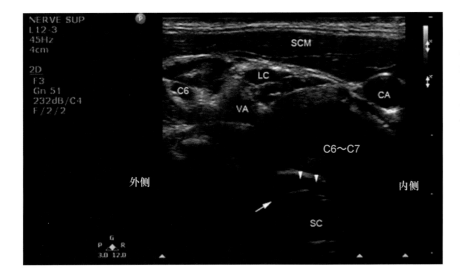

图 36.2　C6 ～ C7 椎间盘水平短轴超声图像显示相关的解剖结构。箭头指示椎间盘后方硬膜外前间隙，长箭指示 C7 神经根的起点。CA，颈总动脉；VA，椎动脉；C6，C6 神经根；C6 ～ C7，C6 ～ C7 椎间盘；SC，脊髓；SCM，胸锁乳突肌；LC，颈长肌

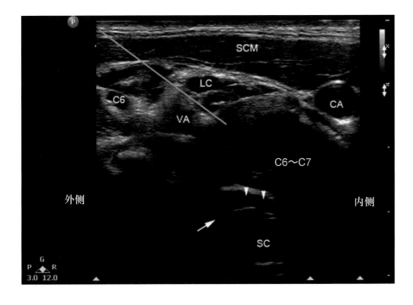

图 36.3　短轴超声图像显示 C6 ～ C7 椎间盘造影时针的路径。箭头指示椎间盘后方硬膜外前间隙，长箭指示 C7 神经根的起点。CA，颈总动脉；VA，椎动脉；C6，C6 神经根；C6 ～ C7，C6 ～ C7 椎间盘；SC，脊髓；SCM，胸锁乳突肌；LC，颈长肌（Reprinted with permission from Ohio Pain and Headache Institute）

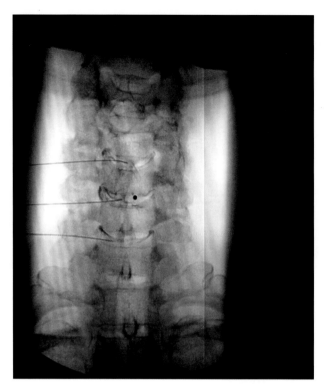

图 36.4 透视证实颈椎间盘造影时造影剂扩散（Reprinted with permission from Ohio Pain and Headache Institute）

参考文献

1. Zeidman SM, Thompson K, Ducker TB. Complications of cervical discography: analysis of 4400 diagnostic disc injections. Neurosurgery. 1995;37(3):414–7.
2. Narouze S. Ultrasonography in pain medicine: future directions. Tech Reg Anesth Pain Manag. 2009;13(3):198–202.
3. Cloward R. Cervical discography: technique, indications, and use in diagnosis of ruptured cervical discs. AJR Am J Roentgenol. 1958;79:563–74.
4. Lownie SP, Ferguson GG. Spinal subdural empyema complicating cervical discography. Spine. 1989;14:1415–7.